ALINA BACH

DIE LIEBE IN DUNKLEN ZEITEN

ALINA BACH

DIE LIEBE IN DUNKLEN ZEITEN

Partnerschaft und Depression – Erfahrungen einer Angehörigen

DUMONT

Zum Schutz aller, über die in diesem Buch berichtet wird, wurden sämtliche Namen geändert.

FSC
www.fsc.org
MIX
Papier aus verantwortungsvollen Quellen
FSC® C083411

Erste Auflage 2017

Umschlaggestaltung: Lübbeke Naumann Thoben, Köln
Satz: Fagott, Ffm
Gesetzt aus der Garamond und der Gotham
Druck und Verarbeitung: CPI books GmbH, Leck
Gedruckt auf säurefreiem und chlorfrei gebleichtem Papier
Printed in Germany
ISBN 978-3-8321-9862-6

www.dumont-buchverlag.de

Für Sigrid

Hoffnung ist nicht die Überzeugung,
dass etwas gut ausgeht, sondern die Gewissheit,
dass etwas Sinn hat, egal, wie es ausgeht.

Václav Havel

Inhalt

III

Von Widerhaken bis Wait-A-While

Anhang

»Holy Shit«

Öffnet man auf der Homepage der Stiftung Deutsche Depressionshilfe den Link »Rat für Angehörige«[1], so findet man eine knappe, recht streng formulierte und leicht zu verstehende Liste an Dingen, die Angehörige unbedingt tun respektive auf keinen Fall tun sollten, wenn sie mit einem depressiven Partner zusammenleben.

All diesen Ratschlägen sind zwei Dinge gemein: Sie handeln von dem, was der Partner braucht, und sie verlieren kaum ein Wort darüber, wie die oder der Angehörige es meistern soll, den Anforderungen, die hier versammelt sind, auch nur annähernd gerecht zu werden.

Es verwundert auch, dass in diesen wie in vielen vergleichbaren Texten über weite Strecken und immer wieder von »dem Patienten« gesprochen wird und nicht von dem Menschen, den du liebst, der dich liebt und der dummerweise mit einer Depression klarkommen muss, weswegen du mit seiner Depression auch klarkommen musst – sofern du ihn nicht verlassen möchtest.

Angehörige von Depressionserkrankten, insbesondere Partnerinnen und Partner, die meist am allernächsten ›dran‹ sind, bekommen sehr viele Ratschläge. Stetig und von geradezu überall her prasseln Tipps auf sie ein: Jede Boulevardzeitung, die Nachbarin, der Hausarzt, die seriöse Wochenzeitung, der Psychiater, die Friseurin, der Wanderkumpel, die Mutter, der Schwager und der Gemüsehänd-

1 Nachweise für alle zitierten Online-Texte und Webseiten sowie sämtliche Literaturhinweise finden sich am Ende des Buches.

ler haben Vorstellungen, Ideen oder einfach nur Kommentare zu dem, was Depression alles ist und wie sich Angehörige von depressiven Menschen verhalten sollten.

Das große Problem aber ist, dass Angehörige erschreckend wenig kompetenten und hilfreichen Rat bekommen. Ein solcher Rat bezöge sich in der Hauptsache auf sie, die Angehörigen. Auf *ihre* Situation unter den Bedingungen der Depression des Partners. Auf *ihren* Alltag und auf *ihre* Probleme während dieser Zeit.

Es gibt kaum ernst zu nehmende Beratungs- oder Anlaufstellen, die dafür geschult wären, geschweige denn von öffentlicher Hand bezahlt würden, sich nachhaltig und tiefgreifend um die Belange der Angehörigen zu kümmern. Das ist nicht nur extrem frustrierend für diese, es ist auch überaus erstaunlich, wenn man bedenkt, dass es Statistiken[2] gibt, die aufzeigen, wie signifikant die Rückfallquote bei Depressionen zurückgeht, wenn nicht nur die Betroffenen, sondern auch die Angehörigen, insbesondere die Partnerinnen und Partner von depressiven Menschen, fachkundig begleitet werden: einzeln und / oder mit dem Geliebten zusammen.

In zahlreichen Ratgebern für Angehörige werden stattdessen – und angesichts der massiven und gravierenden Symptome von Depressionen ist das im ersten Moment sogar verständlich – Verhaltensweisen von diesen gefordert, die sie implizit nötigen, sich für die Dauer der Depression in ein Verhältnis zum geliebten depressiven Partner zu begeben, das dem zwischen Pflegepersonal und Patient sehr nahe kommt. Das jedoch ist der Tod für jede Liebesbeziehung.

Die allermeisten Angehörigen wünschen sich genau das Gegenteil: dass nämlich die Liebesbeziehung bestehen bleiben, weiter wachsen und von der Last der Depression befreit werden möge. Alle Ratschläge, deren Befolgung, einmal konsequent zu Ende ge-

2 Bodenmann (2009), S. 100 ff.

dacht, direkt oder indirekt zum Erlöschen der Liebe führen würde, sind in der Praxis also nur bis zur nächsten Ecke und nur sehr theoretisch hilfreich. Wenn es um das harte Brot geht, dass es bedeutet, im Verlaufe einer unter Umständen Jahre andauernden Depression einander Tag für Tag Liebespartner zu bleiben, taugen sie nur ausgesprochen bedingt und können sogar kontraproduktiv sein.

Wie schaffen wir es, unter diesen Umständen weiter Liebespartner zu bleiben? Das ist eine der zentralen Fragen, die Angehörige von Depressionserkrankten – und die Betroffenen selbst – umtreiben.

Seit Jahren bin ich im Netz, in Buchhandlungen und in unterschiedlichsten Beratungsstellen auf der Suche nach professionellen oder auch einfach nur hilfreichen Ratschlägen dazu, wie ich die oben genannte Liste von Hinweisen befolgen könnte, ohne mich dabei gefühlt in eine Heilige, eine Semi-Krankenschwester oder eine Mutterfigur zu verwandeln. Meine Absicht war es immer, den Mann, den ich liebe, weiterhin als begehrenswerten, liebenswerten und erwachsenen, eigenständigen, wenn auch derzeit mit schweren Einschränkungen belasteten Partner wahrzunehmen und zu adressieren. Höre ich nämlich auf, das zu tun, mag ich ihn vielleicht noch oder finde ihn weiterhin nett, aber ich werde mich früher oder später garantiert aus der Liebesbeziehung mit ihm lösen und ihn im günstigsten Fall noch als Freund ansehen.

Gerate ich im Zusammenleben mit meinem depressiven Partner in die Rolle der ›Heiligen‹, die sich selbst und ihre Bedürfnisse ganz zurück- und in den Dienst des scheinbar zu Rettenden stellt, so landet er genau dort: in der Rolle eines zu Rettenden. Not very sexy …

Gerate ich, übrigens ganz ungeachtet der Tatsache, dass mir die Fachkompetenz dazu ja vollkommen abgeht, in die Rolle der ›Pflegerin‹, so bekommt er die Rolle des Kranken, der von meiner Pflege abhängig ist. Not sexy at all …

Gerate ich gar in die Rolle der ›Mutter‹, die immer für ihn da ist, ihre Bedürfnisse grundsätzlich hinter seine zurückstellt, seine Wäsche macht, für ihn kocht, ihn daran erinnert, sich möglichst gesund zu ernähren und doch bitte, besonders jetzt, da er mit Depressionen zu tun hat, drogenfrei zu leben, gerät er in die Rolle des unmündigen Sohnes. Absolutely not sexy at all …

Da Jannik nun aber zum Allerbesten gehört, was mir im Leben jemals begegnet ist, bin ich nicht gewillt, mich in eine dieser Rollen zu begeben. Zum einen gefährden sie den Fortbestand unserer Liebe und zum anderen mutiere ich in ihnen zu etwas, das ich noch nie sein wollte – und das sagt er im Übrigen von sich genauso.

Das Buch zu dieser Frage, das Buch darüber, wie Angehörige die Jahre der Depression ihres Partners nicht nur japsend überleben, sondern aktiv, zuversichtlich und wenigstens im Grundsatz freudvoll mitgestalten können und wie nicht nur der geschwächte Partner, sondern auch die Liebe in der Partnerschaft unter dieser Belastung von beiden gepflegt werden kann, suche ich, wie gesagt, seit Jahren. Auf dieser Suche ist mir genau ein Buch begegnet, das ich im Prinzip hilfreich gefunden habe.[3] Es enthält gute, nachvollziehbare Erklärungen, und der Autor legt großen Wert darauf, sich in die Situation der Angehörigen einzufühlen. Dennoch steht auch hier, unter dem Strich, eigentlich der depressive Partner im Fokus.

Daher schreibe ich nun das Buch, das ich in all den Jahren gern zur Begleitung gehabt hätte. Ich werde dabei nichts beschönigen. Am Erleben und auch am Miterleben einer Depression ist nicht viel Schönes. Aber ich werde so viel Licht wie irgend möglich auf all das werfen, was schön und lohnend daran sein *kann*, einen geliebten Menschen auf seiner Reise durch die und aus der Depression hinaus zu begleiten.

Es mag überraschen, aber es gibt – für das Paar gemeinsam und beide Partner einzeln – tatsächlich sehr viel Wichtiges und sogar Wunderbares nicht nur zu lernen, sondern auch zu erleben auf die-

3 Giger-Bütler (2014)

ser Reise. So viel, dass ich persönlich die Erfahrung inzwischen nicht mehr missen möchte. Ich wäre heute nicht dort, wo ich bin, wenn Jannik mir nicht die Chance gegeben hätte, ihn während dieser schwierigen Jahre zu begleiten. Dafür bin ich ihm von Herzen dankbar: um unserer Beziehung willen, aber auch, weil ich zufrieden und glücklich bin sowohl mit dem Ort im Leben, an dem ich heute stehe, als auch damit, wie und als wer ich dort stehe.

Obwohl ich mich beim Verfassen dieses Buches natürlich auf die Lektüre zahlreicher Publikationen zum Thema stütze, versammle ich in ihm vor allem meine eigenen Erlebnisse und Erfahrungen. Damit liefere ich einen persönlichen Bericht zu den Fragen danach, welchen Schwierigkeiten sich Angehörige von Depressionserkrankten gegenübersehen, was bei unserer Suche nach Lösungen hinderlich, ja problematisch und was unterstützend und förderlich war.

Hauptsächlich möchte ich damit andere Angehörige ermutigen. Denn es ist viel Mut erforderlich, wenn zwei Menschen gemeinsam durch eine Depression navigieren. Außerdem sind, wie bei fast allen großen Herausforderungen im Leben, Durchhaltevermögen und Hingabe gefragt. Die Reise wird aber langfristig nur dann erfolgreich verlaufen, wenn es dem Paar gelingt, immer wieder und vor allen Dingen die Liebe als Kompass zu nutzen. ›Erfolgreich‹ meint hier zum einen ganz grundsätzlich den Fortbestand der Beziehung als Liebesbeziehung und zum anderen eine den Umständen entsprechend möglichst hohe Beziehungszufriedenheit beider Partner *als Liebespartner* während der Dauer der Depression.

Deswegen beginnt dieses Buch ohne Umschweife mit dem einen Bereich, zu dem Angehörige nahezu gar keinen – und wenn, dann meist keinen hilfreichen – Rat erhalten. Es ist der eine Bereich, der deutlicher als die meisten anderen den Unterschied zwischen einer Liebesbeziehung und allen anderen Formen naher oder inniger Verbindung markiert.

I

VON VERLIEBEN BIS VERSTEHEN

Geisterkarussell

Als Jannik und ich ein Paar wurden, nahm mein Leben eine immens positive Wendung. Bis dahin war es ein gutes Leben gewesen. Jetzt begann es zu leuchten. Die Verbindung mit Jannik tauchte alles an mir und um mich in eine warme, beglückende Helligkeit. Ich fühlte mich angenommen, wertgeschätzt, unterstützt und geborgen wie nie zuvor, steigerte meinen beruflichen Erfolg spielerisch und beinahe nebenbei und sah so freudvoll in die Zukunft wie sonst nur sehr selten. Vom ersten Moment an begegnete mir Jannik mit einem selbstverständlichen, eindeutigen und vollkommen gelassenen Ja: zu mir und einem Leben mit mir. Kein Abwarten, kein Abwägen, keine Absicherung, einfach nur dieses große, überzeugte Ja. Auch das war in der Tat eine wunderbare Erfahrung. Außerdem war er von derart ungebrochener Freundlichkeit, fand immer eine Lösung, kam noch in den verzwicktesten emotionalen wie sachlichen Problemlagen auf einen guten Ausweg, blieb stets zuversichtlich und strahlte eine unerschütterliche Ruhe und Stärke aus. Es war einfach unfassbar beglückend. Und dann war da auch noch die Sache mit dem Sex …

Ich liebe Sex. Das mag ein banaler Satz sein, aber mir ist diese einfache Wahrheit erst in den letzten, in den schweren Jahren bewusst geworden. Seit der Adoleszenz haben Erotik und lustvoll gelebte Sexualität für mich immer eine wichtige Rolle gespielt und sind mir nie als nebensächlich oder unwichtig erschienen. In der Begegnung mit Jannik änderte sich das kein bisschen. Im Gegenteil, mit Jannik begann ich Sex intensiver zu genießen als je zuvor – und zwar nicht etwa, weil ich bis dahin ignorante Liebhaber gehabt hätte. Es war Janniks absolut betörende Freude an Langsamkeit und Ruhe, die diese ganz neue Qualität mit sich brachte. Sein spielerisches, geradezu vergnügtes Interesse daran, ganz genau herauszufinden, was mich jubeln ließ und welche bislang unbekannten Freuden mir noch zu bescheren wären. Seine Leidenschaft und Heftigkeit, seine Freude am Wechsel der Rollen, wenn es um das Gestalten der Ekstase ging, all das schien tief verwurzelt in unendlich verfügbarer Zeit. Es war so erstaunlich wie fabelhaft.

Hätte ich damals wenigstens einige wesentliche Merkmale der depressiven Struktur gekannt, so wären mir allerdings vielleicht – vielleicht … – neben all dem beglückenden Erleben auch ein paar nachdenkliche Fragen in den Sinn gekommen: Woher kam dieses beinahe übermenschliche Einfühlungsvermögen? Was für ein Zeitempfinden war das überhaupt, das Jannik da hatte? Und woher rührte diese unerschütterliche Fels-in-der-Brandung-Ausstrahlung, die ihn umgab? War es, realistisch betrachtet, überhaupt möglich, dass die Bedürfnisse, die Wünsche und Fantasien zweier Menschen jenseits der ersten Wochen auf Wolke sieben so ungebrochen übereinstimmten und sich derart mühelos ineinanderschmiegten, wie das bei uns der Fall zu sein schien?

Aber zu jenem Zeitpunkt war Depression etwas, von dem ich dachte, es sei ein von den Medien zum Hype gemachtes Thema, das sich hauptsächlich auf den Glanzseiten inhaltsleerer Illustrierter und im Leben unverschämt reicher Promis abspielte, die nicht damit klarkamen, keine Privatsphäre mehr zu haben. Außerdem war ich – zwar eher diffus, denn ich hatte eigentlich noch nie ernsthaft darüber nachgedacht – doch sehr überzeugt der Meinung, Depression sei im Grunde nichts weiter als eine Phase tieferer Traurigkeit oder Niedergeschlagenheit und vielleicht auch ein wenig des übermäßigen Selbstmitleids. Eine Phase, die bald vorüberginge, wenn man nur ein paar gute Gespräche mit lieben Freunden oder, in hartnäckigeren Fällen, einer Psychotherapeutin führte, sich ein bisschen Zeit zum Trauern über den Auslöser gäbe und, nicht zuletzt, etwas am Riemen risse, statt sich gehen zu lassen. Nichts lag mir ferner, als im Zusammenhang mit Jannik an irgendwelche Symptome der Volkskrankheit Nummer eins[4] zu denken. Warum also kritische Fragen stellen, wenn doch alles einfach großartig und wunderbar war? Warum übervorsichtig werden, wenn das Leben es endlich einmal rundum und geradezu überschäumend gut mit mir meinte? Ich hatte einfach den ganz, ganz großen Fang gemacht, Punktum! Nicht nur war Jannik, bei all seiner deutlich sicht- und spürbaren Männlichkeit, unglaublich freundlich, zärtlich, charmant und aufmerksam, nicht nur war er klug und hübsch anzusehen, beruflich vielversprechend situiert und einige schmeichelhafte Jahre jünger als ich, nein, er war auch noch der absolute Bringer im Bett. Zur Hölle mit jeder einzelnen nachdenklichen Frage! Warum soll es nicht einfach mal umwerfende Männer geben?

Meine Freundinnen seufzten, wenn ich ihnen von meinem so märchenhaft veränderten Leben im Allgemeinen und meinem so deutlich verbesserten Sexleben im Speziellen erzählte, das ja immerhin auch vorher schon nicht von schlechten Eltern gewesen war. Ich dagegen strahlte immer weiter glücklich vor mich hin und war mir zum ersten Mal im Leben sicher, dass sich dieser Zustand zwar mit den Jahren vermutlich ein wenig einebnen, aber ganz bestimmt im Grundsatz erhalten würde. Und wenn ich davon sprach, drückte Jannik mich lächelnd an sich und stimmte mir aus ganzem Herzen zu. Wir schmiedeten Pläne für die Zukunft, genossen jede gemeinsame Minute, genossen die getrennten fast ebenso, denn sie waren angefüllt mit der Vorfreude auf die nächste Begegnung. Nichts, aber auch gar nichts deutete darauf hin, dass wir kurz vor einer tiefgreifenden Veränderung standen.

4 Artiisik (2002)

Sie begann an einem Freitag, der sorglos, innig und verliebt seinen Lauf genommen hatte, und geriet zu einem lauten, sehr hässlichen Weckruf.

Jannik hatte beruflich nach Helsinki gemusst. Ich war, wie inzwischen häufig, mitgefahren. Als freiberufliche Kinderbuchautorin und Journalistin kann ich mir meine Zeit eigenständig einteilen und an beinahe jedem Ort auf dem Globus arbeiten. Vormittags hatte ich am Manuskript meines neuen Buchs gearbeitet, mir nachmittags eine Ausstellung angesehen und schlenderte nun zu unserem Hotel, wo ich Jannik zum Abendessen treffen wollte. Wir hatten geplant, einen nicht unerheblichen Teil des bevorstehenden Wochenendes im Hotelzimmer zu verbringen – bevorzugt im Bett.

Ich duschte, zog mich um und begann, als Jannik um sieben noch nicht da war, den Roman weiterzulesen, den ich mitgenommen hatte. Um halb neun war er immer noch nicht zurück und hatte sich kein einziges Mal gemeldet. Ich hatte Hunger. Offensichtlich dauerte seine Besprechung länger als geplant. Kein Problem! Ich machte einen kleinen Spaziergang, fand in der Nähe ein spanisches Restaurant, holte dort Tapas, eine Flasche Wein, zwei Flaschen Wasser, fuhr mit dem Lift wieder in unser Zimmer und begann den kleinen Tisch dort provisorisch zu decken. Inzwischen war es nach neun. Kein Wort von Jannik, und mein Magen knurrte immer lauter. Ich knabberte Oliven, schaltete den Fernseher ein, zappte durch die Sender und merkte schnell, dass ich überhaupt nicht bei der Sache war.

Endlich rief ich ihn an. Er nahm nicht ab. Sicher war sein Gerät lautlos gestellt und er immer noch im Gespräch mit dem finnischen Kunden. Ich griff also erneut zu meinem Buch. Aber eine halbe Stunde später versuchte ich es wieder. Und einige Zeit danach noch einmal. Es wurde halb elf.

Inzwischen hatte ich mehr als meinen Teil der Tapas gegessen und mehr als die halbe Flasche Wein getrunken. Inzwischen waren außerdem Dinge geschehen, an die ich mich in den kommenden Wochen und Monaten gewöhnen sollte. Ich hatte das Buch bald weggelegt, tatenlos herumgesessen und über vollkommen widersprüchliche, irgendwie vielleicht mögliche, obwohl eigentlich absolut unmögliche Deutungen der Situation nachgedacht: Jannik hatte einen Herzinfarkt gehabt, und niemand in Helsinki wusste, dass ich hier war, oder hatte meine Telefonnummer. Jemandem in Janniks Familie war etwas zugestoßen, und er war in größter Sorge und Hektik nach Deutschland zurückgeflogen, ohne mir Bescheid geben zu können – bevorzugt, weil sein Akku nicht geladen war. Jannik hatte sich plötzlich überlegt, dass drei Monate Spaß mit mir reichten, dass er mich ab sofort nicht mehr ertragen könnte, und war wortlos abgereist. Jannik hatte einen Herzinfarkt gehabt, lag auf irgendeiner finnischen Intensivstation, und niemand in Helsinki wusste, dass ich hier war …

Ich müsste dieses irrationale und geradezu panische Gedanken- und Gefühlswirrwarr schier endlos erweitern, um es realistisch darzustellen. Es war furchtbar. Rückblickend erscheint mir so gut wie jede Einzelheit aufschlussreich. Die Veränderungen, die durch den Ausbruch einer ersten depressiven Episode in einer Partnerschaft geschehen, verursachen bei den Angehörigen vor allem deshalb unglaublich viel Verunsicherung, weil sie, ohne Vorwissen oder Erfahrung, kaum als Symptome deutbar sind. Stattdessen werden sie einfach auf der persönlichen, eben der Beziehungsebene ›gelesen‹: Der geliebte Mensch ist nicht mit einem gebrochenen Bein in der Notaufnahme eines Krankenhauses. Er kommt auch nicht, nachdem er wochenlang über Schmerzen an der Wirbelsäule geklagt hat, mit einer erschütternden Diagnose vom Arzt zurück oder liegt schwitzend und stöhnend darnieder, während seine Körpertemperatur die Anzeige auf dem Fieberthermometer in die Höhe schnellen lässt. Der geliebte Mensch ruft lediglich nicht an. Er meldet sich einfach nicht.

Es ist, so scheint es jedenfalls, die Beziehungsebene, auf der er sich anders verhält als sonst – und zwar unangenehm anders. Logischerweise ist es daher auch die Beziehungsebene, auf der Angehörige am Anfang reagieren. Das aber verkompliziert die Situation enorm und erschwert sie für beide Partner erheblich.

Aus zahlreichen Gesprächen mit anderen Angehörigen weiß ich, dass es in unseren Köpfen, den Köpfen der Partnerinnen und Partner, besonders zu Beginn der ersten manifesten Episode einer Depression, aber auch später immer wieder, in solchen Momenten von Reaktionen geradezu wimmelt, die auf frühere eigene Erfahrungen zurückzuführen sind. Denn je nachdem, wie ich selbst gestrickt bin, welche Erfahrungen aus früheren Beziehungen, welche Prägungen, unverarbeiteten Verunsicherungen und Verhinderungen aus der eigenen Kindheit, Jugend oder meinem restlichen Vorleben ich selbst in die Partnerschaft einbringe, interpretiere ich die augenscheinlichen und zunehmenden ›Ausfälle‹ des Partners auf der Beziehungsebene unterschiedlich. Die eine nimmt sie vielleicht zunächst gelassen auf, der andere irritiert oder verwundert, die nächste möglicherweise gleich ganz und gar panisch. Die Art und Weise, in der ich auf etwas reagiere, sagt zunächst einmal und in erster Linie eine ganze Menge über mich aus und unter Umständen nur sehr wenig über das, worauf ich reagiere.

Ich selbst habe diesen Effekt immer als Spuk erlebt: Janniks ›Ausfälle‹ verursachten ein Erstarken meiner eigenen ›alten Monster‹ aus der Kindheit und aus vorangegangenen Beziehungen. Das war zwar immer kräftig gemischt mit durchaus sinnvollen und angemessenen Überlegungen, nur war es oft schwer, im Gewusel dieser Gedanken die Spreu vergangener Erfahrungen vom Weizen der Gegenwart mit Jannik zu trennen. Im Grunde sind das Fallen, die jeder Mensch kennt und die es in jeder Liebe zu erkennen und zu bearbeiten gilt. Die Qualität einer Liebesbeziehung misst sich schließlich nicht zuletzt daran, wie viel Raum sie bietet, den Erfahrungen alter Verbindungsverletzungen neue Vertrauenserlebnisse entgegenzusetzen.

Der Unterschied hier ist nur, dass der depressive Partner in der akuten Episode nicht in der Lage ist, das Missverständnis aufzuklären. Er ist mit ganz anderen Problemen beschäftigt: Während ich denke, dass der Mistkerl nicht anruft und mich so schlecht behandelt wie mein erster Freund damals, steht er an einem Abgrund, an dem es für ihn ums schiere Überleben geht. Ein Abgrund, den ich weder sehen noch ahnen und über den er nicht sprechen kann.

In einem Brief an jemanden aus einer Selbsthilfegruppe für Angehörige von Depressionserkrankten habe ich das viel später einmal so zusammengefasst: »Du denkst, er ist achtlos. Du denkst, er ist beschäftigt. Du denkst, er liegt mit einer anderen im Bett. Du denkst, war ja klar, mich liebt eh keiner wirklich, schon gar nicht so ein Toller. Du denkst, er hat sich umgebracht. Du denkst, er kotzt mich an mit seiner Respektlosigkeit. Du denkst, seine Mutter liegt im Sterben und er will mich nicht dabeihaben. Du denkst, er hat mal wieder das Ladekabel nicht dabei. Höchstwahrscheinlich denkst du das meiste davon sogar gleichzeitig oder sehr kurz hintereinander und fängst dann wieder von vorn an. Aber tatsächlich hast du in diesem Moment nicht die geringste Idee von dem, was wirklich los ist, und nicht die geringste Chance, es zu wissen. Du bist so ratlos und fühlst dich so hilflos wie selten zuvor im Leben.«

Sämtliche Gespräche mit Angehörigen, die ich geführt habe, bestätigen den Ausbruch dieses absolut nicht hilfreichen Gedankenkarussells. Die gute Nachricht ist: Man lernt, es anzuhalten. Und man lernt, aus ihm auszusteigen. Die weniger angenehme ist: Es dauert meistens eine ganze Weile, bis man es gelernt hat.

Ich tat, was vermutlich die meisten getan hätten: Ich rief mich zur Ordnung. Ich kannte doch Jannik! Nie würde er irgendeins der Dinge tun, die mir wie wild durch den Kopf geschossen waren. Und er würde auch keinen Herzinfarkt bekommen haben. Er war Mitte dreißig und kerngesund. Zugegeben, er trank manchmal gern einen über den Durst, und ich, bleiben wir ehrlich, machte dabei häufig ungeniert mit. Und er rauchte. Ja, das war leider wahr. Er arbeitete auch recht viel. Viel zu viel, genau genommen. Aber von Herzinfarkt konnte, rational bedacht, schlicht keine Rede sein. Es hatte nicht die geringsten Vorzeichen für einen Herzinfarkt gegeben. Was waren die Vorzeichen für einen Herzinfarkt eigentlich genau? Hatte er in letzter Zeit mehr geraucht als sonst? Gehustet? Wieso hatte er das verdammte Ladekabel nicht mitgenommen? Hatte er nicht irgendetwas davon erzählt, dass er einen schwer kranken Bruder hatte? War seine Exfrau wieder aufgetaucht? Vielleicht sogar hier in Helsinki? …

Ich war noch ganz am Anfang des Lernprozesses, der dazu führte, das Karussell zu erkennen und aus ihm auszusteigen. Stattdessen goss ich mir ein weiteres Glas Wein ein. Und um halb zwölf klingelte endlich mein Telefon.

Er klang müde. Er sprach so leise, dass ich ihn kaum verstehen konnte und immer wieder nachfragen musste. Er machte lange Pausen beim Sprechen, die ich als Funklöcher missverstand und in die ich immer wieder hineinrief: »Jannik?! Jannik, hörst du mich? Bist du noch da?« Nur um zu merken, dass er einfach so lange nichts gesagt hatte. Dann war er tatsächlich weg, die Verbindung unterbrochen. Ich rief ihn wieder an. Seine Mailbox antwortete.

»Verdammter Akku!« Ein Satz, den ich im Laufe der kommenden Jahre noch oft sagen würde und der mit der Zeit zunehmend eine übertragene Bedeutung bekommen sollte. Ich ging zum Fenster und sah auf die Straße. Unsinnig, denn das Büro seines Kunden lag in einem ganz anderen Stadtteil.

Er erinnere sich nicht mehr an den Namen des Hotels, hatte er als Letztes gesagt. Ich schickte ihm eine Nachricht mit Namen und Adresse unserer Unterkunft. Dann rief ich noch einmal an. Wieder die Mailbox. Ich warf mein Handy aufs Bett und fluchte. Was dachte dieser Typ eigentlich, wer ich war? Wie war es möglich, dass er den Namen des Hotels nicht mehr wusste? Schließlich hatte er es herausgesucht und gebucht. Was ließ er mich hier so lang warten? Ich sollte jetzt sofort meinen Koffer packen und verschwinden: noch bevor er hier ankam! Warum hatte er nicht wenigstens kurz durchgegeben, wie spät es werden würde? Hatte ich etwas falsch gemacht? Was war mit seiner Stimme los gewesen? War er überhaupt noch in Helsinki? War er vielleicht doch krank? War es ihm neuerdings zu viel, wenn ich mitfuhr? Und dann – gleich von diesen allerersten Momenten an, sehr plötzlich und auf eine irritierende Art unangemessen, denn es war ja eigentlich nichts wirklich Dramatisches geschehen – das bohrende, eisige, zutiefst bittere Gefühl einer so heftigen wie diffusen Angst: um diesen Mann, der mir wirklich kostbar geworden war in den vergangenen Monaten, und um unsere Liebe. Irgendetwas war überhaupt nicht in Ordnung, nur hatte ich keinen blassen Schimmer, was.

Eine halbe Stunde später klopfte es an der Zimmertür. Die Weinflasche war inzwischen leer, von den Tapas kaum noch etwas übrig. Hin- und hergerissen zwischen Ärger, Sorge, Neugier und Erleichterung lief ich hin und öffnete.

Man sagt als Floskel, jemand sehe aus wie ein Geist. Als ich die Tür öffnete, dachte ich es einen Moment lang ganz konkret. Wenn es Geister gäbe, dachte ich, sähen sie exakt so aus wie dieser Mann, der am Türrahmen lehnte und entfernt an Jannik erinnerte. Seine Haut war fahl und wächsern. Im Licht der Flurlampen schimmerte sie, was von einem dünnen Schweißfilm herrührte. Seine Wangen waren eingefallen, die Augen lagen tief in den Höhlen, unter ihnen zwei breite, dunkle Halbmonde. Er stand da, kraftlos, geradezu schlaff, hielt sich am Türrahmen fest und verzog das Gesicht. Vermutlich hatte er zu lächeln versucht. Dann sagte er einen einfachen, kurzen Satz, der mir in dem Moment nicht viel mehr bedeutete als eine wenig überzeugende, aber freundlich gemeinte Geste.

Einen Satz, der bald auf meiner langen Liste möglicher Anzeichen für eine depressive Struktur landen sollte: »Tut mir leid«, sagte Jannik, und ich konnte seine Stimme kaum hören.

Es ist nicht der Satz selbst. Denn im Grunde ist es ja das Mindeste, dass einer, der ohne Ankündigung fünf Stunden zu spät zu einer Verabredung kommt, sich entschuldigt. Es sind die Umstände, unter denen er gesagt wird, die ihn auf die Liste bringen. Und obwohl sie alle deutliche Anzeichen der Depression waren, erfasste ich von ihnen an jenem Abend nicht das Geringste. Im Gegenteil, diese erste weniger schöne Erfahrung mit Jannik war zwar nicht sehr angenehm gewesen, sie schien aber auch vollkommen harmlos und banal. So etwas passierte halt mal. Im Grunde war doch nichts Weltbewegendes geschehen: Ich sah und hörte einen Mann in der Welt, die Jannik und ich eben noch geteilt hatten – und merkte nichts davon, dass er sich nicht mehr in ihr, sondern in einer ganz anderen aufhielt. Auf eine beunruhigende Weise war, so gesehen, die Idee vom Gespenst erschreckend nah an einer möglichen Lesart der Gegebenheiten. Ich sah einen Mann, der angekränkelt war und sich für sein achtloses Verhalten entschuldigte. Nichts daran ließ mich aufhorchen, innehalten oder nachdenken. Es war das normalste Geschehen der Welt, und alles war richtig, wie es war. Tatsächlich hätte ich es Jannik ziemlich angekreidet, wenn er sich nicht wenigstens entschuldigt hätte.

Und er? Wie ich heute weiß, stand er in diesem Moment zum wiederholten Mal an jenem Tag kurz vor einem schweren körperlichen Zusammenbruch. Der psychische war bereits in vollem Gange.

Jannik wankte ins Zimmer und setzte sich auf die Bettkante. Ich schloss die Tür und wusste nicht recht weiter. Ich glaube, ich wartete auf eine Erklärung. Und während ich wartete, betrachtete ich ihn. Er sah nicht nur müde aus. Er wirkte krank. So krank, dass ich kurz darüber nachdachte, ob wir nicht einen Arzt rufen sollten. Aber erst einmal wollte ich abwarten, was er selbst zu all dem sagen würde. Zu seinem Zustand. Dazu, dass er so spät kam. Dazu, dass er nicht Bescheid gegeben hatte. Und dazu, was er jetzt unternehmen wollte.

Aber Jannik sagte nichts. Er tat auch nichts. Er saß zusammengesunken auf dem Hotelbett, in dem wir wilden Sex hatten haben wollen, sah zu Boden, schwieg und schien hauptsächlich mit der offensichtlich mühsamen Arbeit des Atmens beschäftigt. Die Unterarme hatte er auf den Oberschenkeln abgelegt, die Hände hingen, wie der Kopf, schlaff herunter. Er schwitzte enorm, und ich hatte den Eindruck, dass er in einem erschreckenden Tempo stetig grauer und grauer wurde. Niemals hatte ich ihn so erschöpft gesehen – das immerhin bemerkte ich.

»Jannik?«

Keine Antwort. Keine Reaktion. Nichts. Nur dieses leise, pfeifende Atmen und die Geisterfarbe, die sich immer weiter über ihn auszubreiten schien.

»Jannik, was ist denn los?«

Es dauerte Minuten, bis er sich wieder bewegte. Bis er aufschaute, mich ansah und noch einmal »Tut mir leid« sagte. Er sei furchtbar müde. Alles habe so viel länger gedauert als geplant. Sein Handy sei nicht ausreichend geladen gewesen. Er sei so müde. Er sei wirklich so müde. Er müsse schlafen. Und dann – wieso irritierte mich das nicht? – sagte er, er würde aber auf jeden Fall vorm Schlafengehen noch duschen. Er wisse nicht, wieso er so schwitze. Sein Gestank sei mir wirklich nicht zuzumuten. Auch diese Bemerkung nahm ich einfach hin. Und es stimmte: Er stank vor Schweiß. Was hätte ich daran auszusetzen haben können, dass er sich wusch? Es schien sinnvoll. Es schien naheliegend. Er war – wie ich es von ihm kannte – rücksichtsvoll und freundlich, und ich war geradezu dankbar für alles, was sich wieder so abspielte, wie ich es kannte: Er war müde. Er war verschwitzt. Er wollte duschen. Nichts logischer als das. Ich an seiner Stelle hätte es genauso gemacht.

Warum merkte ich nicht, welche Diskrepanz sich auftat zwischen seiner extremen Erschöpfung und seiner Sorge darum, mich mit seinem ungepflegten Zustand nicht zu belästigen?

Heute würde ich sagen, dass es dafür einen einfachen, ja simplen Grund gab. Obwohl ich wahrnahm, dass Jannik erschöpft und vielleicht krank war, hatte ich nicht den geringsten Begriff von der tatsächlichen Tiefe und Dimension dessen, was sich direkt vor meinen Augen ereignete: weder vom Ausmaß der Erschöpfung, die ihn im Würgegriff hielt, noch vom Ausmaß seiner Unfähigkeit, das kleine Wörtchen »Nein« zu denken, gar auszusprechen und seine Bedürfnisse vor die anderer Menschen zu stellen, oder davon, dass all diese Probleme nicht erst in jenem Moment auftraten, sondern ihn mehr oder weniger schon sein ganzes Leben lang plagten und nun zum ersten Mal sichtbar wurden. Ich hatte, kurz gesagt, nicht die geringste Ahnung davon, was Depression ist, und deshalb nicht die geringste Chance, etwas anderes zu sehen als einen extrem überarbeiteten Mann, der sich vielleicht eine schwere Grippe eingefangen hatte.

All das andere, das eigentlich genauso wenig zu übersehen war, schrieb ich ebenfalls kurzerhand der ›Grippe‹ zu, wenn ich das meiste auch einigermaßen seltsam fand und mich ziemlich wunderte. Darüber, dass er minutenlang nicht ansprechbar gewesen war. Darüber, wie langsam er sprach. Darüber, wie leise er sprach. Darüber, wie schwer ihm das Sprechen zu fallen schien. Darüber, dass er so extrem schwitzte – er neigte eigentlich nicht dazu. Darüber, dass er nicht überzeugend erklärte, was los war. Dass er nicht angerufen hatte. Dass er mich zur Begrüßung nicht geküsst hatte. Über alles, was an diesem Abend bis jetzt geschehen war, war ich verwundert. Und, das wusste ich natürlich auch, ich war, nach der Flasche Wein, die ich intus hatte, weit entfernt davon, nüchtern zu sein. Meine Gefühle und Gedanken bewertete ich daher nur bedingt als tauglich und war mir dessen bewusst, dass ich am nächsten Morgen unter Umständen (und hoffentlich!) alles in einem ganz anderen Licht sehen würde. Im Moment war ich es zufrieden, eine schlichte, gleichzeitig plausible und einleuchtende Begründung zur Hand zu haben: Dass er einfach nur sehr müde war und jetzt duschen wollte, schien alles zu erklären und bot sich ebenso als hervorragende Entgegnung auf meine Verwunderung an wie auf die unterschwellige Beunruhigung, die sich hinter ihr verbarg und die ich lieber nicht wahrhaben wollte. Ich nickte also nur stumm und sah zu, wie Jannik sich ins Bad schleppte. Dann räumte ich die Essensreste zur Seite, lüftete das Zimmer und wartete darauf, dass er wiederkam.

Nach einer knappen Viertelstunde ging ich ihm nach. Mir war ein neuer Gedanke gekommen. Jannik hatte es noch nicht unter die Dusche geschafft, war mühsam damit beschäftigt, sich zu entkleiden. Ob er überhaupt schon etwas gegessen habe, fragte ich, und er legte den Kopf schräg, als müsse er überlegen.

»Nein«, antwortete er schließlich.

Ich war beinahe froh darüber, weil ich jetzt erstens etwas Sinnvolles zu tun und zweitens eine weitere stichhaltige Erklärung für diese ganze seltsame Situation hatte: Jannik brütete eine Grippe aus und war vollkommen unterzuckert! Ganz einfach. Großartig!

»Ich hol was!«, rief ich, ließ die Badezimmertür zufallen, schnappte mir meine Tasche und sprang, fast schon wieder gut gelaunt, hinunter auf die Straße. Die frische Luft tat gut. In ordentlichem Tempo joggte ich zwei Mal um den Häuserblock, bevor ich erneut Wein, Wasser und Tapas erstand. Als ich zurückkehrte, duschte Jannik immer noch. Wieder deckte ich den Tisch und wartete – erneut … Überhaupt, ging es mir durch den Kopf, habe ich lang nicht mehr so viel gewartet wie heute.

Wenn du gewusst hättest, denke ich manchmal bei der Erinnerung an diesen Moment, wenn du gewusst hättest, dass du gerade erst anfingst zu warten und dass du noch ganz, ganz anders warten würdest – ja, dass du an jenem Abend nicht die blasseste Ahnung davon hattest, was Warten wirklich heißt.

Schließlich tauchte Jannik wieder auf. Er sah ein bisschen besser aus. Immer noch müde, aber sein Atem pfiff nicht mehr, er hatte ein wenig Farbe im Gesicht, und sein Lächeln hatte nichts mehr mit einer Gespensterfratze zu tun. Beinahe sah er wieder aus wie Jannik. Ich goss ihm Wein ein, schob ihm den Teller mit Tapas hin. Er setzte sich neben mich aufs Bett, legte mir den Arm um die Schultern und küsste mich. Endlich!

Während er Gambas mit Aioli aß, wiederholte er, wie leid ihm das alles tue, dass er nicht wisse, woher die bleierne Müdigkeit mit einem Mal komme, dass der Arbeitstag eigentlich ein erfolgreicher, nur so unendlich anstrengend gewesen sei, warum, sei ihm selbst nicht klar, und dass er diesen verlorenen Abend wiedergutmachen werde. Ich weiß noch, dass ich ihn immerhin fragte, ob er sich krank fühle. Er lächelte beruhigend und schüttelte leichthin den Kopf.

»Müde«, wiederholte er, »einfach nur müde.«

Ein bisschen wehmütig, weil ich mich so auf den Sex gefreut hatte, aber im Grunde schon wieder besänftigt, floskelte ich: »Also, dann schläfst du dich jetzt richtig gründlich aus, erholst dich ordentlich, und morgen bist du wieder ganz der Alte.«

Jannik nickte. Er aß. Er trank. Genau genommen müsste ich sagen, dass er langsam nickte, sehr langsam aß und ziemlich schnell trank. Schließlich ging er ans Fenster und rauchte. Irgendwann standen wir im Bad, putzten Zähne, und ich hatte mich auf eine Art, die sich sanft, friedlich und nachgiebig anfühlte, damit abgefunden, dass wir jetzt schlafen würden. Aber dann zog er mich auf dem kurzen Weg ins Bett plötzlich an sich. Er küsste mich lang und fordernd. Schlagartig war ich wieder hellwach und jubilierte innerlich: Endlich war dieser seltsame Zwischenfall vorbei und alles wieder gut. Endlich war Jannik wieder Jannik und die Welt, meine, seine, unsere, war wieder in Ordnung.

Wir schliefen miteinander. Es war seltsamer Sex. Ich konnte Jannik nicht richtig fühlen. Er lag unter mir, auf mir, neben mir, aber es fühlte sich die ganze Zeit so an, als sei er gar nicht anwesend. Er hielt die Augen offen, er sah mich an, er schloss sie, er atmete heftig, dann wieder ruhig, aber auf eine unbestimmte Art war es, als täte er all das an einem weit entfernten Ort, an dem ich nur virtuell anwesend war. Es war beinahe unheimlich. Immer noch hatte die Situation etwas Gespenstisches. Jannik selbst schien, ganz ähnlich, weder mich noch sich selbst richtig spüren zu können. Er tat mir nicht weh, aber er wirkte unbeholfen, klobig, tollpatschig und sehr, sehr fremd. Nie hatte ich ihn so erlebt.

Was dann geschah, war einfach nur noch traurig: Wir brachten es irgendwie hinter uns. Zwei dahinflutende Einzelwesen, verloren im grenzenlosen Raum eines Hotelbetts. Auch das auf eine Art unglaublich banal, in tausend Romanen erzählt, in unzählbaren Lieben passiert. Nur ist es eben doch immer ganz anders und viel bitterer, wenn es einem selbst und in der Wirklichkeit passiert. Ich weiß noch, dass ich beim Einschlafen weinte – aus Verwirrung, Enttäuschung und Einsamkeit. Und ich weiß, dass Jannik, der doch so unendlich müde war, wach lag neben mir, still und fern, als ich wegdämmerte.

Das ist das Perfide der Depression. Sie ist schon überall. Sie nistet längst in allen Ecken. Sie dirigiert alles, was geschieht. Sie tut es schon lang, fast so lang, wie der Mensch lebt, den sie in ihren Fängen hat: unbemerkt, lautlos. Und irgendwann beginnt sie, sich zwischen zwei Liebende zu schieben: wie eine Wand aus Panzerglas, die niemand sieht. Sie kommt getarnt. Sie kommt verkleidet als Anzeichen einer Grippe, die dann aber nie ausbricht. Sie kommt als anhaltende Müdigkeit, als dauerndes Schlafbedürfnis und als unbekannte Gereiztheit. Sie kommt als Fahrigkeit, Vergesslichkeit und als schmerzhafte Distanz. Sie kommt auch als Angst. Als große, stumme, nie ausgesprochene Furcht davor, das Haus zu verlassen, mit Menschen zu sprechen, eine Aufgabe zu übernehmen, eine Entscheidung zu treffen, ein Gespräch zu beginnen, denn all das könnte dazu führen, noch umfänglicher ausgeliefert zu sein: einer Situation nämlich, die zu weiterer, noch größerer, noch tieferer, noch unerträglicherer Erschöpfung, zu noch entsetzlicherer Dysfunktionalität führen könnte. Die Depression webt ihr Netz aus haarfeinen Rissen in jeden Winkel der Beziehung, und das Paar erkennt sie nicht.

Kriechströme

Am nächsten Morgen fuhren wir erst spät los. Jannik war kaum hochgekommen. Ich hatte alleine gefrühstückt, an der Rezeption um ein Late Check-out gebeten, einen Spaziergang gemacht und unser ursprünglich geplantes Vormittagsprogramm durch fortgesetzte Lektüre ersetzt. Als wir schließlich aufbrachen, war Jannik lang noch nicht ausgeschlafen und ziemlich reizbar. Wieder etwas, das ich von ihm überhaupt nicht kannte. Er schlief im Taxi auf dem Weg zum Flughafen. Er verschlief die meiste Zeit, die wir in der Wartehalle verbrachten. Er verschlief den ganzen Flug samt Landung. Und war danach so müde wie vorher. Wenn er zwischendurch kurz wach gewesen war, hatte er meine Hand genommen, etwas Freundliches gemurmelt und dabei abwesend gewirkt. Ein Gespräch war gar nicht erst aufgekommen. Dabei hatten wir doch eigentlich immer irgendetwas zu ›bequasseln‹ gehabt, und ich hatte mich an das seltene Geschenk gewöhnt, stets einen aufmerksamen Zuhörer und einen sowohl klugen als auch witzigen Gesprächspartner um mich zu haben. Der aber schien verschwunden. Es hatte schon längst begonnen: Jannik saß neben mir, hielt sogar meine Hand, und ich vermisste ihn schmerzlich.

Zum ersten Mal, seitdem wir ein Paar waren, trennten wir uns nach der Heimreise. Abends saß ich – wieder mit einem Glas Rotwein – in der Badewanne und pendelte, wie bereits den ganzen Tag lang, munter zwischen Enttäuschung, Sorgen, Selbstmitleid, Beschwichtigungen und mittelschweren Wutanfällen hin und her.

»Das«, sagte meine Freundin Paula, »kommt in den besten Familien vor. Stell dich nicht so an, der hat halt grad Stress. Kein Wunder bei der Masse an Arbeit und der dauernden Reiserei.«

Jannik arbeitete als Webentwickler für eine ganze Reihe großer Firmen und unterhielt eine Bürogemeinschaft mit Benjamin, einem ehemaligen Kommilitonen. Die beiden hatten sich gleich im ersten Studiensemester kennen- und mögen gelernt und nach dem Diplom auch beruflich zusammengetan.

»Wir wissen doch alle«, Paula war nicht nur in Fahrt, sondern auch sehr überzeugt von ihrer Sicht der Dinge, »dass Jannik dich auf Händen trägt und hingebungsvoll liebt. Das wird schon wieder, – wenn! – du dich jetzt nicht in eine lästige Zicke verwandelst.«

So frauenverachtend sie daherkamen, so sehr liebte ich Paulas humorige, knappe und überzeugte Ansagen. Ich plätscherte mit den Zehen im Badewasser, nickte bedächtig, während ich ihr zuhörte, und entspannte mich. Sie hatte vollkommen recht. An *der* Schraube konnte ich drehen: Ich würde nicht zur Zicke werden. Ich würde dem Mann ein bisschen Zeit für Erholung geben. Ich würde seinen Freiraum nicht einschränken – mein eigener war mir schließlich auch so einiges wert. Und im Handumdrehen würde ich wieder Prinzessin Alina, die heiß begehrte und glückliche Liebste von Jannik Küster, dem einfühlsamen, liebevollen, gut verdienenden Bringer im Bett, sein.

Allerdings scheint es, dass mich diese Sicht der Dinge in diesem Moment zwar ausgesprochen erleichterte, ich ihr aber nicht so ganz über den Weg traute. Sehr gut erinnere ich mich nämlich daran, dass ich – noch in der Badewanne – beschloss, Jannik insgeheim eine Frist zu setzen. Bis dann und dann: okay. Danach gibt's Ärger! Die letzten vierundzwanzig Stunden hatten empfindlich an meinem Selbstwertgefühl gekratzt, und ich war fest entschlossen, es wieder aufzupäppeln. Mit sechs Wochen fiel die Frist, wie ich fand, sehr großzügig aus. Und tatsächlich stellte sich heraus, dass es nicht ganz einfach für mich war, sie durchzustehen. Zwar rappelte sich

Jannik nach und nach wieder auf und ich konnte ›meinen Prinzen‹ manchmal wieder erahnen, aber sein zuvorkommendes Wesen, seine Freundlichkeit und Aufmerksamkeit fransten an den Rändern immer wieder aus und schienen gleich im Ansatz zu zerbröseln wie trockenes Laub oder sehr altes, sehr dünnes Papier. Zurück blieb immer häufiger ein stumpf wirkender Jannik, der nicht recht zu wissen schien, was er da tat, was er fühlte oder gar wollen könnte. Ein Jannik, der sich selbst mit einer beinahe gleichgültigen Verwunderung zu betrachten schien und sich nach jedem seiner schwachen Impulse von Zuneigung mir gegenüber bald wieder sanft und wortlos abwandte. Wenn ein Bett oder ein Sofa in der Nähe standen, legte er sich dann hin und war für Stunden nicht ansprechbar. Waren wir draußen unterwegs, setzte er sich auf eine Bank, lehnte gegen eine Häuserwand, bekam Schweißausbrüche und murmelte, ihm sei schlecht, er müsse nach Hause. Einladungen zu Freunden folgte er nicht mehr, sagte weder zu noch ab. Sein Handy lud er nur noch sporadisch auf und ließ es immer stumm geschaltet.

Eisern zwang Jannik sich damals weiterzuarbeiten. Benjamin störte sich nicht an den veränderten Arbeitszeiten seines Bürogenossen. Jeder der beiden hatte seine eigenen Kunden, seine eigenen Aufträge, seine eigenen Schwerpunkte, auch wenn sie für den Fiskus als Firma fungierten, in der beide angestellt waren. Als ich ihn auf Janniks nächtliches Arbeiten ansprach, grinste er nur: »Das ist doch ganz normal! Wenn du wüsstest, wie viele Informatik-Nerds die Nacht zum Tag machen. Glaub mir, ich bin selbst einer. Ich weiß, wovon ich rede.«

»Jannik ist doch kein Nerd«, gab ich erstaunt zurück, löste damit aber bei Benjamin nur erneutes, noch breiteres Lächeln aus.

»Ist er wirklich nicht!« Mich ärgerte sein herablassendes Gehabe. »Normalerweise geht er regelmäßig joggen. Er hat viele Freunde, und die meisten von ihnen sind keine Informatiker. Er geht gern ins Kino. Er verreist gern. Er kocht gern. Er interessiert sich für Politik, für Umweltschutz, und er macht, soweit ich gehört habe, sogar Musik. Das hat doch mit Nerdsein überhaupt nichts zu tun!«

Darauf zuckte Benjamin nur mit den Schultern, und ich beließ es dabei. Von ihm war in dieser Sache – und wie sich bald herausstellen sollte, nicht nur in dieser – keine Hilfe zu erwarten.

Mir gefiel Janniks anhaltendes nächtliches Arbeiten überhaupt nicht. Es hatte zur Folge, dass er nun tatsächlich ganze Tage verschlief und dass die Zeiträume, in denen wir uns sehen konnten, immer enger wurden. Nur nachts, rechtfertigte er sich, hetze ihn keiner und wolle niemand etwas von ihm. Nur nachts schrille kein Telefon, würden keine Briefe ausgetragen, kämen keine E-Mails in die Box. Nur nachts habe er genug Ruhe, um vernünftig arbeiten zu können. Und denken … und überhaupt … sein zu können.

Bei diesem letzten Zusatz horchte ich kurz auf. Er wollte mir nicht recht schmecken. Aber ich bekam nicht wirklich zu fassen, warum. Also ließ ich auch das fürs Erste auf sich beruhen. Es fühlte sich an wie Respekt vor einer Lebensweise, die mir eben noch unbekannt war und die ich nicht einfach so abtun wollte. Mein ungutes Gefühl schob ich auf die Tatsache, dass er, obwohl er ja ›seiner Lebensweise‹ durchaus nachging, neuerdings immer so erschöpft war. Aber nach seiner Logik war das ja eben eine Folge davon, dass er tagsüber so bedrängt wurde von der Welt. So seltsam sich das für mich damals anfühlte, so weit war ich gleichzeitig davon entfernt, zu erkennen, dass dieses Sich-derart-von-der-Welt-bedrängt-Fühlen ein Ausdruck davon war, nicht mehr hinterherzukommen, nicht mehr Schritt halten zu können und im Getriebe des Alltags unterzugehen. Im selben Getriebe, das andere auch von Zeit zu Zeit anstrengend finden, das sie aber bewältigen können, indem sie Erholungspausen einlegen. Es sollte dann auch nicht mehr lang dauern, bis Jannik die perfekte Beschreibung für diesen Zustand fand: »Mein Akku lädt nicht mehr«, sagte er ein ums andere Mal und klang immer verzweifelter.

Es war, als flösse seine Kraft, unsichtbar und geräuschlos, permanent aus ihm heraus, als versickere sie in der Luft um ihn herum. Und nichts, nichts, was er tat oder ich, nichts, was wir versuchten oder unterließen, führte dazu, dass ihm wieder Energie zufloss.

Verrückterweise begann damals die Batterie seines heiß geliebten Kombis sich ständig zu entladen. Es handele sich, so die Diagnose der Werkstatt, um »Kriechströme«, Stromflüsse an Stellen, an denen es keine geben sollte. Für ihr Auftreten kann es zahlreiche Ursachen geben, die allerdings nicht immer leicht zu finden sind. Woher die Kriechströme an Janniks Wagen kamen, sollten wir niemals herausfinden. Sie traten auf und leerten jede frisch geladene und jede neu gekaufte Batterie in kürzester Zeit. Am Ende des Jahres hatten wir für den Kombi so viele Batterien gekauft, wie ich in der gesamten Zeit meines Führerscheinbesitzes noch nicht besessen hatte, und: sie sämtlich zerschlissen.

Als kurz darauf der TÜV fällig war, sollte sich aber herausstellen, dass dieses nicht dicht zu bekommende Leck in der Bereitstellung elektrischer Kraft, dieses stete, verlässliche Abfließen von Energie ins Nirgendwo keineswegs das größte Problem des Wagens darstellte. Jannik hatte sich hochgequält und war mit in die Werkstatt gekommen, um zu sehen, was man uns dort »lieber persönlich zeigen« wollte. Das Auto stand auf der Hebebühne, der Werkstattleiter, und wir mit ihm, darunter. Wortlos zeigte er mit dem Schraubenzieher auf eine mir beliebig erscheinende Stelle am Unterboden des Fahrzeugs. Dann drückte er vorsichtig dagegen. Daraufhin verschwand das Werkzeug im Innenraum des Autos und feiner, sandsteinfarbener Puder rieselte auf uns herab. Der Unterboden war vollkommen durchgerostet. Nicht nur fehlte dem Wagen jedweder Strom, ein wesentlicher Teil seines Fundaments war mit den Jahren unbemerkt und still korrodiert.

Solche Parallelen werden anderswo als »Synchronizität« bezeichnet. Dieses Wort aufzugreifen hat schnell etwas Unseriöses an sich.

Trotzdem ist es eine in unserem Rechnungsordner aufs Nüchternste belegte Tatsache, dass alle Wagen, die Jannik in den ersten drei, den gravierenden Jahren akuter und anhaltender depressiver Episoden fuhr, schwerwiegende Probleme mit der Batterie hatten. Ich nahm es irgendwann nur noch ergeben lächelnd hin, besorgte ein Ladegerät, Startkabel und eine externe Ersatzbatterie, die immer im Kofferraum seines Wagens lagerte, hörte auf, Grübeleien über den ganzen Ärger anzustellen, und freundete mich mit dem mehr als unlogischen Gedanken an, dass das vermaledeite Problem mit den Autobatterien sich vermutlich in dem Moment in Wohlgefallen auflösen würde, in dem Janniks innerer Akku wieder ladefähig wäre.

Jannik also hatte das Gefühl, nur nachts wirklich »sein zu können«. Mich machte das zunächst sprachlos. Als seine Arbeitszeiten sich so deutlich zu verschieben begannen, wohnten wir noch nicht zusammen. Deswegen dauerte es eine Weile, bis ich bemerkte, dass er an den meisten Tagen erst gegen halb neun am Morgen aus dem Büro heimkehrte. Und es dauerte noch länger, bis ich auch hierin eine Systematik erkannte: Er verließ die Firma grundsätzlich früh genug, um nicht auf Benjamin zu treffen, der jeden Morgen pünktlich um neun Uhr mit einem Coffee to go in der Hand und einem munteren Pfeifen auf den Lippen das Büro betrat. Jannik mochte Benjamin. Abneigung war nicht der Grund, aus dem er sich so verhielt. Jemandem zu begegnen, einfach an und für sich: *zu begegnen*, mit jemandem reden zu müssen, und seien es nur eine Begrüßungsfloskel, drei Sätze zur nächtlich erledigten Arbeit oder einem anstehenden Projekt, jemandem womöglich etwas erklären zu müssen, sich eventuell in einem Gespräch spontan auf irgendetwas, einen Abgabetermin, eine Entscheidung, die Übernahme einer Aufgabe, festlegen zu müssen, all das war damals bereits derart erschreckend und überfordernd für ihn, dass er alles tat, um es zu vermeiden. Aber immer noch wusste niemand um ihn herum etwas davon. Und immer noch hatte er sich selbst die Diskrepanz nicht bewusst gemacht, die zwischen seinen früheren Ausweichmanövern – denn wie wir bald herausfinden sollten, gab es sie schon lange – und seinen jetzigen klaffte. Und immer noch hatten weder ich noch er an Depression gedacht.

Unter Janniks Freunden wurde sein verändertes Verhalten ohnehin ganz anders gedeutet. Dort kursierten hauptsächlich zwei Stichwörter. Beide verwirrten mich sehr. Das erste lautete »Trypa«. Das zweite »Doro«.

»Trypa« hörte ich zum ersten Mal von Maria, einer Freundin von Jannik aus Kindertagen, die ich zufällig auf der Straße traf. Sie hatte nach ihm gefragt, und ich hatte, zurückhaltend besorgt geschildert, wie müde er neuerdings immer sei und dass er so erschreckend viele Stunden am Tag schlafend verbringe. Maria hatte hell aufgelacht, mit den Schultern gezuckt und »Na, Trypa halt« gesagt. Als ich die Augenbrauen hochzog, hatte sie hinterhergeschoben: »Das ist nichts Neues, Alina.«

Ich muss sie vollkommen konsterniert angesehen haben. Einerseits wegen des seltsamen Wortes. Andererseits, weil ich Jannik zwar erst seit ein paar Monaten kannte, er in dieser Zeit aber nie so furchtbar müde gewesen war wie in den letzten Wochen. Meiner Meinung nach handelte es sich hier daher sehr wohl um etwas Neues. Maria bedachte mich mit einem nachsichtigen Blick und lud mich auf einen Kaffee in die Markthalle ein. »Trypa«, erklärte sie mir lächelnd, sei ein Spitzname, den Jannik sich vor vielen, vielen Jahren eingefangen habe. Irgendwann am Übergang von der Grundschule aufs Gymnasium, so in dem Dreh müsse es gewesen sein. Er habe so viel geschlafen damals, dass seine Freunde ihn damit aufgezogen hätten. Einer von ihnen, Wendelin Kranach aus der Parallelklasse, habe – »Damals noch in der Bibliothek, stell dir vor!« – recherchiert und sei triumphierend mit dem schier unaussprechbaren Wort »Trypanosomiasis« zurückgekommen. Das sei der Name der sogenannten

Afrikanischen Schlafkrankheit. Irgendwann, darauf hätten sich die Jugendlichen damals geeinigt, müsse sich eine Tsetsefliege aus dem Süden Togos in die bayerische Hauptstadt verflogen und Jannik im Schlaf gestochen haben. Warum ausgerechnet Togo wusste sie nicht mehr. Alle seien sie überzeugt davon gewesen, dass die weit gereiste togoische Fliege anschließend den Verausgabungstod gestorben sein müsse. Denn, war es nicht offensichtlich?, sie hatte ihre gesamte Kraft und all ihr Gift in den armen Jannik entladen, der nun sein Leben lang damit geschlagen sein würde, ständig müde zu sein.

»Und weil Try Pa No So Mi A Sis viel zu lang und viel zu kompliziert war und sich ohnehin nicht als Spitzname eignete, haben wir es kurzerhand auf »Trypa« reduziert.« Maria nippte an ihrem Caffè Latte und sah mich freundlich an. »Wie Jugendliche halt so sind.«

Ich fragte sie, wie Jannik auf den Spitznamen reagiert habe.

»Ach, du kennst doch Jannik. Er hat nichts gesagt. Er hat Humor. Wir haben trotzdem gemerkt, dass es ihm nicht besonders gefiel. Also nannten wir ihn nur so, wenn er nicht da war: eben weil er schlief. Wenn er zu spät kam. Wenn er auf dem Sofa eingeschlafen war, während wir Poker spielten. Wenn er mal wieder der Letzte beim Zelten war, der noch im Schlafsack lag oder so. Dann konnte es schon mal heißen: ›Trypa liegt noch im Koma.‹ oder: ›Trypa ist im dritten Stadium.‹«

»Im dritten Stadium?«

»Das«, klärte mich Maria auf, denn Wendelin hatte offensichtlich gründlich recherchiert, »ist das Endstadium der Afrikanischen Schlafkrankheit. Die Leute dämmern so vor sich hin, und dann sterben sie.« Sie kicherte.

Da war es wieder: Die Depression hatte sich schon früh überall breitgemacht, alle bemerkten sie und alle missdeuteten sie. Zum ersten Mal hatte ich, natürlich ohne sie zu erkennen, eine typische Erzählung zur latenten Phase einer Depression gehört. Das Dauerstrahlen, die ungebrochene Freundlichkeit, die endlose Geduld und die unerschöpfliche gute Laune gehören wie die stete Müdigkeit sämtlich zum typischen Verhalten während der latenten Phase. Diese beginnt oft schon sehr früh und erstreckt sich nicht selten über Jahre, sogar Jahrzehnte der Lebenszeit eines Menschen, der dann viel später, so wie Jannik ab dem Abend in Helsinki, eine manifeste Episode erlebt.[5]

Das Symptomatische an Janniks Verhalten hatte wenig Chancen, als solches wahrgenommen zu werden: Ein niedlicher, freundlicher, immer eher stiller kleiner Bub, ein junger, intelligenter, offensichtlich gesunder Mann, der immer lächelt, immer zu einem Scherz aufgelegt ist, der der verlässlichste Kumpel ist, den man sich denken kann, der jederzeit hilfsbereit aufspringt und freundlich jedem unter die Arme greift, der beim Trinken, beim Liegestütze- und Klimmzüge-Machen, beim Auto-Reparieren und beim Schleppen von Umzugskisten immer bis zuletzt durchhält, so einer bringt niemanden auf den Gedanken, dass er krank oder in Not sein könnte, nur weil er mehr schläft als andere. Schon gar nicht kommt jemand darauf, dass es in seinem Inneren möglicherweise ganz, ganz anders, ja geradezu gegenteilig aussehen könnte – und das bereits seit früher Kindheit. Immerhin, einen kleinen Teil von all dem, namentlich seine enorme und sehr ungewöhnliche Dauermüdigkeit, scheinen seine Freunde ja doch bemerkt zu haben.

Sind die verräterischen Anzeichen aber einmal durchschaut, ist es leichter, das Auseinanderklaffen von Auftreten und Empfinden dingfest zu machen. Es ist Teil eines der obersten Gebote in der Lebensorganisation von Menschen, deren Verhalten durch eine depressive Struktur bestimmt wird: Bloß keinem zur Last fallen. Immer für alle da sein – ganz egal, wie es einem selbst geht. Und niemals, *niemals!,* jemandem einen Blick ins eigene innere, kontinuierlich

5 Giger-Bütler (2011), S. 28 ff.

dunkler werdende Dunkel zumuten. Dass und wie sehr ein solcher Lebenswandel an den Kräften zehrt, ja tatsächlich zutiefst erschöpfend ist, liegt auf der Hand. Kein Wunder also, dass Menschen, deren Leben von einer depressiven Struktur geprägt ist, nie genug schlafen können.

Die depressive Struktur entwickelt ein Mensch immer in der frühen Kindheit. Aus Gründen, die von Biografie zu Biografie höchst unterschiedlich sein können, beginnt das Kind, sich und seine Bedürfnisse immer mehr in den Hintergrund zu stellen und all seine Kräfte jener Aufgabe zu widmen, die es unbewusst als die einzige Garantin für sein Überleben wahrnimmt: den emotionalen Zusammenhalt der Familie zu gewährleisten. Um das dauerhafte Ignorieren der eigenen Bedürfnisse auszuhalten und nicht an ihm zu zerbrechen, lernt das Kind, sich selbst immer weniger wahrzunehmen, sich selbst immer weniger zu fühlen.[6] Und das so lange und so gründlich, bis der erwachsene Mensch, der eines Tages aus diesem Kind geworden sein wird, sich selbst gar nicht mehr fühlen kann.[7] Im akuten Zustand manifester depressiver Episoden sollte mir Jannik, tief verstört und verzweifelt, immer wieder genau das sagen: »Ich fühle nichts, Lina. Ich fühle einfach nichts mehr.«

Eine Situation, die ich mir bis heute nicht wirklich vorstellen kann und als absolut furchtbar imaginiere. Das Problem, das sich, ist das Kind einmal erwachsen, auf der Beziehungsebene zeigt, ist, dass diese Struktur sich inzwischen längst schon verselbstständigt hat: Freundinnen, Partner, Kolleginnen empfinden den Betreffenden als strahlenden, wunderbaren, manchmal ein wenig langsamen Mitmenschen, der eindeutig nicht den Lerchen, sondern den Eulen unter uns zuzurechnen ist, dem man entsprechende Spitznamen verpasst und die öfter mal vorkommenden Verspätungen gern nach-

6 Giger-Bütler (2010), S. 55 ff.

7 Johnstone (2010), S. 19 f.

sieht, weil er so hervorragend arbeitet und liebt. Und er selbst? Er hat so früh damit begonnen, auf diese Weise zu funktionieren, dass er keinen Begriff von einer anderen Lebenswirklichkeit mehr in sich trägt. Er hält das permanente Verausgaben im Außen und die ständig dunkler werdende Erschöpfung im Innern für den Normalzustand von Leben. So also erklärt sich, dass niemand, weder er selbst noch sein Umfeld, eine Notwendigkeit sieht, irgendetwas zu unternehmen. Zumindest sehr, sehr lange nicht.

Das andere Stichwort, das damals in Janniks Freundeskreis als Erklärung für seinen Rückzug und sein noch weiter als sonst ins Extreme geratenes Schlafbedürfnis kursierte, das Stichwort »Doro«, wurde eine Zeit lang zu einem echten Problem für mich.

In meiner Sorge um Jannik hatte ich irgendwann das Gespräch mit seinen zwei besten Freunden, Jonathan und Max, gesucht und sie gebeten, doch mal mit ihm zu sprechen. Jannik, erklärten die beiden mir daraufhin, habe doch nur sein Telefon abgeschaltet. Das tue er öfter mal. Es heiße lediglich, dass er gerade seine Ruhe haben wolle, und das würden sie respektieren. Also beschrieb ich ihnen ausführlicher als vorher, wie es ihm ging. Sie kennten ihn viel länger. Sie könnten ihn doch sicher besser einschätzen als ich und müssten sich doch auch Sorgen um ihn machen. Beide sahen sie mich nachdenklich an. Beide schienen sie angestrengt zu überlegen, wie sie mir am besten sagen sollten, was sie dachten.

In diesem Moment fanden mehrere Dinge statt, die sehr schmerzhaft für mich waren, an die ich mich aber in den folgenden Jahren gewöhnen sollte und die sich, rückblickend und in aller Kürze, in etwa so beschreiben lassen: Janniks Freunde, und wie sich bald herausstellen sollte, auch seine beruflichen Kontakte und seine Familie, neigten dazu, das von mir Geschilderte zu bagatellisieren und erklärten es bestenfalls mit tatsächlichen oder angenommenen Auslösern für eine vorübergehende Verhaltensänderung. Dass es sich dabei um klassische Symptome einer schweren depressiven Episode handelte, wussten zu diesem Zeitpunkt weder sie noch ich. Sie schätzten die Situation falsch ein, waren aber vom Gegenteil überzeugt und ließen sich auch durch meine ausführlichen Beschreibungen kaum von ihrer Sichtweise abbringen. Sie spürten keine Notwendigkeit, sich ernsthaft kundig zu machen und sich mit der Komplexität der Situation zu befassen. In ihren Augen war Janniks Verhalten gerade nur ein wenig extremer als sonst und in keiner Weise neu. Konsequenterweise gaben sie mir auch immer wieder genau jene Ratschläge, die sie sich selbst in Bezug auf Janniks ›Sonderbarkeiten‹ bereits seit Jahren gaben: »Lass ihn. Er ist halt so. Wirst schon sehn. Das war schon immer so. Der kriegt sich bald wieder ein. Das legt sich wieder.«

Heute weiß ich, dass solche Reaktionen weit verbreitet sind. Beinahe alle Partnerinnen und Partner, mit denen ich gesprochen habe, berichten von solchen oder ähnlichen Echos und Antworten aus dem Freundeskreis, dem Kreis der Familie und dem der Kollegen. Eine Ausnahme findet sich im Umfeld solcher Betroffener, bei denen es frühzeitig, vielleicht schon in der Kindheit oder Jugend, eine zutreffende Diagnose gab. Diese aber bilden eine kleine Minderheit.

Die Situation wurde für mich erheblich erschwert, weil Jannik zu dem Zeitpunkt die Kommunikation mit allen, außer mir, fast vollständig eingestellt hatte. Mit Benjamin verständigte er sich hauptsächlich per Mail, ebenso mit seinen Kunden. Nach und nach hatte er beinahe alle Reisen verschoben oder abgesagt, die Arbeiten an den Rechnern über Fernzugriffe erledigt und die Besprechungen per Skype oder einfach schriftlich abgehalten. Das wurde nicht überall mit Begeisterung aufgenommen. Da es aber noch nicht zum Dauerzustand geworden und Jannik ein begehrter Webentwickler war, ließen sich seine Kunden vorerst darauf ein.

Mit Freunden, selbst mit den allernächsten, unterhielt er gar keinen Kontakt mehr und versicherte mir immer wieder, es seien nun einmal wirklich gute Freunde, sie würden es ihm nachsehen, wenn er Zeit für sich brauche. Er müsse sich doch nur mal richtig erholen. Seine Freunde akzeptierten das ganz gewiss und ohne jeden Groll. Leider hatte er damit erstaunlich lange vollkommen recht.

Mit fortschreitender Zeit ergab sich daraus aber für mich eine zunehmend unangenehme Bottleneck-Position: Wollte jemand etwas von Jannik wissen, musste er mit mir sprechen. Gleichzeitig kannten seine Freunde mich noch nicht sehr gut. Wie es häufig vorkommt bei frisch Verliebten, waren Jannik und ich in der ersten Zeit unserer Liebe sehr mit uns selbst beschäftigt gewesen. Natürlich war ich hier und da Freunden von ihm begegnet. Aber in der kurzen Zeit hatten keine eigenständigen Verbindungen wachsen können. Wir hatten eher einen generellen Eindruck voneinander, als uns schon zu kennen. Diesen Menschen gegenüber, die Jannik bereits seit Jahrzehnten begleiteten und liebten oder mochten, befand ich mich nun in der unschönen Lage einer Botin wider Willen. Viel lieber wäre es mir gewesen, Max, Jonathan, Maria und wie sie alle hießen hätten selbst mit Jannik kommuniziert und direkt mitbekommen, wie es um ihn stand. Das aber verhinderte er auf sanfte und beharrliche Weise. Und sie nahmen keinerlei Anstoß daran.

Als die Monate ins Land zogen und immer noch nur ich erreichbar war, änderte sich das langsam. In Janniks Freundeskreis entstand eine neue Einschätzung der Lage. Zum ersten Mal begegnete sie mir an jenem Abend im Haus von Max und Gerlinde, in dem ich nie zuvor gewesen war.

Während des Gesprächs drehte ich mir eine Zigarette nach der anderen, ohne sie in diesem Nichtraucherhaushalt, zu dem ein sechs Wochen altes Baby zählte, anzuzünden, saß verkrampft weit vorn auf der Sitzfläche eines Couchhockers und stieß mir immer wieder das linke Knie an der Kante des niedrigen Beistelltischchens. Max und Jonathan, die nicht nur einander, sondern auch Jannik seit der Grundschule kannten, hielten jeder ein Glas Weizenbier in der

Hand und saßen mir gegenüber auf der Couchlandschaft. Gerlinde war hinausgegangen, um das Baby zu wickeln. Es schien nicht sehr glücklich darüber zu sein, dass es ausgezogen wurde. Auch wenn sein Weinen durch die Entfernungen in diesem weitläufigen Haus nur gedämpft bis ins Wohnzimmer drang, war doch ein vehementer Ton des Protests in ihm zu hören. Jonathan und Max dagegen sagten so gut wie nichts. Sie hörten mir zu. Sie nickten bedächtig mit den Köpfen. Sie tranken ihr Bier in großen Zügen. Und schließlich machten sie Andeutungen darüber, dass das Problem doch vielleicht ganz anders gelagert sei.

Als ich nachfragte, wichen sie aus und sahen peinlich berührt in verschiedene Richtungen. Mir zog sich der Magen zusammen. Immerhin versprach mir Jonathan, am nächsten Abend bei Jannik vorbeizufahren und »mal nach dem Rechten zu sehen«.

Ich ging heim. Unterwegs telefonierte ich weinend mit Sabrina, weil ich Paula, die ich in diesem desolaten Zustand lieber gesprochen hätte, nicht erreichte. Natürlich hatte ich die Andeutungen verstanden. Es war nicht schwer gewesen. Jonathan und Max, ebenso wie alle anderen Freunde von Jannik, dachten damals, was ich selbst auch schon in Betracht gezogen hatte: Vielleicht … Vielleicht ging es Jannik schlicht und ergreifend nur deshalb schlecht, weil er die Trennung von Doro noch nicht verkraftet hatte. Vielleicht ging es ihm sogar besonders und zunehmend schlecht, weil er, nach einer kurzen, himmelhoch jauchzenden Ablenkungsphase mit mir, spürte, wie sehr er Doro doch vermisste und dass es, Vertrauensbruch hin, Männergeschichten her, Doro war, die er liebte, Doro war, zu der er gehörte, und Doro war, mit der er leben wollte. Alle, die Jannik kannten, wussten genau, wie sehr er immer darauf bedacht war, niemandem wehzutun, niemanden zu enttäuschen, niemanden unfair zu behandeln. War es nicht einleuchtend, dass er möglicherweise einfach nicht wusste, wie er mir sagen sollte, was ihm inzwischen klar geworden war? Sicher mochte er mich. Sicher hatte er nichts gegen mich. Aber liebte er nicht in Wahrheit Doro? Nun hatte er diese Sache mit mir begonnen und wusste nicht, wie er den Kopf wieder aus der Schlinge ziehen konnte, ohne mir wehzutun. Jonathan hielt es für möglich. Max hielt es für möglich. Jonathans Freundin Natalie und Gerlinde, Max' Frau, hielten es für möglich. Janniks Mutter hielt es sogar für sehr wahrscheinlich. Und wie ich nur wenig später erfuhr, war auch für Doro – die anders als ich mit all diesen Menschen lange bekannt war und ständig Kontakt zu ihnen hatte – diese Lesart der Dinge die gültige.

Mit einer einzigen Ausnahme hatten damals im Grunde alle, die Jannik näher kannten, Gedanken, die in diese oder eine ähnliche Richtung gingen. Und so sehr es mich verletzte und erboste, ich konnte es ihnen nur bedingt übel nehmen: Es war eine zwar verdammt bittere, aber nicht von der Hand zu weisende Möglichkeit, dass Jannik zu Doro zurückwollte und es ihm schlecht ging, weil er nicht wusste, wie er mir das sagen sollte.

Die eine einzige Ausnahme, der einzige Mensch, der diese Deutung der Situation immer wieder sehr klar und mit einem stetig müder und sarkastischer werdenden Lächeln abtat, war Jannik. Für ihn war die Sache geklärt. Aus seiner Sicht hatte in der Verbindung mit Doro einer der schlimmsten Vertrauensbrüche seines Lebens stattgefunden. Er hatte die Konsequenzen daraus gezogen. Er leide, wie er immer wieder sagte, nicht darunter, seine Ehefrau nicht mehr um sich zu haben, sondern darunter, dass er sich so sehr in einem Menschen geirrt habe. Dieser Mangel an Weitsicht oder Klarheit oder Menschenkenntnis, oder wie immer man es bezeichnen wolle, sei es gewesen, der ihm den Rest gegeben habe.

Die Überlegung, Jannik wolle zu Doro zurück, gab es daher an den helleren Tagen für mich nicht mehr. An den eher düsteren schlichen sie sich regelmäßig durch die Hintertür wieder ein. Leider gab es zunehmend düstere Tage, denn Janniks Zustand verschlechterte sich rapide. Und mit ihm nicht nur der Zustand meiner Beziehungszufriedenheit, sondern leider auch der meines Selbstwertgefühls.

In mir verfestigte sich der Eindruck, Jannik sei auf eine geradezu unheimliche Art unbehaust. Zwischendurch gab es damals noch Momente, in denen er, beinahe in alter Form, plötzlich wieder auftauchte. Als bräche er aus einer schlammigen Tiefe durch die Oberfläche eines Sumpfes und atme auf. Es schien dann wieder Jannik zu sein, der aus Janniks Augen schaute. Das alte Funkeln, das ich in seinem Blick wiedererkannte, die alte Warmherzigkeit und sein fast schon zur Reminiszenz verblasster Wunsch nach sehr viel Nähe kamen in solchen Augenblicken zum Vorschein. Ich war jedes Mal ganz aus dem Häuschen und überglücklich. Leider nur, um wenig später umso enttäuschter zurückzubleiben, wenn er nämlich, was immer schneller geschah, wieder in der schon zur Gewohnheit gewordenen fernen Teilnahmslosigkeit versank.

Der Grauschimmer auf seiner Haut verschwand nicht mehr, und sowohl die entsetzliche Müdigkeit als auch das überwältigende Schlafbedürfnis waren zu Alltäglichkeiten geworden. Neben der zunehmenden Sorge um diese Dinge wurde die Frage des Begehrens für mich immer dringlicher. Denn was anscheinend überhaupt keine Anstalten machen wollte wiederzukehren, war Janniks Lust auf Sex mit mir. Stattdessen schien sich alles, was mit Erotik zu tun hatte, nach und nach aus seinem Verhalten zu verabschieden. Er küsste mich nicht mehr auf den Mund. Nach einigen Wochen küsste er mich überhaupt nicht mehr. Hatte er früher in jeder möglichen oder unmöglichen Situation nach meiner Hand gegriffen oder mir den Arm um die Schultern gelegt, so vermied er beides jetzt komplett. Und an ein Einschlafen in seinen Armen war längst nicht mehr zu denken. Das ganze Repertoire der kleinen, beinahe unsichtbaren, aber so wichtigen Zeichen, begehrende Blicke, zärtliche Berührungen, anzügliche Insiderwitze, kleine Alltagskomplimente, ein Blumenstrauß zum Geburtstag: alles wie wegradiert. ›Richtigen

Sex‹ hatte es ohnehin seit der Nacht in Helsinki nicht mehr gegeben. Es war, als habe jemand einen Schalter umgelegt und Janniks Libido vollständig ausgeknipst.

Und er selbst schien es nicht einmal zu bemerken. Er sagte nichts, schob mich auch nie von sich weg oder wehrte sich gar aktiv gegen etwas. Wollte ich ihn küssen, sah er mich freundlich an und wandte still den Kopf zur Seite. Nahm ich seine Hand, legte er seine Finger um meine, ließ sie aber nach wenigen Minuten wieder los und versenkte sie in die Hosentasche. Schmiegte ich mich zum Einschlafen an ihn, blieb er still liegen und drehte sich kurz darauf zur anderen Seite. Dabei machte er nicht im Geringsten den Eindruck, als sei er mit irgendetwas in unserer Beziehung unzufrieden. Trotz seines so deutlich veränderten Verhaltens schien es für ihn ganz selbstverständlich zu sein, dass wir ein Paar waren – und: dass wir eins bleiben würden. Ich glaube, er kam damals gar nicht auf den Gedanken, dass ich im vollständigen Ausbleiben eines geteilten Sexlebens einen Grund sehen könnte, mich von ihm abzuwenden. Oder im Ausbleiben all der anderen Dinge: Besuche bei Freunden, Spaziergänge am Sonntag, gemütliche Film-Abende, ein Nachmittag im Kino, ein Essen beim Lieblingsvietnamesen oder ein Ausflug in die Berge südlich der Stadt. Es gab keinen Streit, keine Unfreundlichkeit, auch keine Unverbindlichkeit, kein Geheimnis und keinerlei Vorwürfe. Er war einfach immer nur müde, still bis stumm und vermied, wenn es irgend ging, kommentarlos jeden Körperkontakt.

Es machte mir schwer zu schaffen, mein Selbstwertgefühl nicht gänzlich im Keller versinken zu lassen. Hatte ich einen dieser bereits erwähnten schrecklich düsteren Tage, geisterte Doro um mich herum: Mit ihr hatte Jannik geschlafen. Regelmäßig und gern und natürlich auch noch nach dem ersten halben Jahr. Sie hatte er begehrt. In meiner Gesellschaft dagegen war er vom unerhörten Liebhaber zum libidoärmsten Erwachsenen geworden, den ich kannte.

Jedes Mal, wenn ich an solchen Tagen die Hand nach ihm ausstreckte, jedes Mal, wenn ich nur daran dachte, es zu tun, geisterte Doro um mich herum. Und weil ich genau wusste, wie absurd das aus Janniks Sicht war, schämte ich mich sehr lange, viel zu lange, mit irgendjemandem darüber zu reden.

Gegen Ende meiner Sechs-Wochen-Frist hielt ich die Situation überhaupt nicht mehr gut aus. In der Hoffnung, wir würden ein klärendes Gespräch führen oder uns meinetwegen auch ordentlich streiten – Hauptsache, es passierte endlich etwas! –, fragte ich ihn schließlich, wieso er mich eigentlich überhaupt nicht mehr berührte.

»Wie bitte?« Jannik sah mich erstaunt an.

»Du berührst mich überhaupt nicht mehr!«

Jetzt schaute er konsterniert und schüttelte den Kopf. »Quatsch«, murmelte er. »Warum sagst du denn so was?« Er klang beinahe verletzt.

Ich war wie vor den Kopf gestoßen: empört, verblüfft und vollkommen verwirrt. Auf einen Streit, auf ein heftiges, vielleicht unangenehmes Gespräch mit unschönem Ausgang war ich gefasst gewesen. Nicht darauf, dass er überhaupt nicht verstand, was ich ihm sagte. Eine große Stille machte sich in mir breit, und mir wurde, daran entsinne ich mich noch gut, sehr kalt. Jannik war nicht nur verändert und stark überarbeitet. Mit seiner Wahrnehmung stimmte etwas nicht. Denn mit meiner, da war ich mir absolut sicher, war alles in Ordnung.

Diese Einschätzung ist, aus heutiger Sicht, nur teilweise zutreffend. Ähnlich wie Janniks Freunde nahm ich nämlich nur wahr, wie ich gewohnt war wahrzunehmen, und deutete, was ich wahrnahm, ausschließlich in den mir geläufigen Mustern. In Anlehnung an Judith Butler vertrat Campbell die »Salutonormativität«.[8] Die typi-

8 Campbell (2017), S. 81

sche Ignoranz der sogenannten ›Gesunden‹: Wir fragen nicht. Wir ›wissen‹. Es ist nicht *unsere* Deutung der Wirklichkeit, die sofort auf dem Prüfstand landet. Außerhalb jener Grenzen, die wir ›Gesunden‹ setzen, scheint es keine Wirklichkeit zu geben. Alles andere ist Abweichung.

Einmal abgesehen von den höchst problematischen ethischen Implikationen, die durch diese Haltung aufgeworfen werden, hat sie für das Paar, das mit einer Depression lebt, eine sehr konkrete und katastrophale Folge: Durch sie sitzen die Liebenden nicht mehr in einem Boot und ziehen nicht mehr an einem Strang. Die Anmutungen »Mit dir stimmt etwas nicht« und »Sei endlich wieder normal«, die die Forderung beinhalten, der Partner möge gefälligst wieder funktionieren, wie er bis dato funktioniert, und liefern, was er bis dato geliefert hat, sind für ihn furchtbar verletzend. Immerhin gibt es nichts in der Welt, was er sich selbst sehnlicher wünscht, als »wieder der Alte zu sein«. Er hat sich die auf das vorherrschende System der ›Gesunden‹ bezogene Dysfunktionalität weder ausgesucht noch gewünscht. Hinzu kommt schließlich noch – und das vergessen wir ›Gesunden‹ allzu leicht –, dass er nicht genauso unter ihr leidet wie wir. Er leidet weitaus stärker unter allem, was da nach Jahren des Zähnezusammenbeißens, des Durchhaltens und des Funktionierens für andere über ihn hereingebrochen ist.

Solche Sätze, Vorwürfe und Forderungen gründen in der nicht hinterfragten Überzeugung, wir ›Gesunden‹ hätten ein größeres Anrecht auf unsere Wahrnehmung und Wirklichkeit[9] als der Mensch, den wir lieben und der sich anders verhält als früher. Die Unterstellung, es gäbe so etwas wie ›unnormal‹, ist nicht hilfreich, um ein Gespräch in Gang zu bekommen, das diesen Namen verdient[10]. Eines also, in dem beide Partner ernsthaft daran interessiert sind, die

9 Campbell (2017), S. 81
10 Rosenberg (2013)

Wirklichkeit des anderen zu verstehen und Lösungen zu finden, die für beide annehmbar sind. Die Ausgrenzung des Gegenübers als Abweichler von einer ›Norm‹, zu der man selbst zu gehören meint, kappt alle Gesprächsverbindungen und trennt die Liebenden, verwandelt sie im schlimmsten Fall in Gegner. Das gilt übrigens für Gespräche unter den Bedingungen der Depression wie für alle anderen auch. Spätestens, wenn diese Denkweise das Ruder übernimmt, ist einer über Bord – nein, nicht gegangen, sondern: geworfen worden. Ich formuliere das hier im Passiv, weil ein Mensch während einer akuten depressiven Episode über so wenig Widerstandskraft verfügt, dass er in einem derartig angelegten Gespräch so gut wie keine Chance hat, sich zu wehren. Es ist wesentlich, das zu verstehen, um gemeinsame Grundlagen dafür zu schaffen dafür, dass zielorientierte Gespräche überhaupt möglich werden.

Dass der Partner über Bord geworfen wurde, bleibt natürlich nicht folgenlos. Die schmerzhafte Distanz ist nun für beide noch größer, der Druck für den depressiven Partner noch unerträglicher und die Suche nach einer Lösung für die ganz konkrete Situation noch viel schwieriger geworden. Wieso beginnen wir erst so spät damit, Fragen zu stellen? Wieso fordern wir immer wieder und immer weiter Anpassung an das, was wir als normal erachten: dass nämlich unser Partner seinen Teil zu unserer Beziehungszufriedenheit beitragen möge –, statt uns, anlässlich seiner offensichtlichen Unfähigkeit, dies zur Zeit zu tun, viele gute Fragen auszudenken? Fragen, deren gemeinsames Ausloten mit dem Partner uns vielleicht helfen könnte zu verstehen, was dazu geführt hat, dass er es zur Zeit nicht kann, und was wir beide dazu beitragen können, dass er es in Zukunft wieder können wird. Bis heute tut es mir, um meiner selbst willen, um Janniks willen und um uns als Paar willen, im Herzen leid, dass ich damals so lange brauchte, um endlich zu verstehen: Nur die Entwicklung von Fragen würde uns weiterbringen. Sehr gute Fragen wären solche gewesen, die nicht mit verkappten Forderungen, Ansprüchen oder Vorwürfen einhergingen (»Warum schläfst du nicht mehr mit mir?!«). Fragen, die wirklich etwas in Erfahrung hätten bringen wollen, das ich noch nicht wusste oder verstanden hatte. Fragen, deren Motor ein echtes Erkenntnisinteresse gewesen wäre. Fragen, die Jannik gemeint hätten.

In einer Selbsthilfegruppe für Angehörige von Depressionserkrankten, deren Mitglied ich einige Zeit lang war, fand ich dann heraus, dass andere häufig noch viel länger gebraucht hatten, um aus dem Stadium verletzter Gefühle und verletzend formulierter Forderungen und Anschuldigungen in das interessierter Fragen zu wechseln. Wir waren, so absurd es klang, vergleichsweise früh dran mit der Entwickelung von Fragen. Das war zwar diffus schmeichelhaft, an der Belastung, die ich Jannik ungeachtet dessen zugemutet hatte, änderte es aber keinen Deut. Und auch nicht an jener, die als Folge daraus für mich selbst entstanden war.

Natürlich gibt es vielschichtige Gründe dafür, dass wir so lange warten mit den ernst gemeinten Fragen. Einen davon halte ich für recht zentral. Es ist unsere Scheu, ja unsere Angst vor verunsichernden Antworten. Ehe ich bereit bin, mich verunsichern zu lassen, begebe ich mich erst einmal aktiv und im Zweifelsfall auch aggressiv für das Bekannte in Kampfposition. Selbst dann, wenn das Bekannte offensichtlich nicht mehr richtig funktioniert. Es ist bekannt, also ängstigt es mich nicht. So banal wie plausibel. Und auch das gilt natürlich, wie so viele andere Erkenntnisse, die die Depression im Schlepptau führt, bei Weitem nicht nur für Paare und Situationen, die von ihr bestimmt sind.

Immerhin machte Janniks Reaktion mich zunächst sprachlos. Ich polterte also nicht gleich empört zurück. Perplex, wie ich durch diesen winzigen Einblick in seine Wirklichkeit zurückblieb, beschloss ich erst einmal gründlich nachzudenken, bevor ich das Gespräch über unser Sexleben fortsetzte oder gar mein Sechs-Wochen-Ultimatum ins Spiel brachte.

Starker Tobak

Jannik lebte damals in einer großen Wohnung im Münchner Stadtteil Obergiesing. Ursprünglich hatte sie die Studenten-WG beherbergt, in der Doro und er sich kennengelernt hatten. Nach und nach waren alle ausgezogen, zuletzt Doro. Jannik war geblieben.

Er wohnte nun auf über hundert Quadratmetern, von denen er nicht einmal die Hälfte nutzte. Es gab zwei Räume, die, abgesehen von ein paar vergessenen Gegenständen, leer standen und deren Türen einfach immer geschlossen blieben. Mich hatte das am Anfang zwar verwundert, aber auch hier war ich nicht auf den Gedanken gekommen, Fragen zu stellen. Es war eine schöne Wohnung, warum nicht bleiben? Nicht im Entferntesten wäre ich auf die tatsächlichen Hintergründe gekommen.

Was sich hier nämlich zeigte, war in Wirklichkeit ein Vermeidungsverhalten. Und seine absolut stringente Logik ergab sich direkt aus der depressiven Struktur, die Janniks Leben schon seit so vielen Jahren beherrschte: Für jemanden, der am alleräußersten Rand seiner Kräfte lebt, ist jede Form von Veränderung etwas, wovor er instinktiv zurückschreckt. Mir, der Laiin in Sachen Depression, die gedacht hatte, sie lebe ein ganz normales Leben mit einem ganz normalen, wenn auch besonders wunderbaren Mann, erschloss sich dieser Zusammenhang, wie so vieles andere, weder auf den ersten noch auf den zweiten Blick.

Veränderung bedeutet immer auch ein Risiko der Verschlechterung. In vielen Fällen mag es ein geringes sein. Aber nur sehr selten steht vorab bereits fest, dass das Neue eine Verbesserung garantiert – auch wenn man sich das natürlich erhofft. Niemand, der so sparsam mit seinen Energien haushalten muss wie ein seit Jahren und Jahrzehnten in der latenten Depression Gefangener, wird ein solches Risiko ohne Not in Kauf nehmen. Solange die Miete für Jannik tragbar war, solange an der Wohnung nichts weiter auszusetzen war, als dass sie eindeutig mit zu viel Raum aufwartete, gab es für ihn keinen Grund, etwas zu verändern, sich gar neben der Ungewissheit des Wandels noch die zusätzliche Last einer Wohnungssuche aufzubürden: Recherche von Inseraten, Telefongespräche mit Fremden, Gänge durch die Stadt, womöglich zu festgelegten Zeiten und an noch unbekannte Orte und so weiter.

Aber selbst wenn er das vielleicht noch für halbwegs machbar gehalten hätte, so viel weiß ich heute, hätte er bereits damals alles, aber auch alles getan, um sich die Belastung eines Umzugs zu ersparen. Aus der Sicht eines extrem entkräfteten Menschen bringt der Gedanke an einen Umzug eine ganze Reihe von Furchtbarkeiten mit sich: Dinge aussortieren beispielsweise, die nicht mehr gebraucht werden. Aussortieren aber ist gleichbedeutend damit, viele kleinere und größere Entscheidungen zu treffen. Und Entscheidungen bergen immer die Möglichkeit, etwas falsch oder ungünstig zu machen. Das wiederum würde zu neuerlichem Energieverlust führen. In der Logik eines depressiven Menschen gehören Entscheidungen also ohnehin mit zum Schlimmsten, was das Leben parat hält. Alternativ gibt es natürlich noch die Möglichkeit, nichts auszusortieren, sondern Kiste um Kiste mit Gegenständen zu füllen, von denen man nicht weiß, ob man sie je wieder brauchen wird. Im Rahmen eines Umzugs müsste außerdem eine, müssten im schlechteren Fall sogar zwei Wohnungen renoviert werden – und sei es durch bezahlte Handwerker. Die allerdings müssten vorher gefunden werden. Es müssten Termine vereinbart werden, möglicherweise am Telefon. Höchstwahrscheinlich kämen die Maler am frühen Morgen, aus der Sicht eines akut depressiven Menschen mit verschobenem Tag-Nacht-Rhythmus also mitten in der Nacht, um mit ihrer Arbeit zu beginnen. Man müsste sie in den einzigen geschützten Innenraum einlassen, über den man verfügt, und, wenn es ganz schlimm käme und sie ihre Arbeit nicht zufriedenstellend erledigten, mit ihnen verhandeln und streiten. Die Liste der Schreckensszenarien lässt sich spielend und beinahe endlos fortsetzen. Es sind alles Dinge, die niemand sehr gern tut, die aber ›normalerweise‹ trotzdem niemanden davon abhalten würden, eine Wohnung gegen eine bessere zu tauschen. Es sind die weniger angenehmen Notwendigkeiten, die man eben erledigt, um anschließend ein angenehmeres Leben zu haben.

Die Last all dessen, was mit einem Umzug einhergeht, muss Jannik instinktiv so eingeschüchtert haben, dass diese Option für ihn schlicht keine gewesen ist. Dann lieber und sehr gern Monat für Monat viel Geld für das seltene Privileg ausgeben, eine der wenigen Möglichkeiten im Alltag gefunden zu haben, an einem viel wichtigeren Gut zu sparen als an Pekuniärem: nämlich an der Lebenskraft.

Am Anfang unserer Liebe waren wir, ohne je groß darüber zu sprechen, eigentlich ständig zusammen gewesen. Entweder fuhr ich am späten Nachmittag zu Jannik, oder er kam nach der Arbeit zu mir. Manchmal verbrachten wir aber auch ganze Arbeitstage gemeinsam. Wenn Jannik, was durchaus vorkam, zu Hause arbeitete, blieb ich gleich bei ihm und machte es mir mit dem Laptop auf seinem Sofa bequem.

Nach dem Tag in Helsinki verließ er die Wohnung zunehmend ungern und demnach seltener. Wenn er es tat, dann möglichst nur noch nachts, und so arbeitete er jetzt immer häufiger zu Hause. Dass ich die allermeiste Zeit bei ihm verbrachte, war nur naheliegend und vereinfachte meinen Alltag. Ohne weiter darüber nachzudenken, hatte ich nämlich begonnen, einen Teil der Haushaltsarbeiten in Janniks Wohnung zu übernehmen. Zu Beginn fand ich nichts Besonderes daran. Immerhin wohnte ich ja mit bei ihm. Da war es logisch, dass ich mal die Spülmaschine ausräumte, mal den Teppich saugte, einkaufen ging oder etwas kochte. Je schlechter es aber um Jannik stand, desto weniger kümmerte er sich um diese Dinge und desto häufiger übernahm ich sie. Auch das geschah anfangs völlig fraglos. Es ging ihm ja offensichtlich nicht gut.

Irgendwann schlief er dann tagsüber eigentlich nur noch, stand erst gegen acht am Abend auf, trank seinen ›Morgenkaffee‹, trank einen zweiten, machte sich fertig und schleppte sich schließlich gegen zehn, erschöpft und keineswegs erholt von den oft elf oder zwölf Stunden Schlaf, sondern zerschlagen, als hätte es sie nicht gegeben, an den Rechner, wo er sich ans Abarbeiten der sich »in der Queue« stauenden Aufträge und Korrespondenzen machte. So formulierte er es in typischer Informatikersprache.

Ich aber fand mich irgendwann unversehens in einer Rolle wieder, die mir überhaupt nicht mehr behagte: Ich erledigte alle Einkäufe. Ich bezahlte sie inzwischen auch sämtlich. Das lag daran, dass ich nicht als Geizkragen dastehen wollte, es mir anfangs unangenehm war, die Geldfrage anzusprechen, und Jannik nicht von sich aus darauf kam, es zu tun. Ich kochte für uns. Ich machte unsere Wäsche. Ich putzte die Wohnung. Und, auch das hatte sich fast beiläufig ergeben, ich beantwortete sogar manchmal, während Jannik schlief, Anrufe für ihn, insbesondere die von Benjamin, der sich ab und an wegen organisatorischer Dinge meldete. Gleichzeitig war ich natürlich auch in Vollzeit mit meiner eigenen Erwerbstätigkeit beschäftigt, schrieb also weiterhin Artikel, Essays und Glossen, arbeitete am nächsten Kinderbuch oder versuchte es zumindest, besprach Texte mit meiner Lektorin, traf mich mit der Verlegerin zum Essen und recherchierte für sowohl die journalistischen als auch die literarischen Projekte wie gewohnt.

Um von Jannik noch etwas anderes mitzubekommen, als dass er sich unter der Decke von links nach rechts drehte, passte ich außerdem meinen Tagesrhythmus immer mehr an seinen an. So ging ich nicht selten erst um drei oder vier Uhr nachts schlafen und verlor entsprechend den nächsten Vormittag zur Hälfte. Auch das geschah lange Zeit wie nebenbei, fühlte sich einfach nur konsequent an und hatte etwas von einem Automatismus. Diese Nächte zu zweit hatten sogar das Flair eines geheimen und besonderen Beziehungsraums, der nur uns beiden vorbehalten war. Er brachte eine Intimität im Erleben mit sich, die mir in unserem Alltag inzwischen fehlte. Manchmal begann Jannik nicht gleich zu arbeiten, sondern setzte sich zu mir aufs Sofa, und wir streamten stundenlang Filme. Für mich wurde es dann später und später. Aber da diese häufig die leichtesten, beschwingtesten und angenehmsten Stunden der Nähe mit Jannik waren, war es mir den nächsten Vormittag fast immer wert. Ging ich dann zwischen zwei und vier irgendwann schlafen, begann Jannik mit der Arbeit.

Der Sog der Depression hatte gründlich eingesetzt. Nicht umsonst lautet eine der immer wiederkehrenden Anweisungen für Angehörige in den Ratgebern zum Thema Depression: »Behalten Sie Ihren eigenen Tagesrhythmus bei.« Nur habe ich leider nirgends hilfreiche Anregungen dafür gefunden, wie das gehen soll – vor allem, wenn man die Beziehung fortsetzen und überhaupt noch Zeit mit dem Partner verbringen möchte. Ganz abgesehen davon war Jannik und mir zu diesem Zeitpunkt ja noch keineswegs klar, dass wir es mit einer Depression zu tun hatten, das heißt, ich hatte noch nicht einmal den Gedanken daran gehabt, einen Ratgeber zum Thema in die Hand zu nehmen.

Das ging so, bis ich eines Morgens vorm Spiegel stand und entsetzt in ein Gesicht sah, das fremd, unglücklich, müde, kränklich und unzufrieden zurückblickte. Schlagartig wurde mir klar, dass all das so nicht weitergehen konnte. Dass ich, wie noch in keiner Beziehung zuvor, mutiert war zu einer kostenlosen Putz- und Haushaltshilfe, mich in der klassischen weiblichen Doppelbelastungsposition wiederfand, ohne allerdings Kinder zu haben, und das Ganze mit einem und für einen Mann, mit dem es eigentlich von den angenehmen Seiten einer Liebesbeziehung zur Zeit keine zu teilen gab: keine schönen Gespräche, keine lauschigen Sommerabende am See, keine Reisen, keine Kinobesuche, keine Abendessen bei Freunden und, zu guter, um nicht zu sagen: schlechter Letzt, nicht einmal mehr Sex.

Ich wäre fast explodiert vor Wut. Auf Jannik. Natürlich. Aber auch auf mich selbst. Wie hatte ich es so weit kommen lassen können? Für einen bitteren und sehr langen Moment verlor ich jede Achtung vor mir selbst und vor Jannik. Die Enttäuschung nagte an mir wie ein wildes und sehr hungriges Tier. Auf den Fersen drehte ich mich um und marschierte zum Schlafzimmer: Ich würde Jannik, der vermutlich erst vor zwei Stunden ins Bett gegangen war, wecken! Ich würde ihn aus dem Schlaf reißen und zur Rede stellen! Ich würde ihm eine Szene machen, die sich gewaschen hatte, und ihm sagen, was ich von ihm hielt! Ich würde klipp und klar zusammenfassen, was sich ab sofort, und zwar schlagartig!, zu ändern hätte. Dann würde ich meine Tasche packen, in meine verwaiste Wohnung am anderen Ende der Stadt fahren und warten, bis er anrufen würde, um mir mitzuteilen, dass er seine Wohnung geputzt, eingekauft, für uns gekocht, Theaterkarten und eine sehr große Packung Kondome besorgt sowie einen Termin mit ganz egal welchen Freunden für ganz egal was ausgemacht habe. Das genau würde ich tun, und es würde sich saumäßig gut und saumäßig richtig anfühlen! Kurz bevor ich den Plan vollends in die Tat umsetzte, traf ich dann aber eine Entscheidung, von der ich rückblickend, und ohne auch nur ansatzweise schamesrot zu werden, sagen kann, dass sie sehr klug war: Ich hielt inne.

Ich hielt inne und rief mir Jannik ins Gedächtnis, wie er gewesen war, als ich ihn kennengelernt hatte. Und rief ihn mir ins Gedächtnis, wie ich ihn vorfinden würde, wenn ich jetzt die Schlafzimmertür öffnete. Die Diskrepanz dieser beiden Bilder hatte die Wirkung eines Eimers kalten Wassers, wäre er mir über den Kopf geschüttet worden. Sie erinnerte mich daran, dass ich ein paar Dinge eigentlich sehr genau wusste: dass Jannik kein ignoranter Vollidiot war, dass mich ignorante Vollidioten noch nie interessiert hatten, dass ich mich nicht in einen ignoranten Vollidioten verliebt hätte, dass Jannik in all den Wochen und Monaten niemals etwas Geringschätziges über mich und mein Tätigsein in seiner Wohnung gesagt hatte und dass keinerlei psychische oder physische Gewalt mir gegenüber von ihm ausgegangen war. Schließlich wusste ich ebenso genau wie all das andere, dass Jannik mich kein einziges Mal gebeten, geschweige denn von mir verlangt hatte, irgendetwas von dem zu tun, was ich im Zusammenleben mit ihm seit Wochen freiwillig tat. Was auch immer hier los war, die Erklärung dafür musste anders lauten, als dass Jannik ein mieser Macho war, dem nun langsam der Schafspelz vom Rücken rutschte, und ich eine nicht emanzipierte Tussi, die sich für ein paar Brosamen Liebe freiwillig ausbeuten ließ. Unter all dem Ärger, der Empörung und der Hilflosigkeit spürte ich eines mit sehr großer Klarheit: Ich war nicht bereit, das Vertrauen in meine eigene Wahrnehmung und in meine eigenen Entscheidungen aufzukündigen – auch wenn ich sie teilweise noch nicht richtig verstand. Ich würde nicht anfangen, mir selbst zu misstrauen. Ich würde nicht zu meiner eigenen Gegnerin werden. Und ich würde nicht vergessen, dass Jannik mein Vertrauen verdiente. Sehr viel musste sich ändern, das war mehr als klar. *Was* genau und *wie* genau, wollte in Ruhe bedacht werden. Vorher aber musste hier erst einmal sehr viel *verstanden* werden.

Ich ließ also die Klinke, die ich schon in der Hand hielt, wieder los, drehte mich zum zweiten Mal an diesem Tag auf der Stelle um und lief zu dem alten Schrank in einem der nicht benutzten Zimmer, in dem ich meine Wäsche untergebracht hatte. Kurzentschlossen zog ich Sportklamotten an und fuhr in den Wald.

Und auch das war typisch für meine Erfahrungen mit Janniks Depression. Immer wieder brachte sie mich dazu, mich aufs Entschiedenste meiner eigenen Ressourcen zu erinnern und Kraftquellen zu reaktivieren, die ich ewig hatte brachliegen lassen: Ich würde joggen gehen. Etwas, das ich seit Jahren nicht mehr getan hatte.

Die Dame am See

Wann genau ich begann, in Sachen Jannik das Wort »Depression« zu denken, weiß ich nicht mehr. Aber es muss ungefähr in dieser Zeit gewesen sein. Das heißt also, ein knappes halbes Jahr nach dem Beginn unserer Beziehung. Was mich schlussendlich darauf brachte, erinnere ich auch nicht mehr, und ich bin mir gar nicht sicher, ob es einen solchen Aha-Moment überhaupt gegeben hat. Irgendwann war der Gedanke da.

Wäre es möglich, dass alles, was ich an Jannik seit Wochen, seit Monaten als enttäuschend, beängstigend, frustrierend, unerklärlich und besorgniserregend, gleichzeitig aber auch als verwirrend und unverständlich empfand, einen Sinn ergäbe, wenn ich es unter der Überschrift »Depression« zusammenbrächte? Es waren lose, tastende Überlegungen, denen ich nachging und die zunächst vor allem ein verblüffendes Ergebnis zeitigten: Mir wurde klar, dass ich kaum etwas über Depression wusste. Außerdem bemerkte ich jetzt schmerzhafter als schon in den letzten Wochen, wie alleine ich in München noch war.

Dafür gab es einen einfachen Grund: Ich lebte erst seit kurzer Zeit in dieser Stadt. Nach elf Jahren im Ausland war ich nicht nach Kassel zurückgegangen, wo ich geboren und aufgewachsen bin, wo ich studiert und gearbeitet habe. Durch nicht viel mehr als einen Zufall, wenn auch einen sehr glücklichen, wie ich spätestens dann fand, als ich Jannik kennenlernte, war ich bei meiner Rückkehr nach Deutschland in der bayrischen Hauptstadt gelandet und hatte freudig und sehr zuversichtlich allem entgegengeblickt, was dort Neues auf mich warten mochte. Ich war also gerade erst dabei gewesen, mir einen Bekanntenkreis aufzubauen, als Jannik und ich einander fanden. Echte Freunde hatte ich hier noch nicht.

Sabrina und Paula, meine wichtigsten Freundinnen, kannte ich beide noch aus der Schulzeit, Sabrina sogar aus dem Kindergarten. Paula war Lehrerin geworden. Sie lebte ein ruhiges, sehr geregeltes und glückliches Familienleben mit ihrer Frau und zwei Kindern immer noch in Kassel. Sabrina dagegen, eine kämpferische Juristin, war zum Studium nach Berlin gezogen, hielt nichts von Monogamie und lebte in einer polyamoren Beziehung mit zwei Männern in der Nähe des Hackeschen Marktes, mitten im Neuberliner Trubel. Beziehungstechnisch war ich also die altmodische Langweilerin in unserem Gespann und es auch schon immer gewesen. Bald aber sollte sich herausstellen, dass auch die Gedankenwelten meiner fortschrittlichen Freundinnen durch Janniks Depression und meine Entscheidungen in dieser Zeit einigermaßen auf die Probe gestellt werden würden.

Nicht nur im Leben der depressiven Menschen selbst, auch in dem ihrer Angehörigen ist die Depression, wenn man sich auf sie als Erfahrung wirklich einlässt, eine veritable Sichtbarmacherin, eine Zutagebringerin und Konfrontatorin. Sie reißt jeden Nebel, jedes Gespinst aus Schöngeschwätze und überhaupt alles Ungenaue und Vage auf. Sie stellt ausschließlich wesentliche Fragen und ist absolut kompromisslos.

Einerseits ist das überaus bitter und schwer zu ertragen. Andererseits haben die Kraft und Vehemenz der Depression eine derart klärende Wirkung, dass ich, trotz und nach allem, was Jannik und ich ihretwegen durchgemacht haben, nach wie vor dankbar bin dafür, wie gründlich sie durch mein Leben gefegt ist. Ich habe verstanden, dass viele Menschen lieber unaufgeregte Verbindungen leben, die möglichst wenig Verunsicherung in ihren Alltag bringen. Ich selbst war noch nie so gestrickt. Immer schon haben mich Freundschaften interessiert, in denen Tiefe möglich und erwünscht war. Ernsthaft aussortiert habe ich unter meinen Freundinnen und Freunden trotzdem erst im Rahmen der Erfahrungen mit Janniks Depression, mit fortschreitender Zeit übrigens auch ganz pragmatisch aus Gründen der Energieersparnis. Ich hatte irgendwann keine Zeit, keine Geduld und keine Kraft mehr für Beziehungen, in denen es nur um »Geplänkel und Blabla« ging, wie Sabrina gern sagte. Beziehungen, in denen ich nicht auftanken konnte und gestärkt wurde, in denen es nicht auch Raum für das Schwere gab, mit dem ich damals lebte, keinen für die Trauer, die Angst, die Sorge und die Last, mit denen ich klarkommen musste, gab ich auf.

Ich brauchte Menschen um mich, die Raum hatten für all das. Die die Stärke, vor allem aber auch die Liebe in sich hatten, es ein wenig oder auch ein ganzes Stück weit mitzutragen. Durch Zuhören. Durch Schulterklopfen, Kaffee trinken, einen Spaziergang um den Spitzingsee oder einen Besuch im Museum, im Theater, im Botanischen Garten. Viel ändern konnten sie ohnehin nicht. Ich konnte die Situation zu diesem Zeitpunkt ja selbst kaum beeinflussen. Traf ich auf solche Menschen, fühlte ich mich getragen und wertgeschätzt. Aus den Gesprächen und Begegnungen ging ich eigentlich immer gestärkt hervor.

Für sehr viele Menschen, habe ich festgestellt, ist es schier unerträglich, Leid mit auszuhalten und mitzutragen, an dem sie nichts ändern können. Dabei ist beides eine große Hilfe für die, die das Leid betrifft. Es nicht allein aushalten zu müssen gehört zu den kraftvollsten Unterstützungen, die ich erhalten habe. Leid auszuhalten, statt es sofort abzuschaffen, statt es blitzschnell zu heilen, wegzudrücken oder zu betäuben, scheint sehr viele Menschen nervös zu machen. Man mag, so habe ich es erfahren, Leid nicht so direkt mitbekommen. Meiner Meinung nach ist das auch die Ursache für den Reflex, immer gleich Tipps und Tricks und Ratschläge aus dem Hut zu zaubern. Das vermittelt den Eindruck, das Leid müsse gar nicht ausgehalten werden, da es ja (scheinbar) Mittel und Wege gibt, es abzustellen.

Im Gegensatz zu tödlich verlaufenden Krankheiten trifft Letzteres auf Depressionen sogar in gewissem Sinne zu. Denn sie sind sehr gut behandelbar. Nur dauert dieser Prozess lang, und der ganze Weg, jeder einzelne Schritt auf ihm, will gegangen sein. Die Klarheit kommt nicht mit einem Fingerschnippen: Aha, wir haben es also mit einer Depression zu tun. Und die Transformation der depressiven Struktur in eine lebensbejahende und selbstliebende ist eben genau das: eine Transformation, keine Wunderheilung. Hier Tabletten, rums: Depression weg. Dort Klinikaufenthalt, schwupps: Das war's mit der Depression. So geht es eben leider nicht. So geht es sogar gar nicht. Das auszuhalten ist von vielen zu viel verlangt. Aber genau das ist für die Angehörigen wie für die Betroffenen unumgänglich und von enormer Bedeutung.

Janniks Depression warf intime Fragen auf. Es ist nicht immer einfach und, wie ich schmerzhaft in Erfahrung brachte, auch keineswegs immer angebracht, mit Menschen, die einem nicht wirklich nahestehen, über die Verunsicherungen zu sprechen, die eine derart komplexe Situation mit sich bringt. Die Antworten, die Rückmeldungen und Reaktionen fallen häufig pauschal, oberflächlich und wenig empathisch aus.

Und es gab in diesem Zusammenhang ein weiteres gravierendes Problem: Immer wieder stellte sich mir nämlich die Frage, wie viel von meinem Gefühlswirrwarr ich überhaupt mit Dritten besprechen konnte, ohne Jannik damit zu bloßzustellen, zu brüskieren oder der Lächerlichkeit preiszugeben. Das galt grundsätzlich sogar für Paula und Sabrina, die ihn beide noch nie erlebt hatten. Es galt aber umso mehr für alle Menschen, die ich erst in München kennengelernt und mit denen ich noch keine vertraute Beziehung hatte.

Nach den weniger angenehmen ersten Gesprächsversuchen, die ich mit Max und Jonathan, mit Gerlinde, Natalie und Maria erfahren hatte, war ich in München auf mich selbst gestellt. Das sollte ich nur kurz nach meiner ersten Joggingrunde bitter zu spüren bekommen – glücklicherweise aber auch genau das Gegenteil …

Nach meinem Wutanfall im Bad und dem impulsiven Entschluss, erst einmal joggen zu gehen, statt Jannik aus dem Schlaf zu reißen und zur Rede zu stellen, hatte ich mich ins Auto gesetzt, war planlos aus der Stadt hinausgefahren, hatte dabei die Autobahn gemieden und kleinere Landstraßen bevorzugt. Ich fuhr und fuhr, als könnte ich mich durchs Autofahren irgendwie abreagieren. Eine Stunde später fand ich mich in einem Waldstück nahe einem mir unbekannten See wieder, stellte das Auto auf einem Wanderparkplatz ab und lief einfach drauflos. Bis dahin war ich ein eher unsportlicher Mensch gewesen. Es war also keine wirkliche Überraschung, dass ich nicht besonders weit kam. Schon nach einer halben Stunde hing mir sprichwörtlich die Zunge aus dem Mund, und ich japste nach Luft. Außerdem war ich mir, trotz der kurzen Entfernung, nicht mehr sicher, wo genau ich das Auto geparkt hatte und ob ich es wiederfinden würde. Sehr leicht dagegen war es, den See zu finden, der verlockend durchs Unterholz blinzelte. Schwer atmend ging ich zum Ufer, riss mir kurzentschlossen die verschwitzten Klamotten vom Leib, hängte sie über Äste und Zweige und tauchte ins warme, frühherbstlich sonnenbeschienene Wasser. Unendlich gut tat das … Eine Stunde später saß ich erfrischt und beinahe glücklich auf der Terrasse eines Gasthauses, trank einen Cappuccino, aß ein großes Stück Sachertorte und nahm das zauberhafte Angebot einer Mittsechzigerin vom Nachbartisch an, mich mit ihrem zu meinem Auto zurückzufahren. Es dauerte eine geschlagene Dreiviertelstunde, bis wir es gefunden hatten.

Bevor ich heimfuhr, tauschten Rose und ich Telefonnummern aus. In der kurzen Zeit, die es dauert, ein Stück Torte mit Kaffee zu sich zu nehmen und ein Auto auf einem Wanderweg zwischen dem

Tegern- und dem Schliersee wiederzufinden, hatten wir viel voneinander erfahren, und es stand fest, dass wir uns mochten.

Ein paar Monate zuvor war Siggi, Roses Mann, gestorben. Mit diesem Verlust ging es ihr noch gar nicht gut. Ihre drei Töchter lebten in Ithaca, Berlin und Hamburg, und das Haus, in dem sie alle drei geboren worden und aufgewachsen waren, war schon vor Siggis Tod für das Ehepaar zu groß geworden. Jetzt verlaufe sie sich geradezu darin, hatte Rose erzählt und den Kopf geschüttelt. Sie sei, hatte sie gleich mehrmals wiederholt, nicht darauf vorbereitet gewesen, durch den Tod ihres Mannes derart aus der Bahn geworfen zu werden. Schließlich habe sie während der langen Jahre seiner Krankheit doch eigentlich ausreichend Zeit gehabt, jedenfalls habe sie das immer gedacht, sich auf diesen Moment vorzubereiten. Dem sei nun aber überhaupt nicht so gewesen.

Roses Offenheit und direkte Art ermutigten mich, ihr von Jannik zu erzählen. Sie war eine großartige Zuhörerin, die sich mit Ratschlägen, Bewertungen und Einschätzungen zurückhielt. Gleichzeitig spürte ich deutlich, dass ich mir so viel, wie mir guttat, von der Seele reden konnte, ohne sie damit zu verschrecken. Unverhofft geriet dieses Gespräch für mich zu einer enorm hilfreichen Erfahrung der Geborgenheit und des Angenommenseins. Gestärkt durch diese so unerwartete wie beglückende Begegnung begann ich auf dem Heimweg darüber nachzudenken, was jetzt geschehen sollte. Dabei ging mir ununterbrochen einer der wenigen Sätze, die sie zu meiner Geschichte gesagt hatte, im Kopf herum und wärmte mich: »Ich glaube«, hatte sie gesagt, »dein Jannik vertraut dir mehr als jedem anderen Menschen. Sonst ließe er dich nicht so teilhaben an seinem Elend.«

Am Ende dieses Tages war es keine große Erkenntnis, die ich gewonnen hatte: Ich wusste immer noch nicht, was los war. Jannik für einen Macho zu halten erschien mir weiterhin in keiner Weise als hilfreich oder zutreffend. Und nach wie vor wollte ich mich weder trennen noch als unbezahlte oder überhaupt als Haushaltshilfe dastehen. Außerdem hatte ich ungebrochen vor, meinem eigenen Beruf nachzugehen.

Das allerdings war mir an diesem Tag überhaupt nicht gelungen: Die Situation mit Jannik hatte eine Auszeit dringend notwendig gemacht. Und ich hatte Glück gehabt. Die Auszeit war so gut verlaufen, wie ich es mir nur hätte wünschen können. Aber es war eben eine Auszeit gewesen, nicht nur von der Beziehung, der Wohnung und der grauen Glocke, die über allem hing. Es war auch eine Auszeit von meiner eigenen Arbeit gewesen. Die Glosse, die am nächsten Tag in der Redaktion sein musste, war noch nicht geschrieben, das Interview für den Bericht über die Gentrifizierung im Glockenbachviertel war noch nicht einmal vereinbart und wann ich das Manuskript meines neuen Kinderbuchs zuletzt geöffnet hatte, hätte ich nicht sagen können.

Im Gespräch mit Rose war mir allerdings klar geworden, dass ich dringend einen Weg finden musste, auf meine Gesundheit zu achten und das kränkliche, unglückliche Gesicht aus dem Spiegel, das den ganzen Wirbel am Morgen vom Zaun gebrochen hatte, wieder in eines zu verwandeln, dem ich gern in die Augen schauen würde. Immerhin hatte dieser Tag mit einfachen Dingen aufgewartet, die dafür hilfreich schienen: aus dem Haus gehen, statt Stunde um Stunde in der Kraftlosigkeit, die Janniks Wohnung durchflutete, zu verharren. In die Natur, joggen oder schwimmen gehen. Endlich mal wieder zum Friseur gehen. Menschen finden, die zuhören konnten und wollten, und die Verbindung mit ihnen pflegen. Und noch eines war mir klar geworden: dass ich mich nämlich – kostenlos oder nicht –, sofern ich weiterhin in Janniks Wohnung leben wollte, auch weiterhin um unseren gemeinsamen Haushalt kümmern musste. Denn ich würde es nicht ertragen, in einem Dreckloch zu wohnen. Und ich musste davon ausgehen, dass Jannik sich in der nächsten Zeit nicht darum kümmern konnte: Nahm ich Roses Einschätzung und jene meiner eigenen Gefühle vom Morgen, die jetzt noch Bestand hatten, ernst, so war glasklar, dass es ihm gesundheitlich dramatisch schlecht ging und er offensichtlich einfach nicht in der Lage war, Dinge wie den Haushalt zu erledigen. Auch wenn er damals noch Nacht für Nacht mit äußerster Kraft, aber eisern seiner Arbeit nachging und weiterhin Geld verdiente, als sei er nur ein wenig angeschlagen. Immer noch erschien mir das Ganze rätselhaft und seltsam, und immer noch gab es diese kurzen Momente der Sorge davor, ausgebeutet zu werden und dem auch noch freiwillig zuzustimmen. Bei Licht und in Ruhe betrachtet schien das Problem aber alles in allem gänzlich anders gelagert und meine Sorge zwar verständlich, aber nicht stichhaltig zu sein. Was ich auf der Heimfahrt vom Tegernsee allerdings noch nicht wusste, war, dass ich mich bald aus ganz anderen Gründen überhaupt nicht mehr um Janniks Haushalt würde kümmern müssen.

Zwei Wochen später setzte Jannik sich zu mir aufs Sofa. Es war gegen elf am Abend. Er war seit drei Stunden wach und wirkte sehr ernst und ein wenig hilflos, wie er da saß, nach meiner Hand griff und nach Worten suchte. Er wollte mir etwas sagen. Ich war beinahe aufgeregt und sehr glücklich darüber, denn es war viel Zeit vergangen, in der nicht ein einziges unserer Gespräche von ihm ausgegangen war. Ohnehin ging es mir recht gut, denn ich blickte auf zwei, den Umständen entsprechend erfolgreiche Wochen zurück: Rose und ich hatten uns inzwischen wieder getroffen und mehrere schöne Nachmittage zusammen verbracht. Noch erstaunlicher fand ich aber, dass es mir fast auf Anhieb gelungen war, neue Gewohnheiten einzuschleifen. Jeden zweiten Tag war ich laufen und einmal auch schwimmen gegangen. Und ich hatte es, mit einer einzigen Ausnahme, geschafft, den täglichen Dreißig-Minuten-Spaziergang, den ich mir verordnet hatte, wirklich in die Tat umzusetzen. Die vergleichsweise häufige und regelmäßige Bewegung und die Aufenthalte im Freien wirkten Wunder. Erst jetzt war mir aufgefallen, wie sehr ich mich im Zusammensein mit dem veränderten Jannik in eine Stubenhockerin und, wie Paula belustigt feststellte, Sesselpupserin verwandelt hatte.

Beide, Paula und Sabrina, hatten zunehmend besorgt auf meine Berichte reagiert. Jede auf ihre Weise. Paula bedacht und vorsichtig. Sabrina eruptiv und emotional: Wie konnte ich mich so gehen lassen? Wie konnte ich mich so auf einen einzigen Typen fixieren, noch dazu, wenn der gerade so dermaßen schräg drauf war? Wie konnte ich überhaupt darüber nachdenken, dass an einem Verhalten, wie Jannik es zeigte, irgendetwas zu rechtfertigen sein könnte? Und wieso hatte ich nicht längst schon eine Putzfrau, besser noch: einen Putzmann!, eingestellt – wenn ich denn unbedingt in einer derart überkommenen, traditionellen und patriarchalen Verbindung verharren wollte?

Darüber hatte ich auch schon nachgedacht. Und das Thema sogar einmal mit Jannik angerissen. Was er dazu gesagt hatte, verriet ich zwar Paula, nicht aber Sabrina, die mir vermutlich den Kopf abgerissen hätte. Jannik hatte sich vehement gegen meinen Vorschlag, eine Haushaltshilfe einzustellen, gewehrt. Seine Wohnung sei immerhin sein einziger Rückzugsort. Er könne es nicht ertragen, fremde Menschen in seinem Innenraum zu haben. Das ginge ganz und gar nicht. Da müsse er ja erst mal putzen und aufräumen, bevor der Putzmensch damit anfangen könne. Und dazu sei er gerade einfach nicht in der Lage. Er müsse sich noch lang, vermutlich noch sehr lang erholen.

Immerhin hatten wir in dem Zusammenhang endlich über das Thema Geld gesprochen. Jannik war zerknirscht gewesen und hatte sich viele Male entschuldigt. In derselben Nacht noch hatte er mir Geld für die Auslagen der letzten Monate überwiesen und einen Dauerauftrag zugunsten meines Kontos eingerichtet, der seine Hälfte unserer Haushaltskosten großzügig abdeckte. Und ich hatte mich gefragt, welche ärgerliche und verschrobene Sicht auf mich selbst, auf Jannik und die Welt mich dazu gebracht hatte, über Geld nicht reden zu wollen. Bescheuert! Das fand natürlich auch Sabrina und klopfte mir durchs Telefon auf die Schulter: »Du wirst dein viktorianisches Frauenbild schon noch loswerden in diesem Leben, meine Liebe …«

Als ich Paula von Janniks Reaktion auf den Vorschlag, eine Putzfrau zu engagieren, erzählte, erinnerte sie mich daran, was Rose über Janniks Vertrauen zu mir gesagt hatte: »Siehst du«, sagte sie, »er vertraut dir wirklich mehr als allen anderen. Dich *lässt* er ja immerhin in seinen ›einzigen Rückzugsort‹. Und zwar schon seit Monaten.«

Dass das stimmte, tröstete mich nur wenig: »Wenn Vertrauen heißt, sich um nichts mehr zu kümmern und mir alles zu überlassen, weiß ich auch nicht …«, hatte ich geknickt geantwortet, und darauf war dann auch der versöhnlichen Paula nichts eingefallen. Aber sie hatte meine Niedergeschlagenheit und die momentane Aussichtslosigkeit mit mir zusammen ausgehalten. Es hilft enorm, wenn der Frust einfach mal da sein darf. Wenn die Enttäuschung darüber, schon wieder verzichten zu müssen, nicht weiterzukommen, keine Erleichterung zu erleben, ausgesprochen werden darf, ohne dass man dafür bewertet, gar abgewertet, geringgeschätzt oder mit nutzlosen Ratschlägen überhäuft wird.

Nun also saßen wir auf dem Sofa, Jannik und ich, und er wollte mir etwas sagen. Es dauerte fast eine Stunde, bis er es geschafft hatte. Und als es so weit war, verstand ich die Welt nicht mehr.

Jannik bat mich auszuziehen.

In einem Boot

Während ich Wutanfälle zurückgehalten, mich selbst infrage gestellt, den Haushalt in der Wohnung in Obergiesing organisiert und mir den Kopf darüber zerbrochen hatte, was los war oder wie eine gute Lösung aussehen könnte, während ich joggen und schwimmen und spazieren gegangen war, hatte Jannik, wie sich nun herausstellte, über ganz ähnliche Themen nachgedacht: Er habe stundenlang herumgegrübelt und nun diese Lösung gefunden, die ihm als einzige praktikabel erscheine. Es gehe ihm, erklärte er, nicht gut damit, dass ich zur Zeit so viel und er so wenig beitrage zu unserem gemeinsamen Wohlergehen.

Hört, hört!

Andererseits sei er aber derzeit einfach nicht in der Lage, seinen Einsatz zu steigern.

Das war nicht zu übersehen gewesen.

Und er halte es gar nicht gut aus, durch das tägliche Zusammenleben mit mir ständig vor Augen gehalten zu bekommen, was für einen miserablen Partner er gerade abgebe.

Wie bitte?

Nicht etwa, weil ich ihm Vorwürfe mache.

Mein lieber Scholli! Das wäre fast danebengegangen.

Vielmehr, weil er sie sich selbst ununterbrochen mache.

Davon hatte ich nichts mitbekommen.

Und auch nicht damit aufhören könne. Es sei erbärmlich, wie er sich von mir bedienen lassen müsse. Aber er könne einfach nicht mehr leisten zur Zeit. Er sei noch nicht »zu Ende erholt«. Sein Akku lade immer noch nicht. Bis das endlich wieder geschähe, würde sich, da sei er sich sicher, denn es gehe ja bereits seit Wochen so, an dieser verzwickten Wohnsituation nichts ändern.

Das war bitter. Und es war absolut realistisch.

Wann es aber dazu käme, wann sein Akku wieder intakt sein würde, könne er einfach nicht sagen.

Das hatte ich befürchtet, und es lag auf der Hand.

Nur eines sei sicher: Irgendwann würde es definitiv wieder der Fall sein.

Bei aller Angespanntheit ließ mich diese sehr überzeugt klingende Aussage ein wenig aufatmen.

Solange er, Jannik, aber nicht wieder der Alte sei, könne er es einfach nicht mehr verantworten, mit mir zusammenzuwohnen und uns damit zwangsläufig in diese gruselige Rollenaufteilung zu zwingen.

»Und deshalb soll ich ausziehen?« Ich fasste das Offensichtliche zusammen.

»Ja.« Er sagte es, wie alles andere auch, langsam, ruhig und von großer Gewissheit getragen. Dann stand er mühsam auf. Ich konnte sehen, dass er schwitzte. »Muss mich hinlegen«, murmelte er und ging so langsam, wie er sprach, zum Schlafzimmer. Dort hielt er sich am Türrahmen fest, wendete sich halb zu mir um und sagte kaum hörbar, dass ihm das alles unglaublich leidtue. Damit verschwand er in Richtung Bett.

Ich war so wütend, dass ich nicht weinen konnte, drehte mir eine Zigarette und ging auf den Balkon. Eine milde Sommernacht. Was hätte man nicht alles Schönes tun können. Ein Glas Rotwein trinken und in die Sterne sehen. Pläne für eine große Reise schmieden. Ausgiebigen Sex haben. Stattdessen stand ich hier allein, ein Bier in der Linken, eine Kippe in der Rechten, und starrte in die Nacht. Inzwischen war es kurz nach eins. Immerhin hatte unser Gespräch dazu geführt, dass Jannik zu einer normaleren Zeit wieder ins Bett gegangen war, wenn auch gleich nach dem Aufstehen. Ich grinste über meinen Sarkasmus. Dann kamen endlich die Tränen und mit ihnen eine Flut von Gefühlen: maßlose Enttäuschung, Ärger, Einsamkeit, auch ein sehr bitteres Gefühl, mich in allem furchtbar geirrt zu haben. Ich war angefüllt von einem Ausmaß an Verlorenheit, wie ich es lange nicht mehr empfunden hatte.

Irgendwann folgten angestrengte, beunruhigende und sehr unangenehme Gedanken. Ginge ich jetzt in meine eigene Wohnung zurück, fiele mir die Decke so dermaßen auf den Kopf, dass ich mir nicht sicher war, wie ich es aushalten sollte. An Arbeiten würde ohnehin nicht zu denken sein. Ich gehöre leider nicht zu der Sorte Künstler, die am besten arbeiten, wenn es ihnen am schlechtesten geht, und glaube im Übrigen auch, dass das ein Märchen ist. Ich würde mich durch nichts ablenken können, in meiner Wohnung hocken und elend sein. Und im schlimmsten Fall würde ich mir gleichzeitig noch Sorgen um den miesen Typen drüben im Schlafzimmer machen.

Celle und Berlin waren über sechs Autostunden voneinander entfernt, Staus und Baustellen nicht eingerechnet. An Bahn und Flieger war nicht zu denken: Ohne mein Auto würde ich im Moment nirgendwohin fahren. Ich würde das Gefühl größtmöglicher Autonomie brauchen, um mich auch nur halbwegs gut zu fühlen, das wusste ich.

Erst nach einigen Stunden fiel mir auf, dass mir eine wesentliche Information von Jannik fehlte. Ich war inzwischen wieder in die Wohnung gegangen, hatte mich in der Küche langsam weiter betrunken und dabei Radio gehört. Mitten in den Fünf-Uhr-Nachrichten stellte ich die Bierflasche ab, ging zum Schlafzimmer hinüber und öffnete leise die Tür. Fürs Erste hatte ich mich beruhigt und wollte Jannik nicht aufschrecken.

Aber er schlief nicht. Das Nachttischlämpchen leuchtete, und er saß aufrecht im Bett, den Rücken an die Wand gelehnt. Die Hände hatte er zu Fäusten geballt und drückte sie gegen die Schläfen. Er stöhnte leise vor sich hin.

»Mein Kopf fällt auseinander«, murmelte er, als ich ihn fragte, was los sei. Darunter konnte ich mir nichts vorstellen. So wie er aussah, schien es furchtbar zu sein. Ich schluckte. Meine Frage musste warten. Schon wieder … Ich brachte ihm ein Eissäckchen für den Kopf und eine Wärmflasche für den Magen, der schmerzte. Langsam entspannte er sich.

Ob ich ihn in Ruhe lassen solle.

Kaum merklich schüttelte er den Kopf und griff nach meiner Hand. Kurz darauf war er eingeschlafen. Ich betrachtete ihn und wunderte mich. Ich kannte mich selbst nicht mehr. Warum saß ich neben diesem Mann, besorgt, erleichtert und voller Gefühle der Nähe und Verbundenheit, während er mich doch gerade rausgeschmissen hatte? Sabrina darf nichts davon erfahren, dachte ich belustigt und grinste vor mich hin.

Sei es wegen des Alkohols, wegen Janniks Hand in meiner oder, wahrscheinlicher, wegen der Frage, die ich Jannik dann eben später stellen würde – meine Stimmung war umgeschlagen. Ich schaltete das Lämpchen aus, ging ins Wohnzimmer zurück und sah auf die Uhr. Es war zwanzig nach sieben und mir war der erste sinnvolle Gedanke in dieser Nacht gekommen.

Rose stand jeden Morgen um Viertel nach sechs auf. Bis um zwanzig vor sieben machte sie dann – tatsächlich und ebenfalls jeden Morgen! – etwas, das sie »Gymnastik« nannte, duschte und saß pünktlich um sieben am Frühstückstisch, wo sie ihren Kaffee mit einem aufgebackenen Buttercroissant genoss. Das halte sie schon seit über dreißig Jahren so, hatte sie mir erzählt.

Schon beim zweiten Läuten war sie am Apparat und sagte vier Minuten später: »Pack deinen Koffer und komm.«

Ich erklärte ihr, dass ich später am Abend käme. An diesem Tag stand ein Mittagessen mit meiner Lektorin auf dem Programm, die sich wunderte, warum sie immer noch keine Seite des neuen Manuskripts gesehen hatte. Vor dem Gespräch musste ich unbedingt ein paar Stunden schlafen. Außerdem brauchte ich noch eine Antwort auf die Frage, die ich Jannik in der Nacht nicht hatte stellen können, weil sein »Kopf auseinanderfiel«.

Während draußen der Sommermorgen in vollem Gange war, putzte ich mir die Zähne. Durchs Fenster drangen vergnügtes Gezwitscher, das Quietschen der Busbremsen und das Lachen zweier kleiner Kinder. Mein Tag-Nacht-Rhythmus war heute endgültig ins andere Extrem gependelt. In diesem Moment war mir das allerdings vollkommen egal. Ich war betrunken, übernächtigt und entschlossen. Als ich mich neben Jannik legte, drehte er sich nicht, wie ich es inzwischen gewohnt war, beinahe instinktiv zur Seite, sondern griff unter der Decke nach meiner Hand. Falls das jetzt dieses »Wenn du gehst, mag ich dich nah, wenn du nah bist, lauf ich fort«-Spielchen werden soll, dachte ich ziemlich unaufgeregt, lernst du mich aber kennen, mein Lieber. Dann lehnte ich meinen Kopf gegen seinen Arm und schlief ein. Zehn Stunden später kam ich von dem gut verlaufenen Gespräch mit der Lektorin zurück und packte einen Großteil meiner Sachen in zwei Wäschekörbe. Als die frühe Abendsonne durch die gläserne Balkontür ins Wohnzimmer schien, setzte ich einen Kaffee auf und brachte ihn Jannik ans Bett. Um halb acht saßen wir auf dem Sofa. Es fiel ihm sichtlich schwer, so bald nach dem Aufstehen ein Gespräch führen zu müssen, aber das konnte ich ihm jetzt nicht ersparen.

»Ich ziehe erst mal zu Rose«, erklärte ich und dass ich Angst hätte, mir würde zu Hause die Decke auf den Kopf fallen.

Er nahm es erleichtert zur Kenntnis: »Klingt sehr gut«, murmelte er, nachdem ich ihm noch einmal hatte erzählen müssen, wer Rose war und wo sie wohnte. Dann stellte ich endlich meine Frage: »Bedeutet dieser Auszug, dass wir uns trennen?«

Jannik sah mich erschrocken und irritiert an: Wie ich denn darauf käme? So abwegig fände ich es nicht, antwortete ich ihm stirnrunzelnd, immerhin habe er mich ja sozusagen rausgeschmissen.

Vehement schüttelte er den Kopf. Wieso rausgeschmissen? Er brauche nur Zeit, um wieder fit zu werden.

Es war eigenartig, wie Jannik seit Monaten an dieser Setzung festhielt. Seine Wahrnehmung war, dass er Zeit brauchte. Wie viel Zeit er schon gehabt hatte, um sich zu erholen oder um was auch immer sonst zu tun, schien dabei in keiner Weise ins Gewicht zu fallen. Auch nicht, dass all diese Zeit keinerlei Erholung gebracht hatte. Ich dagegen hatte es aufgegeben, ihm diese Gleichung, die meiner Ansicht nach partout nicht aufgehen wollte, vor Augen zu halten. Es hatte ihn jedes Mal so frustriert, dass er tagelang, oder genauer: nächtelang nicht mehr aufgestanden war.

Damals dachte ich noch, ein Jahr sei eine lange Zeit: um sich zu erholen, um Entscheidungen zu überprüfen, um die letzten Reste einer Trennung zu verarbeiten und – mal auf mich bezogen – um auf wesentliche Bestandteile einer Liebesbeziehung zu verzichten. Bei Letzterem übersah ich allerdings, wie ich heute weiß, jene wesentlichen Bestandteile von Liebesbeziehungen, mit denen Jannik und ich damals tatsächlich massiv beschäftigt waren: Verbindlichkeit. Vertrauen. Ehrlichkeit. Hingabe. Flexibilität. Durchhaltevermögen. Zärtlichkeit im Denken übereinander. Achtsamkeit. Diese Aspekte von Liebe treten in der Regel erst dann in Erscheinung, wenn es schwierig wird in einer Beziehung. Vorher sind sie vielleicht da, werden aber nicht in besonderer Weise benötigt. Ob eine Liebe wirklich eine ist, zeigt sich nie, wenn alles gut ist. Es sind die berühmten schlechten Zeiten, in denen sich das klärt. Schlechte Zeiten aber – und damit meine ich nicht ein paar Wochen, in denen dies oder das nicht so läuft wie gewünscht – passen nicht recht in unser heutiges Verständnis von Liebe und Beziehung. Im Gegenteil, wenn wir einmal genauer hinschauen, zeigt sich sehr schnell, wie tief das geprägt ist von Konsumhaltungen, einem als gegeben angesehenen ›Recht‹ auf gründliche und schnelle, wenn nicht sofortige Befriedigung von Bedürfnissen und einem als geradezu natürlich angesehenen ›Recht auf Glück‹.

Inzwischen würde ich sagen, dass die größte Gefahr dieser Sichtweise, insbesondere, wenn sie unhinterfragt die Grundlage unseres ›Liebes‹-Handelns darstellt, darin besteht, dass sie uns weit von Verbundenheit und Gemeinschaft entfernt und in großem Ausmaß isoliert. Verbundenheit schmerzt manchmal, aber ohne sie gerät unser Leben zu einem Dahinvegetieren. Wir sind soziale Wesen. Wir brauchen einander. Und wir brauchen das Wissen darum, auch dann noch verbunden zu sein, wenn wir nicht mehr funktionieren. Wenn wir krank sind oder schwach, alt oder hässlich oder wenn wir von irgendeiner der vielen Normen abweichen, in denen wir feststecken wie in einer Gefängniszelle.

Mir stand also damals das Fehlende viel deutlicher vor Augen als das Starke und das Vorhandene in unserer Liebe. Das, was gut war und stattfand, fiel schlichtweg aus meinem Raster. Die fehlenden Aspekte dagegen erschienen mir als existenziell für eine Liebesbeziehung. Ja, es war gerade so, als müsse ich mich vor mir selbst und der Welt rechtfertigen dafür, eine Liebe fortbestehen zu lassen, in der sie fehlten: allem voran natürlich der Sex, gefolgt in variabler Reihenfolge von Selbstverwirklichung, Vergnügen, sozialem Auftreten als Paar und einer heiteren Beschwingtheit im Umgang mit Freunden, Bekannten und dem Leben an und für sich.

Als das abendliche Gespräch auf Janniks Sofa stattfand, stand ich noch am Beginn einer neuen Entwicklung in diesen Dingen und war vollkommen überzeugt davon, dass mit dem vergangenen knappen Jahr bereits unglaublich viel Zeit ins Land gezogen sei. Zeit, in der ich nicht auf meine Kosten (!) und Jannik nicht auf die Beine gekommen war. Er hingegen muss damals schon gefühlt haben, dass Zeit zu einem Phänomen mit vollkommen neuen Dimensionen geworden war. Wohlgemerkt: gefühlt. Wirklich verstanden hatte er es damals, das weiß ich aus Gesprächen, die wir viel später führten, so wenig wie ich. Er aber sah aus *seiner* Wahrnehmungswirklichkeit auf die Dinge, also aus der quälend deutlich spürbaren Inexistenz von Energie, einer gegen null tendierenden Belastbarkeit und dem Ausbleiben jedweder Erholung durch Schlaf, Pausen oder gar Reisen, einer Erschöpfung, die so umfassend war, dass sich alles Denken und Entscheiden und damit immer mehr auch alles Arbeiten entsetzlich verlangsamte. Die gravierend veränderten Größenverhältnisse in seiner Vorstellung von viel oder wenig Zeit hielten ihn fest im Griff: Er spürte sie in jeder Minute am eigenen Leibe.

Wie die meisten seiner Leidensgenossen war Jannik es aber kaum gewohnt und noch weniger geübt darin, solche Erkenntnisse, Veränderungen oder Gedanken zu verbalisieren. Mir standen daher als Informationen darüber nur die wenigen, immer gleichbleibenden Sätze über weiter benötigte Erholungszeit zur Verfügung. Angesichts der sich ausdehnenden Dauer der Angelegenheit überzeugten sie mich allerdings zunehmend weniger und begannen mich, im Gegenteil, regelrecht zu verwirren. Fürs Erste blieb mir nicht viel anderes, als mich damit abzufinden und mir, mehr schlecht als recht, einen Reim darauf zu machen. Immerhin hatte ich verstanden, dass die Sache mit der Zeit ernst zu nehmen war. Und zwar unabhängig von meinem Gefühl, dass doch eigentlich schon unzumutbar viel Zeit an Janniks scheinbar unveränderten Zustand verschwendet worden war. An diesem Tag bekam ich den Satz erneut zu hören – zum allerersten Mal aber mit Zusatzinformationen: Wenn er ständig vorgeführt bekomme, wie schlecht er funktioniere, könne er sich einfach nicht erholen, erklärte mir Jannik. Er schwitzte, sprach wieder erschreckend kraftlos und leise und vor allem so langsam, dass ich, wie schon damals am Telefon in Helsinki, immer wieder das Gefühl hatte, er habe ausgeredet. Aber seit damals hatte ich dazugelernt und wartete, bis er wieder ansetzen und seinen Gedanken beenden konnte: Im Zusammensein mit mir fortwährend zu spüren, wie leistungsschwach und geradezu dysfunktional er zur Zeit sei, empfinde er als unglaublich frustrierend, und es koste ihn alle Kräfte, die er überhaupt noch habe, sich davon nicht vollkommen entmutigen zu lassen. Das habe nichts mit mir und nichts mit unserer Liebe zu tun! Nur damit, dass er sich selbst als lausigster aller Liebhaber und Partner einfach nicht ertrage. Ich solle das bitte, bitte nicht missdeuten, denn das würde für ihn nun wirklich einer Katastrophe gleichkommen. Was er brauche, klinge vielleicht absurd, aber es sei nun einmal so: Er brauche Zeit, um so schlapp zu sein, wie er es eben gerade war, ohne damit dauernd jemandem, noch dazu dem liebsten Menschen, den er habe, zur Last zu fallen. Das sei keine Trennung, ganz und gar nicht, sondern eine Notmaßnahme. Ob es denn etwa für mich eine sei.

Natürlich verstand ich, was er sagte. Ich verstand auch, wie der Gedanke gemeint war, dass sein Empfinden nichts mit mir zu tun hatte, dass nämlich ich nichts daran ändern oder dafür konnte und dass nicht ich es war, mit der etwas nicht stimmte. Aber es hatte ja trotzdem sehr wohl und sehr viel mit mir zu tun. So viel immerhin, dass ich jetzt ausziehen sollte. So viel, dass ihn Gespräche mit mir, ja meine bloße Anwesenheit entsetzlich anstrengten. Es war ja nicht irgendwer, mit dem es ihm so ging. Ich war es. Und so betrachtet, hatte all das enorm viel mit mir zu tun. Erst wusste ich nicht recht, was sagen. Dann sagte ich genau das, was ich fühlte: Traurig war ich, unsicher und enttäuscht. Aber diese Beziehung war für mich, obwohl es mir selbst zuweilen eigenartig vorkam, weit von einem Ende entfernt.

»Dann ist ja gut«, sagte Jannik und ließ sich gegen die Sofalehne fallen. Ich hätte noch tausend Dinge zu bereden und Hunderte von Fragen an ihn gehabt, nun, da er einmal sprach. Aber es war mehr als offensichtlich, dass er nicht weiterkonnte. Also umarmte ich ihn. Eine hilflose, traurige und wütend-verzweifelte Umarmung, die zu einer warmen und stärkenden wurde, weil er sie, in dem Moment, da ich ihn loslassen wollte, erwiderte.

Alles verlangsamt sich, wenn die Depression am Ruder ist. Wir Angehörigen vergeben uns so oft die Chance einer innig ersehnten Rückmeldung, weil wir nicht geduldig genug sind. Dabei räumen wir, gemessen am ›gewöhnlichen Leben‹, schon sehr viel Zeit ein. Das Verstehen und im besten Falle sogar Nachempfinden des Zeitgefühls unserer depressiven Partner gehört meiner Meinung nach zu den wesentlichen und mächtigen Instrumenten im Werkzeugkasten der Angehörigen. Je früher es seinen Weg dorthinein findet, desto schneller ist ein wichtiger Schritt der Verständigung getan und eine wichtige Stufe der Verbesserung des Alltags genommen. Ich hatte das im Laufe der Zeit, ohne es bewusst wahrzunehmen, bereits ein wenig in meinen Umgang mit Jannik integriert. Ein Nebeneffekt war, dass ich dadurch auch im Zusammensein mit anderen Menschen zu einer besseren Zuhörerin wurde. Depression, wenn man sich auf sie einlässt, ist eine große Lehrerin im Umgang mit dem Leben und den Menschen. Und das, wie ich finde, ganz besonders in unseren unbändig schnellen und an der Oberfläche orientierten Zeiten.

Schließlich ließ ich Jannik ein Bad ein, trug meine zwei Kisten zum Auto, umarmte ihn zum Abschied und zwang mich zu einem Lächeln. Den ganzen Weg von München nach Holzkirchen, wo Roses großes, leeres Einfamilienhaus mit Garten und Doppelgarage stand, heulte ich dafür umso ausgiebiger und telefonierte gleichzeitig über die Freisprechanlage mit Paula. Sie bot an, am Wochenende zu mir zu kommen. Aber ich würde ja nun erst einmal bei Rose wohnen und nicht allein sein. Also ersparte ich ihr die elend lange Reise in den Süden. Außerdem wollte ich, verdammt noch mal!, kein Drama aus dieser ganzen Sache machen. Sie war auch ohne Drama schwierig genug zu verstehen und noch schwieriger zu erklären. Ich musste einfach eine Mini-Umzugsfahrt lang heulen und jammern, und dann käme der nächste Schritt.

Wohnen und Leben mit Rose waren schön. Erst jetzt bekam ich ein realistisches Gefühl dafür, wie weit ich während der letzten Monate in meinem Alltag mit Jannik von etwas, das man vereinfacht »Normalität« nennen könnte, entfernt gewesen war. Mit Rose konnte man Spaziergänge unternehmen, schon am Frühstückstisch Gespräche führen, gemeinsam kochen, über alles Mögliche lachen und über alles Mögliche nachdenken. Man konnte tagsüber gemeinsam mit ihr wach sein und abends gemeinsam mit ihr ins Kino oder ins Theater gehen – und das, obwohl beides mit weiten Fahrten in die Stadt verbunden war. Man konnte auch einfach mal schlecht drauf sein, ohne dass sie das sofort völlig entkräftet hätte. Im Gegenteil, wenn ich einen schlechten Tag hatte, sah sie mich schräg von der Seite an, grinste breit und sagte so etwas wie: »Na, heut mal wieder ein bisschen Rumkrähen vonnöten?«

Darüber musste ich dann gleich wieder so lachen, dass es aus war mit der schlechten Stimmung. Und jedes Mal, wenn es geschah, musste ich kurz darauf bitter schlucken: Jannik nämlich hätte im gleichen Fall sofort heftige Magenschmerzen bekommen. Am Anfang hatte ich noch gedacht, er meine das metaphorisch, verstand dann aber bald, dass es eine Tatsache war. Ging es mir nicht gut, war ich unglücklich, unzufrieden oder einfach nur unleidlich, wie es eben manchmal vorkommt, so bestand in der Welt, in der Jannik lebte, sofort die Gefahr, dass etwas Unvorhergesehenes, etwas Unangenehmes, Schwieriges oder sogar ernsthaft Gefährliches geschehen könnte. Das allein wäre ja schon schlimm genug gewesen. Tatsächlich aber war es für Jannik erheblich mehr als nur schlimm. Denn er musste damit rechnen, die eigentlich läppische Situation in seiner derzeitigen Verfassung auf keinen Fall stemmen zu können, sehr wahrscheinlich beim Versuch, es doch zu tun, um das letzte bisschen seiner Kräfte gebracht zu werden und in der Folge tagelang zu nichts fähig zu sein, außer vor sich hin zu starren, einen ›auseinanderfallenden Kopf‹ zu ertragen und den grausamen Stimmen aus seinem Gedankenkarussell zu lauschen, die ihn dafür fertigmachten, dass er – mal wieder, schon wieder, wie immer – nicht genügt hatte und nie genügen würde und überhaupt sowieso keine Chance hatte, jemals zu genügen. Das Credo der Depression. Es war ebenso absurd wie wahr: Wenn ich, warum auch immer, einmal verknustert aus der Wäsche sah, galt für Jannik, der früher doch immer die Ruhe in Person und der Fels in der Brandung gewesen war, grundsätzlich absoluter Katastrophenalarm.

Nachdem wir einmal die psychologischen und physiologischen Hintergründe für eine solche somatische Angstreaktion bei minimalen Anlässen durchschaut hatten, war es nicht mehr schwierig, die Logik der Angelegenheit nachzuvollziehen und zu verstehen, dass sie jeglicher Rationalität entbehrte und mit mir oder meinem Verhalten nichts zu tun hatte. Nur brachte mich das Ganze – Logik hin, Rationalität her – trotzdem in eine absurde Lage: Ich lebte in dem Gefühl, ausschließlich in bester Laune ertragbar und in meiner Liebesbeziehung nur zumutbar zu sein, wenn ich stets lächelte, fröhlich durch die Gegend hüpfte und permanent heitere Leichtigkeit versprühte. Während aber, um das Maß der Absurdität voll zu machen, Jannik selbst seit geraumer Zeit kaum etwas tun konnte, das bei mir zu guter, geschweige denn bester Laune hätte führen können. Es war natürlich gut zu wissen, dass ich nicht zu böse geschaut, nicht unangemessen auf dies oder das reagiert hatte, und es war gut, sich daran zu erinnern, dass es selbstverständlich in keiner Weise verwerflich war, mal einen schlechten Tag zu haben. Auch Jannik stimmte dem immer wieder zu, wenn wir nach solchen Situationen ein Gespräch darüber zu führen versuchten. Aber es nutzte nichts: mir nicht und ihm nicht. Ich hatte ein wenig gereizt auf irgendetwas reagiert, und er erlebte eine Katastrophe. Erklären konnte er sich das zu dem Zeitpunkt leider genauso wenig wie mir. Als Paar kamen wir nicht umhin, uns mit der Tatsache auseinanderzusetzen, dass beide Wirklichkeiten wahr waren. Und dass sie, in Form unserer Personen, nicht nur gleichzeitig in einem Raum, sondern, viel wichtiger noch, gleichzeitig in einer Liebe wahr waren.

Für dieses Dilemma gibt es keine Lösung. Es ist das Diktat der – zumindest zu Beginn – alles beherrschenden Depression. Sehr wohl aber gibt es die Möglichkeit, aktiv und gemeinsam zu entscheiden, wie mit ihm umgegangen wird. Dahin mussten Jannik und ich allerdings erst noch kommen. Und genau deswegen, so viel weiß ich heute, musste er damals allein wohnen: Wir waren noch nicht so weit, einen guten, gemeinsamen Umgang mit seiner Erschöpfung gestalten zu können. Und er hatte die einzige Lösung gefunden, die es, bei unserem damaligen Wissensstand und seiner Energiearmut, in diesem Moment gab. Bald sollte ich mich daran gewöhnen, dass sein ›Instinkt‹, sein ›Bauchgefühl‹, seine Einschätzungen so gut wie immer treffsicher waren und es sich also nicht nur für ihn, sondern auch für mich lohnte, ihnen zu folgen und auf sie zu bauen. Wenn er das ›Gefühl‹ hatte, nicht weiterzukönnen, dann konnte er wirklich nicht weiter. Depressive Menschen gehören nicht zu der Sorte, die den Lauf aufgibt, obwohl noch Puste da ist. Sie fangen überhaupt erst an, langsamer zu laufen, wenn sie eigentlich keine Luft mehr bekommen und es im Grunde schon zu spät ist. Aus dem gleichen Grund ›musste‹ ich damals auf Übergangslösungen setzen und mich vorerst mit Sport, Waldspaziergängen, Vertrauen, Verbindlichkeit, Gesprächen, einer gewissen Sturheit und unterdrückten Wutanfällen vor Spiegeln behelfen und … warten. Warten, bis Jannik wenigstens wieder das kleine bisschen aufgeholt hatte, das ihm erlauben würde, ein nächstes Gespräch anzugehen. Beispielsweise über den gemeinsamen Umgang mit dem Dilemma der zwei Wahrheiten.

Damals nannte ich es so. Damals sprach ich von solchen Entscheidungen und Aktionen als »Übergangslösungen«. Ich tat es, weil ich immer noch fest verhakelt war in ein Verständnis von Liebe, in dem derartige Situationen gar nicht vorzukommen hatten. Dabei ist es doch eigentlich ganz einfach und liegt auf der Hand: Will man gemeinsam wandern, bestimmt immer der Langsamste das Tempo. Daran lässt sich nun einmal nichts ändern. Und dieser Umstand ist, das wird gern übersehen, für den Langsamsten meist die mit Abstand größte Last. Ist er es doch, der die ganze Zeit an der Grenze seiner Kräfte geht. Ist er es doch, der auf die Geduld und das Wohlwollen der Schnelleren angewiesen ist, noch dazu in dem Bewusstsein, dass sie ihm jederzeit entzogen werden könnten. Auch das übrigens, eine banale Erkenntnis, die auf beinahe alle anderen Lebenssituationen übertragbar ist. Trotzdem eine, die in meinem Leben erst durch die Anforderungen des Alltags mit einem geliebten, depressiven Menschen wirklich an Schärfe und Klarheit gewonnen hat.

Sobald wir uns dementsprechend verhielten, sobald es uns also gelang, so viel Raum zu ermöglichen, wie eben nötig war – statt Vorwürfe zu machen und Druck auszuüben (ich), zusammenzubrechen (er) oder uns gar zu trennen –, geschah unversehens etwas Großartiges: Wir saßen wieder in einem Boot. Wir hatten uns gegenseitig der wesentlichen Punkte versichert: Wir hatten ein gemeinsames Ziel. Wir wussten beide, dass es so, wie es war, nicht weitergehen konnte. Wir wussten beide, dass wir nicht wussten, wie sich die Dinge verbessern könnten. Wir wussten beide, dass wir nicht vorhatten, uns zu trennen. Wir wussten beide, dass wir, zumindest für den Moment, fest entschlossen waren, nach einem gangbaren Weg zu suchen. Und wir bauten beide, so naiv es vielen erscheinen mochte, felsenfest darauf, dass die Dinge wieder besser werden würden. Immer wenn uns das gelang, kehrte auf der Stelle Ruhe und setzte bei Jannik so etwas wie Entspannung ein. Und Entspannung war der erste Schritt dahin, die Voraussetzungen zum Laden seines ›Akkus‹ zu schaffen.

Vorerst aber wohnte ich bei Rose, der so schnell nichts Magenschmerzen bereitete, und genoss es, einen hellen und unbelasteten

Alltag zu haben. Das Einzige, was mich mit jedem Tag, der verstrich, mehr quälte, war die Tatsache, dass ich von Jannik kaum noch etwas hörte. Nachdem ich anfangs täglich bei ihm angerufen hatte, meist gegen eins in der Nacht, wenn ich schlafen ging, diese Telefonate aber kaum zu mehr als einem sehr kurzen, geradezu höflichen und, so hatte ich es empfunden, unangenehm distanzierten Geplänkel geführt hatten, fragte ich ihn schließlich, ob es ihm überhaupt recht sei, dass ich anriefe. Er druckste eine Weile herum. Endlich erfuhr ich aber, dass es ihm eine Erleichterung wäre, wenn nicht ich mich bei ihm, sondern er sich bei mir melden könnte, wann immer es für ihn stimmig sei.

»Kein Problem!« Ich höre mich das heute noch überzeugt und leichthin ausrufen. »Klar, sogar sehr gern!« Mir war das mehr als recht. Es ging mir nämlich sehr gegen den Strich, dass immer ich anrief. Die Einseitigkeit in so vielem, was unsere Beziehung betraf, machte mir zu schaffen. Ich freute mich darauf, endlich wieder Anrufe von Jannik zu bekommen.

Nach diesem Gespräch vergingen dann allerdings drei ganze Wochen, in denen ich kein einziges Wort von ihm hörte. Von Tag zu Tag wurde ich unglücklicher. Und von Tag zu Tag machte ich mir mehr Sorgen. Denn in der Zwischenzeit hatte ich viel zum Thema Depression recherchiert, mit Rose, Paula und Sabrina darüber beratschlagt und war mir mittlerweile sicher, dass das, was sich da bei Jannik abspielte, eine Depression, ein Burn-out oder etwas in der Art sein *könnte*. Um darüber Klarheit zu bekommen, mussten wir mit Fachleuten sprechen, das stand fest. Aber wie, um Himmels willen, sollte ich Jannik zu einem Arzt bekommen?

Nun, das würde sich zeigen. Erst einmal musste ich überhaupt wieder mit ihm sprechen. Ich wartete noch zwei Tage, dann rief ich ihn an. Er ging erst beim dritten Versuch ans Telefon, und ich fühlte mich böse an den Abend im Hotel in Helsinki erinnert. Jannik klang unendlich müde, sagte aber, es gehe ihm gut. Ich erklärte ihm, dass ich nun doch angerufen hätte, weil drei Wochen keinen Ton von ihm zu hören nicht ganz das gewesen sei, was ich mir bei unserer Anruf-Verabredung vorgestellt hätte. Und wieder gab es ein Déjà-vu.

»Von wem«, fragte Jannik, »hast du drei Wochen lang keinen Ton gehört?«, und er war fassungslos, als ich ihn aufklärte.

»Krass«, befand er schließlich. Es folgte eine lange Pause. Dann sagte er, leise und tonlos, dass er hätte schwören können, es seien allerhöchstens zwei Tage vergangen, seit wir gesprochen hätten.

Ich glaubte ihm. Er hatte keinen Grund, mich anzulügen. Und, was beinahe mehr wog, er hatte keine Kräfte übrig für Lügen. Ich wollte mit ihm sprechen. Ich wollte mit ihm über Depression sprechen, über Burn-out und über einen Arztbesuch. Am Telefon ging das nicht. Aber Jannik war offensichtlich derart absorbiert davon zu verdauen, dass sein Zeitgefühl so sehr von der Zeit da draußen in der Welt abwich, dass ich keinen Sinn darin sah, ihn in diesem Moment auf ein Treffen anzusprechen. Stattdessen fragte ich, ob es okay wäre, wenn ich einen pragmatischen Vorschlag machte.

»Immer«, kam es aus dem Hörer, »pragmatisch ist fast immer gut.«

Und wieder fanden wir eine gemeinsame Lösung. Wir verabredeten, dass weiterhin er Telefonate initiieren sollte, ich aber auch von seiner Seite grünes Licht hatte anzurufen, wenn es mir zu lang dauerte. Das war nichts anderes als das, was gerade geschehen war. Aber jetzt war es gemeinsam durchdacht und beschlossen.

Er sagte noch einmal, dass ihm die lange Pause leidtue, und klang lebendiger als vorher. Und ich war erleichtert und fast so etwas wie glücklich – den Umständen entsprechend: Nachdem ich drei Wochen lang nichts von ihm gehört hatte, saßen wir, nach einem nur wenige Minuten langen Telefonat, beide wieder in einem Boot. Ich nahm mir vor, mir auf keinen Fall schon nach zwei oder drei Tagen eine so große innere Unruhe zu erlauben, dass ich ihn anrufen ›musste‹. Ganz leicht würde das nicht werden.

Bald aber stellte sich heraus, dass ich mich weder zwei noch drei Tage zusammenreißen musste: Jannik rief schon am nächsten Tag an. Ich war glückselig! So konnte es weitergehen. Er habe, sagte er, eine Frage, die ich vielleicht seltsam fände.

»Ja, kein Problem, immer her damit!« Ich war euphorisch.

Jannik erzählte, dass das Haus neben seinem seit einer Woche saniert werde. Kernsanierung. Großbaustelle. An Schlafen, insbesondere tagsüber, war seither nicht mehr zu denken. Und wieder hatte er eine völlig überraschende, treffsichere Lösung gefunden.

»Kann ich«, fragte Jannik, » für eine Weile in deiner Wohnung unterkommen?«

Ringelreigen

Es war das seltsamste Bäumchen-wechsle-dich-Spiel, das ich je gespielt hatte: Nach der ersten Zeit des leichtfüßigen, vergnügten und stets gemeinsamen Pendelns zwischen unseren beiden Wohnungen war ich – beinahe direkt im Anschluss an Helsinki und ohne von Jannik explizit dazu aufgefordert worden zu sein – mehr oder weniger einfach zu ihm gezogen. Meine Wohnung hatte ich allerdings nicht aufgegeben, sondern fuhr alle paar Tage für ein paar Stunden, manchmal auch für eine Nacht dorthin, kümmerte mich um die geliebten Zimmerpflanzen, den üppig bewachsenen Balkon und die Post und trank einen Kaffee mit der Nachbarin. Dann war ich zu Rose gezogen, damit Jannik in seiner Wohnung allein sein konnte. Nur Wochen darauf war er in meine verwaiste Wohnung gewechselt, während ich weiter bei Rose wohnte, damit Jannik – ohne mich – in meiner Wohnung leben konnte: allein, wie er es gerade zu brauchen schien. Und so war es schließlich seine Wohnung, die – unwirtlich geworden durch Lärm und Schmutz, durch Abriss und Umbau – unbehaust zurückblieb. Und es war Roses, von ihrer Familie verlassenes Haus, in dem ich Aufnahme, Freundschaft und Geborgenheit fand, in einer Zeit, in der es Jannik so schlecht ging, dass er mir Derartiges nicht schenken konnte.

Bereits damals war ich von der Symbolik dieses Ringelreigens beeindruckt: Wir suchten nach einem Ort. Wir versuchten uns an lebbaren Konstellationen. Wir experimentierten mit Machbarkeiten des Zusammenseins und – was Jannik anging – des psychischen Überlebens, angesichts von Umständen, die extrem waren und die wir erst zu durchschauen begannen. Auch die Symbolik, die das Ganze allein in Bezug auf Jannik ergab, sprach Bände: Kurz bevor er mich gebeten hatte auszuziehen, hatte er eines Nachts leise weinend im Bett neben mir gelegen. Ich war erschrocken, hatte ihn umarmt und gefragt, was los sei. Wie ich es inzwischen gewohnt war, dauerte es Minuten, bis er endlich antwortete. Dann aber schnürte es mir den Hals zu. Er hatte aufgehört zu weinen und sagte sehr leise und sehr ernst: »Ich will den Jannik wiederhaben.«

Jannik fand sich in seiner eigenen Welt nicht mehr zurecht. Er kannte sich nicht mehr. Und tatsächlich kannte ihn niemand so, wie er jetzt war: unendlich still, in keiner Weise belastbar, dunkel und düster und schrecklich abwesend. Immer war er das genaue Gegenteil davon gewesen, zumindest hatte es so geschienen. Nun wurde auch im Außen sichtbar, wie wenig er bei sich selbst zu Hause war. Dass er bereit war, die Mühe eines Wechsels aus seiner in meine Wohnung auf sich zu nehmen, wenn auch zunächst nur mit zwei Taschen, einem Rucksack und diversen Rechnern, sagte dreierlei aus: Zum einen warf es, wenn man ihn kannte, ein grelles Licht auf seine Verzweiflung am ›eigenen Ort‹, zum anderen aber auch ein ausgesprochen warmes auf sein Vertrauen und sein Empfinden der Nähe zu mir und ›meinem Ort‹, und schließlich verdeutlichte es beinahe schmerzhaft seine Unfähigkeit, selbst den vertrauensvollsten Kontakt nicht als extrem belastend zu empfinden.

Rückblickend würde ich sagen, dass der Ringelreigen aus Wohnungswechseln, den wir damals aufführten, und das, wofür er stand, absolut zu unseren Stärken gehörte: Statt vollends zu verzweifeln und aufzugeben, probierten wir immer weiter und so lange Neues aus, bis sich die Dinge fürs Erste wieder ein bisschen besser anfühlten. Neues, das, angesichts der Umstände, häufig und beinahe zwangsläufig unorthodox ausfiel – und von unserem Umfeld kaum verstanden wurde. Die Menschen um uns herum – Freunde und Bekannte hier in München und Holzkirchen, aber auch die anderen, die weiter entfernt in Berlin und Kassel wohnten – erlebten ein Paar, das nirgends als Paar auftrat, das nach einigen himmelhoch jauchzenden Monaten des Zusammenseins nun auseinanderzog und das, zumindest im Moment, kaum noch in Kontakt miteinander stand. Sie erlebten einen Jannik, der für niemanden von ihnen mehr erreichbar war und dem es, zumindest nach Aussage seiner neuen Freundin, schlecht ging. Dumm nur, dass niemand diese neue Freundin besonders gut kannte und daher einschätzen konnte, wie verlässlich ihre Aussagen waren. Sie erlebten eine Lina, die unglücklich schien und tapfer, aber doch sehr naiv daran festhielt, dass mit ihr und ihrem neuen Freund ›alles in Ordnung‹ sei, auch wenn es nicht so wirke. Was natürlich, da waren sich die allermeisten einig, ganz offensichtlich ein derber Selbstbetrug war. Ich weiß noch, wie Rose mich nachdenklich ansah, als ich ihr zum ersten Mal sagte, dass mit Jannik und mir *eigentlich* alles in Ordnung sei. Wie es ihre Art war, hielt sie sich zurück mit Bewertungen und Ratschlägen. Aber diesmal kam ihr meine Einschätzung derart realitätsfern vor, dass sie sich einen Kommentar erlaubte: »Na ja«, sagte sie ruhig, »›alles in Ordnung‹ würd ich das jetzt nicht wirklich nennen.«

Und natürlich hatte sie recht. So sehr sogar, dass ich lachen musste. Was ich ihr mit diesem nicht ganz gelungenen Satz hatte beschreiben wollen, war mein Gefühl, dass das Problem, mit dem wir es zu tun hatten, nicht in unserer Liebesbeziehung begründet lag. Es war damals zwar nur ein Gefühl, aber ich hatte recht damit. Mit uns als Paar war im Grunde genommen alles in Ordnung: Wir liebten uns, wir vertrauten einander, wir verhielten uns verbindlich einander gegenüber und bauten darauf, auch in Zukunft ein Paar zu sein. *Das* war also tatsächlich alles in Ordnung.

Mit Jannik war auf einer *anderen Ebene* etwas nicht in Ordnung, auf einer, die wir noch nicht verstanden hatten. Was immer auf *ihr* geschah, hatte aber enorme Rückwirkungen auf unsere Beziehung. Und sie war das Einzige, das Dritten gegenüber sichtbar wurde. Uns fiel es ja selbst unglaublich schwer, die Rückwirkungen von den Ursachen zu trennen. Dass das für die Menschen um uns herum, sofern sie nicht bereit waren, sich gute Fragen auszudenken und verunsichernde Antworten zu riskieren, noch schwerer war, konnte man ihnen kaum vorwerfen. Trotzdem trugen ihr Unverständnis und ihre scheinbare Gewissheit über unsere Problematik natürlich nicht zur Erleichterung der Situation bei, sondern erschwerten sie – teils massiv. Umso dringlicher wünschte ich mir Klarheit. Dazu musste Jannik zu einem Arzt, das fanden auch Rose und Paula. Und inzwischen war sogar Sabrina so weit, anzunehmen, die Ursache all unserer Probleme könne jenseits der Kategorien »Macho«, »Tussi« und Geschlechterrollen zu finden sein. Aber während meine Freundinnen und ich noch beratschlagten, wie ich Jannik dazu bewegen könnte, das endlich auch so zu sehen, läutete eines Morgens um halb fünf mein Telefon. Aus dem Tiefschlaf gerissen, brauchte ich einen Moment, bis ich wirklich verstand, dass es Jannik war. Jannik, der aus vollem Halse lachte.

Ich wusste nicht mehr, wann ich ihn zuletzt hatte lachen hören. Es war mir so profund entfallen und ich war so gründlich nicht mehr daran gewöhnt, wie hell und leicht seine Stimme klingen konnte, dass ich Tränen in den Augen hatte.

»Lina, du wirst es nicht glauben, Lina …« Der Rest ging erneut in Gelächter unter. Immer wieder setzte er an, etwas zu sagen, verfiel aber gleich darauf in Kichern und Glucksen. Irgendwann merkte ich, dass er lallte.

»Hey«, rief ich in sein Lachen hinein, »bist du betrunken?« Wenn Saufen zur Folge hatte, dass Jannik so ausgelassen lachen konnte, hatte ich absolut nichts dagegen einzuwenden.

»Betrunken? Quatsch!«, kam es zurück. »Ich bin nicht betrunken, Lina, mein Herz. Ich bin total besoffen!« Damit setzte das Lachen wieder ein, und es dauerte noch ein paar Minuten, bis es ihm gelang, mir zu erklären, warum er angerufen hatte: »Ich hab mich ausgeschlossen«, lachte er. »Stell dir vor: Ich hock hier bei dir vorm Haus und hab mich ausgeschlossen. Ich komm einfach nicht rein, hahaha …«

Und ich, hätte ich beinahe gesagt, hocke in Holzkirchen im Bett und habe heute Abend eine Lesung in Bamberg, und es ist drei viertel fünf. Aber mein Sarkasmus wäre an Jannik völlig verschwendet gewesen. Der kicherte nur immer weiter vor sich hin.

Um kurz vor sechs war ich in München und hatte mir geschworen, vorerst nicht einmal Paula davon zu erzählen. Meine Entscheidung, aufgrund dieses Anrufs zu Jannik zu fahren, warf kein gutes Licht auf den emanzipatorischen Stand der Dinge in meinem Leben. Sabrina dürfte davon im besten Falle nie erfahren. Rose dagegen würde mich ohnehin zur Rede stellen, sobald ich zurück wäre.

Glücklich lächelnd, mit einer Flasche Whiskey in der Hand, hockte Jannik auf dem Bordstein und winkte mir so aufgeregt entgegen, als brächen wir gerade zu einem gemeinsamen Abenteuer auf. Er strahlte und lachte und umarmte mich und hielt mir den Whiskey hin und fragte, ob ich Tabak hätte, seine Zigaretten seien ihm ausgegangen, und lachte weiter und legte mir den Arm um die Schulter und sagte: »Schau mal!« Dann zeigte er mit dem Flaschenhals in den Herbsthimmel. »Die Sterne … So schön, so, so, sooooo schön.«

Ich sah nur dunkelgraue Wolken dort oben. Und ich sah, dass er zwar einen Kapuzenpulli trug, aber darunter kein T-Shirt. Es war Herbst, es war kurz nach sechs Uhr morgens. Jannik hatte eine ordentliche Gänsehaut, aber sie schien ihn nicht zu stören.

»Das T-Shirt. Ja. Das hab ich auch schon gesucht. Weiß nicht. Plötzlich war's weg, hahaha …«

Ich war unglaublich wütend. Unglaublich enttäuscht. Unglaublich frustriert. Und unglaublich traurig. Aber wie so oft würde all das warten müssen. Ich wollte keine Faser davon an diesen besoffenen Mann verschwenden, der offensichtlich sehr wohl gut drauf sein und sich amüsieren konnte – vorausgesetzt, ich war nicht in der

Nähe. Und vorausgesetzt, ich kam mitten in der Nacht eine Stunde lang in die Stadt hereingefahren, um ihm wieder Zugang zur Wohnung, zu meiner Wohnung!, zu verschaffen.

Es dauerte eine Weile, bis ich Jannik das Treppenhaus hinaufbugsiert hatte. Zu meinem Ärger musste ich mir eingestehen, dass ich trotz all der Wut und Enttäuschung auch sehr, sehr amüsiert und irgendwie fast heiter war: Es war schlicht umwerfend, Jannik mal wieder lachen zu sehen, ihn so gelöst zu erleben. Endlich schloss ich die Wohnungstür auf und schob ihn in den Flur. Er bog direkt ins Schlafzimmer ab, ließ sich der Länge nach aufs Bett fallen und schnarchte fast augenblicklich friedlich vor sich hin.

Ich dagegen stand fassungslos im Türrahmen, wie festgewachsen, und konnte nicht glauben, was ich sah.

Der Flur vor mir, und, wie sich gleich herausstellen sollte, auch der gesamte Rest der Wohnung, war voll. So voll, dass ich kaum einen Schritt tun konnte. Ich ging vorsichtig hinein, schloss die Tür hinter mir und begann eine holprige Erkundungstour. Auf dem Boden, auf allen Möbeln, auf den Fensterbrettern, einfach überall stapelten sich benutztes Geschirr und Pizzaschachteln, quollen Aschenbecher über, lagen Bierflaschen herum. Der Flur, das Schlafzimmer, die Küche, das Arbeitszimmer, der Balkon, das Wohnzimmer, sogar das Bad und die Abstellkammer, sie sahen alle gleich aus. Wo noch ein Fleckchen frei von Geschirr und Essensresten war, lag schmutzige Wäsche. Außerdem war es eiskalt in der Wohnung, und es roch übel nach Kneipe. Die Hälfte meiner Pflanzen war vertrocknet. Alle Blumentöpfe hatten sich in Aschenbecher verwandelt. Im Arbeitszimmer war die Glühbirne durchgebrannt. Dafür flimmerten die LEDs von mindestens vier Bildschirmen in der Dunkelheit, für die, neben dem noch nächtlichen Morgenhimmel, die zu drei Vierteln herabgelassene Jalousie sorgte.

Ich stellte ein paar Fenster auf Kipp, drehte ein paar Heizkörper auf und sah mich verstohlen nach Ungeziefer um. Dann wischte ich einen Stuhl leer und setzte mich. Ich hatte keine Ahnung, was ich zuerst und was ich überhaupt denken sollte. Ich weiß noch, dass ich mich fragte, wieso ich nicht weinte. Ich war beseelt von einem einzigen, sehr klaren, sehr heftigen Gefühl: einer bislang nicht gekannten Empörung. Und ganz oben auf ihrer Wucht schwamm ein ebenso klarer Gedanke: Jetzt ist Schluss.

Aus dem Schlafzimmer war weiterhin entspanntes Schnarchen zu hören. Ich ging hinüber und betrachtete Jannik Küster, den betrunkenen, selbst in diesem verwahrlosten Zustand noch gut aussehenden Mann, den ich liebte. Denn daran hatten weder meine Empörung noch meine Sprachlosigkeit etwas geändert. Und trotzdem war jetzt Schluss. Ich stand auf, zog ihm die Schuhe von den Füßen und holte, da er über beide Bettdecken ausgestreckt lag, ein Wollplaid vom Sofa. Auch das war voller Tabak- und sonstiger Krümel. Ich schüttelte es aus und deckte ihn zu. Endlich stellte ich auch hier ein Fenster auf Kipp und zog die Jalousien ein wenig an, damit frische Luft herein konnte.

An der Ecke der nächsten Querstraße gab es einen uralten Laden. Eine Mischung aus Schuster, Krämer und 24-Stunden-Kiosk, in dem auch Schlüssel nachgemacht wurden. Sicherheitshalber ließ ich gleich zwei anfertigen. Wieder in der Wohnung, klebte ich einen mit einem Zettel an den Badezimmerspiegel. Ich bat Jannik, mich, sobald er dazu in der Lage sei, anzurufen, stopfte den zweiten neuen Schlüssel in mein Portemonnaie und zog die Wohnungstür vorsichtig von außen zu. Es war halb acht.

Zurück bei Rose winkte ich nur ab, als sie mich fragend ansah, und ging direkt ins Bett. Am Abend hatte ich die Lesung in Bamberg. Zwar las ich nicht allein, sondern zusammen mit drei Kolleginnen, aber ich wollte auf keinen Fall absagen und brauchte vorher dringend Schlaf.

Eines meiner Kinderbücher nimmt eine besondere Stellung unter meinen Arbeiten ein. Nicht etwa, weil ich es besser fände als die anderen, sondern weil es mich in den schlimmsten Jahren von Janniks Depression gerettet hat: Es ist verfilmt worden. Diese Verfilmung sorgte, selbst in Zeiten minimaler Literatur- und Artikelproduktion im Hause Bach, für ein halbwegs gesichertes Grundeinkommen. Da ich partout nicht vernünftig arbeiten konnte, seit sich fast alles in meinem Leben um Janniks besorgniserregenden Zustand drehte, frage ich mich, auf welche Lösung ich gekommen wäre, wenn es dieses eine Buch nicht gegeben hätte. Es war ein Segen. Lesungen waren mir in dieser Zeit, in der ich nicht richtig schreiben konnte, umso wichtiger. Sie bedeuteten für mich damals vor allem, als Autorin nicht ganz aus meinem eigenen Leben zu verschwinden. Leider gelang mir das an diesem Tag dann schließlich doch nicht: Ich konnte und konnte nicht einschlafen. Ich stank nach dem kalten Rauch und der abgestandenen Luft aus meiner Wohnung. Und die Bilder des Morgens, Jannik glücklich lachend auf der Bordsteinkante, Jannik selig grinsend vor der Haustür, Jannik torkelnd im Treppenhaus und Jannik wie ohnmächtig quer überm Bett liegend, sie jagten einander hinter meinen geschlossenen Lidern. Völlig übernächtigt stand ich also um zehn Uhr wieder auf. Ich rief bei der Veranstalterin an, sagte unter dem Vorwand einer Grippe ab und starrte dabei in Roses großen, schönen Garten. Den Kaffeegeruch nahm ich erst wahr, als Rose neben mir stand und mir einen Becher davon unter die Nase hielt. Wir setzten uns, und ich berichtete in knappen Worten.

»Jetzt ist Schluss.« Ich nickte, während ich es sagte, und war hellwach von der kristallenen Klarheit in meinem Kopf.

Jannik meldete sich zwei Tage später. Er klang so zerbrechlich, dass ich sehr froh über die vielen Gedanken war, die ich mir im Vorfeld über dieses Gespräch gemacht hatte. Ich fragte ihn, ob es ihm besser gehe. Er musste einen furchtbaren Kater gehabt haben. Ja, ja, ich solle mir keine Sorgen machen. Ich hatte den Eindruck, als lächele er. Trotz der Fragilität, die er ausstrahlte, schien ihm ein wenig von der Leichtigkeit geblieben zu sein. Wir verabredeten uns für den kommenden Abend. Und ich bestand darauf, dass er nach Holzkirchen kam. Ich war es satt, wegen ihm durch die Weltgeschichte zu gurken. Und als er dann da war, bestand ich darauf, einen Spaziergang zu machen. Die Sonne schien noch. Es war ein wunderbarer Herbstabend. Ich brauchte das Gefühl, aus mehr als nur aus Rücksicht auf Jannik zu bestehen. Er nickte. Er ging neben mir her. Bald wurde er immer langsamer und atmete immer schwerer. Er schwitzte, als liefen wir um die Wette. Wir waren nicht einmal bis zu den Feldern gekommen, als ich beschloss, dass es besser wäre, wieder heimzukehren. Jannik war fahl im Gesicht und hielt sich den Magen. Ungeschützt im Freien herumzulaufen neben der Frau, die er liebte und die mit ihm »dringend über ein paar wichtige Dinge« sprechen wollte, bedeutete für ihn so viel Katastrophenfaktor, dass sein Körper mit der höchsten Alarmstufe reagierte und er sich überhaupt nicht unterhalten konnte. Ganz abgesehen davon, war es zwar meine Absicht gewesen, weniger Rücksicht zu nehmen, keineswegs aber hatte ich Freude daran, ihn zu quälen.

Leider dauerte es noch eine ganze Weile, bis ich verstand, was an Aufenthalten draußen so schlimm war. Lebt ein Mensch in der permanenten Erwartung eines schweren Schwächeanfalls oder Zusammenbruchs, entfernt er sich instinktiv nur sehr ungern von geschützten Orten. Jannik wusste, dass ich sauer war. Er wusste, dass ich ein klärendes Gespräch plante. Er wusste, dass er mich noch nie so distanziert erlebt hatte. Sein System signalisierte große Gefahr.

Was das bei einem Menschen während einer akuten depressiven Episode bedeutet, hat nichts gemein mit der sehr angemessenen Alarmbereitschaft, in die sich ein Mensch nach einer durchzechten Nacht, einem Fehltritt in der Beziehung und dem darauf folgenden Donnerwetter des Partners begibt.

Viele, viele Male habe ich erlebt, was es für Jannik hieß. Es ist grauenerregend. Nicht nur hatte ich Jannik an einen ihm vollkommen unbekannten Ort und ins Haus einer Person zitiert, die er noch nie gesehen hatte, nicht nur stand ihm sehr wahrscheinlich ein Gespräch bevor, von dem er nicht wusste, ob er es durchstehen würde, ich hatte auch darauf bestanden, es unter freiem Himmel zu führen, wo es weit und breit nicht einmal eine Bank gab, auf die er sich setzen konnte. Es war gut, dass wir zurückkehrten. Drinnen zeigte ich ihm mein Zimmer und fragte, ob er sich kurz ausruhen oder für ein Stündchen hinlegen wolle. Er schüttelte den Kopf: »Wenn ich mich jetzt hinlege, komme ich nicht mehr hoch.«

Alles drehte sich um Energiefragen. Die ganze Welt, das ganze Leben bestand nur noch daraus. Ich nickte und ging Kaffee kochen. Als ich zurückkam, hatte er das Fenster geöffnet, sich eine Decke um den Bauch gewickelt und wieder ein wenig Farbe im Gesicht. Ich war mir nicht sicher, ob wir das Gespräch führen können würden, das ich führen wollte:

»Schaffst du das?«, fragte ich.

»Wie wichtig ist es dir?«, wollte er wissen.

»Wichtig.«

Er nickte, nippte an seinem Kaffee, sah mich an. Janniks bewundernswerte Höchstleistungsbeiträge zum konstruktiven Fortgang unseres Beziehungslebens in solchen Situationen. Wie oft habe ich sie nicht erkannt. Wie oft als selbstverständlich erachtet. Es sollte Jahre dauern, bis ich Entscheidungen wie die, die Jannik eben gerade getroffen hatte, wertschätzen konnte. Mir nämlich zuzuhören, obwohl er eigentlich jedes bisschen Kraft, das er hatte, dafür benötigte, nicht in den sehr, sehr tiefen Abgrund zu stürzen, an dem er mal wieder stand und den ich mal wieder nicht sah, wenn auch inzwischen immerhin erahnte.

Das Gespräch war kurz. Die meiste Zeit sprach ich. Jannik hörte zu. Er nickte ein paarmal. Einmal sah er erschrocken hoch. Er trank seinen Kaffee in kleinen Schlucken aus. Dann sahen wir lange schweigend in den Nachthimmel hinter dem Fenster und hielten uns dabei fest umarmt.

Ich besaß nicht sehr viel. Bevor ich ins Ausland gegangen war, hatte ich mich von meinem Ballast getrennt und danach, von Pflanzen, ohne die ich es in keiner Wohnung aushielt, einmal abgesehen, gar nicht erst wieder begonnen ihn anzuhäufen. Bücherregale gab es in meiner Wohnung nicht mehr. Wozu gibt es schließlich Bibliotheken? Meine Garderobe passte in zwei Koffer, und das sollte so bleiben. Ich hatte ein paar schöne, alte Möbelstücke geerbt, nicht besonders wertvoll, aber sie waren mir teuer. Jannik konnte in meiner Wohnung wohnen. Aber es war nicht okay, wenn er das Wenige, was ich besaß, nicht nur nicht pflegte, sondern sogar beschädigte. Egal, wie schlecht es ihm ging. Das war der eine Punkt, der mir sehr am Herzen gelegen hatte. Der andere war erheblich grundsätzlicher.

»Es ist dein Leben, Jannik«, hatte ich ihm gesagt und mir die Worte vorher sehr genau zurechtgelegt. »Es ist dein Leben, und du hast, ganz egal, was ich davon halte, jedes Recht, mit diesem Leben umzugehen, wie du es möchtest. Du hast das Recht, es nicht zu verstehen, es zu hassen, es zu versauen, es wegzutrinken und es nicht zu lieben. Es ist deins. Du bist erwachsen. Du bist intelligent. Und du hast keine Kinder. Es gibt also keinen einzigen Grund, der rechtfertigen würde, dass ich dir da reinrede. Und, auch wenn es mir schwerfällt, das zu sagen, du hast sogar das beschissene Recht, dein Leben zu beenden, wenn es das ist, was du willst.«

Da war das große, das schreckliche und wichtige Thema, mit dem ich mich während der vergangenen Wochen so viel beschäftigt hatte. Jannik sah mich erschrocken an und wollte etwas sagen. Aber es ging mir gerade nicht darum, das Thema Suizid gemeinsam zu vertiefen. Ich sprach einfach weiter: »Ich habe mir das alles sehr gründlich überlegt. Ich meine jedes Wort genau so, wie ich es sage. Du kannst so weitermachen, wenn du möchtest. Aber eins kannst du jetzt nicht mehr. Du kannst ab jetzt nicht mehr von mir erwarten, dass ich dir dabei zuschaue.«

Mein Ultimatum. Es war in der Welt. Und ich war der festen Absicht, es durchzuziehen. Ich war erst dann in der Lage gewesen, eines auszusprechen, als ich es durch und durch fühlen konnte. Ich wusste, dass ich es durchstehen würde, mich von Jannik zu trennen, wenn er so weitermachte. Das hatte ich vorher noch nicht so empfunden. Dazu hatte es den Anblick meiner Wohnung gebraucht. Und dafür hatte Jannik sich betrinken, seinen Schlüssel verlieren und mich anrufen müssen. Er hatte eine Situation provozieren ›müssen‹, die mir die Dringlichkeit und das Ausmaß der Lage drastischer als bis jetzt vor Augen führte. So wie es in meiner Wohnung aussah, so sah es in Jannik aus. Ich würde keinen Beitrag dazu leisten, dass das so blieb oder sich noch verschlechterte. All das war geschehen, und jetzt hatte ich eine Grenze erreicht. Weiter würde ich nicht gehen. Nicht in diese Richtung.

Ich sagte Jannik, wie sehr ich ihn liebte und dass ich mir von ganzem Herzen wünschte, wir würden unsere Liebe fortsetzen können. Dafür aber müsse er mit einem Arzt sprechen, und zwar sehr bald. Ich könne ihm helfen bei der Arztsuche. Ich könne den Termin für ihn ausmachen und mit ihm hinfahren, wenn er das wolle.

»Ich glaube«, sagte ich zum Schluss, »dass was immer mit dir los ist, mehr ist als ein Mangel an Erholung.« Dann nahm ich all meinen Mut zusammen und sprach *es* endlich aus: »Vielleicht müssen wir anfangen, mal über Depression nachzudenken.«

Es stellte sich heraus, dass Jannik selbst in den letzten Wochen viel zu diesem Stichwort im Netz recherchiert hatte. Er vertraute Ärzten nicht, und er war damals, wie ich, noch weit davon entfernt zu verstehen, was Depression wirklich bedeutet. Aber er bat mich, einen Arzt zu finden, einen Termin auszumachen und ihn zu begleiten. Ich traute der Sache nicht: »Denk lieber noch mal drüber nach. Das wird alles nicht sehr einfach werden.«

Jannik schüttelte den Kopf und legte den Arm um mich: »Ich muss nicht noch mal nachdenken.«

Obwohl ich mir immer noch nicht sicher war, ob er die Konsequenzen dieser Entscheidung durchstehen würde, war ich unglaublich erleichtert. Ich hätte die Trennung durchgezogen. Das wusste ich. Zu deutlich war der Anblick meiner Wohnung und alles, was er aussagte, gewesen. Aber sie hätte mich furchtbar unglücklich gemacht.

Also holte ich zwei Bier. Jannik drehte zwei Zigaretten. Wir öffneten das Fenster wieder. Dann setzten wir uns auf den Sims, ließen die Beine draußen herunterbaumeln, stießen an, tranken und rauchten. Irgendwann brachte ich Jannik zu seinem Wagen, und er fuhr zurück nach München.

Er hatte gelächelt beim Abschied. Wir hatten uns lange umarmt. Vermutlich klingt es auch nach hundert Seiten noch banal: Ein Paar umarmt sich. Muss man das aufschreiben? Ja, ich muss es aufschreiben. Denn immer noch war jede Umarmung eine Rarität und eine Kostbarkeit. Ich war ausgehungert nach körperlicher und geistiger Nähe zu Jannik. Und ich entsinne mich noch genau, wie glücklich ich war, als ich seine Rückleuchten am Ende der Straße verschwinden sah. Jannik fuhr zwar weg, aber wir saßen wieder in einem Boot.

Barrierefreiheit jetzt!

Rose hatte einen Hausarzt, mit dem sie seit Siggis Tod alle vierzehn Tage ein Gespräch führte. Ich horchte auf, als sie mir das erzählte, denn es stellte sich heraus, dass Herr Pohl tatsächlich nicht nur Arzt war, sondern auch über eine psychotherapeutische Zulassung verfügte. Weder Jannik noch ich hatten zu diesem Zeitpunkt einen Hausarzt in München. Dass Rose Herrn Pohl vertraute und er auch noch therapeutisch tätig war, klang paradiesisch. Ich hatte nämlich herausgefunden, dass ein Großteil der Münchner Psychotherapeuten keine neue Klienten mehr annahm. Die, die es taten, hatten Wartelisten von drei bis sechs Monaten. Seit jenen Tagen weiß ich außerdem, dass ohnehin so gut wie kein Psychotherapeut einen Termin für einen Erwachsenen vereinbart, der nicht selbst anruft. Und zwar in der Regel ganz besonders dann nicht, wenn statt seiner die Lebenspartnerin anruft. Sosehr ich die dahinterstehende Überlegung nachvollziehen konnte – die Lebenspartnerin war ja möglicherweise Teil des Problems –, ich war es langsam bitter leid, ständig derart infrage gestellt zu werden: von Janniks Freunden, von seiner Familie und nun auch noch von Fachleuten aus dem Hilfesystem.

»Das liegt nur daran«, gab Paula zu bedenken, »dass du selbst immer noch ein bisschen befürchtest, sie könnten alle recht haben. Wäre der Gedanke nicht in dir, all der Quatsch würde an dir abprallen.«

Sicher war dieser Hinweis lieb gemeint. Und unterstützend. Jedenfalls hoffte ich das. Aber Paula machte die Lage mit ihren Sätzen nicht leichter für mich. Nun war ich auch noch selbst schuld daran, dass ich mich so elend in die Ecke gedrängt fühlte. Es nutzte auch nichts, dass ich den Anrufbeantwortern, die ich in aller Regel erreichte, ausführlich schilderte, dass Jannik inzwischen mit niemandem mehr telefoniere, schon gar nicht mit Unbekannten, und ich *nur deshalb* die Aufgabe übernommen hätte, einen Termin zu vereinbaren. Was auch immer ich versuchte: Der erste Schritt, um sich für eine Psychotherapie zu qualifizieren, schien unweigerlich ein eigenständiger Anruf bei der Therapeutin zu sein. Jannik aber würde niemanden anrufen. Und wir hatten keine drei bis sechs Monate Zeit. Wir brauchten dringend einen Arzt. Wir brauchten dringend einen Psychotherapeuten. Ich sage »wir«, obwohl *ich* die beiden natürlich nur mittelbar ›brauchte‹. Trotzdem fühlte es sich auch wie ein eigener Bedarf an. Denn unter den gegebenen Bedingungen versprach ich mir vom Auftauchen der Spezialisten in unserem Leben nicht nur für Jannik, sondern in der Folge auch für mich und meine Lebensqualität sehr viel.

Obwohl Herr Pohl seine Praxis in der Gemeinde Holzkirchen und nicht etwa in Janniks Nähe in München betrieb, erschien er mir als erste Anlaufstelle besonders reizvoll. Rose schätzte seine Begleitung und sprach anerkennend über seine Kompetenzen. Besonders verlockend war vor allem die Aussicht, einen Schulmediziner aufsuchen zu können, der gleichzeitig Psychotherapeut war. Beim Hausarzt würde niemand etwas dagegen einzuwenden haben, dass *ich* einen Termin für meinen Lebenspartner vereinbarte – auch wenn mich dabei insgeheim mittelfristig der Gedanke an eine Psychotherapie durchaus beschäftigte. Aber das behielt ich für mich.

Je länger ich über Herrn Pohl nachdachte, desto heller und lichter wurde es in meinem Kopf: Arzttermin vereinbaren. Jannik dorthin begleiten. Sachlage klären. Diagnose abholen. Problem behandeln. Und alles wird gut! Ich war geradezu euphorisch und besorgte, nachdem ich Janniks Okay für die Praxis auf dem Lande bekommen hatte, erst einmal eine Flasche Champagner. Rose war so zauberhaft, mir die paar Stunden gehobener Stimmung nicht durch schnöden Realismus zu versauen, und so verbrachten wir beiden Frauen einen beschwingten Abend. Rose packte den Champagner, Kristallschalen und selbst gemachtes Salzgebäck in ihren kleinen Rucksack, deutete auf meine Daunenjacke, die Wollmütze und die Wanderschuhe, die ich brav anzog, und schon liefen wir im Licht eines goldenen Sonnenuntergangs erst über die Felder, dann ein Stück durch den Wald und schließlich, als es schon dämmrig und richtig kalt wurde, zum Friedhof, wo wir an Siggis Grab auf die Liebe anstießen und ein ewiges Lichtlein anzündeten.

Aber natürlich war schon am nächsten Morgen wieder Schluss mit der Leichtigkeit. Und die Probleme begannen bereits bei der Terminvereinbarung. Ein Arztbesuch vor fünf am Nachmittag wäre für Jannik sehr schwer einzuhalten gewesen. Also nahm ich einfach den nächstmöglichen der spätestmöglichen Termine, die die Praxis Pohl für einen Patienten im Angebot hatte, der noch nie da gewesen war und nicht mit einem Notfall aufwarten konnte. Dass ich, die Partnerin, vorsichtig auf Depression tippte, empfand die Sprechstundenhilfe nicht als valides Argument für eine schnellere Terminvergabe, sondern vielmehr als Anmaßung.

»Was Ihrem Mann fehlt, wird der Herr Doktor dann schon selbst entscheiden«, sagte sie am anderen Ende der Leitung, und ich war versucht, sie mir mittelalt, mitteldick und mit einem Zwicker auf der Nase vorzustellen, während ich, derart zurechtgewiesen, nur schluckte. Auf keinen Fall wollte ich das Zustandekommen der Begegnung gefährden! Ich entschuldigte mich und nahm den Termin am Ende der Folgewoche. Über das kleine Wörtchen »entscheiden«, das der Dame so leicht und selbstverständlich über die Lippen gegangen war, dachte ich später noch lang nach. Es ermöglicht einen tiefen und beunruhigenden Blick in das von Hierarchien und Fachwissen geprägte Selbstverständnis weiter Teile der medizinischen Versorgungssysteme und ihrer Beschäftigten. Eine Hierarchie, in der der

Patient leider häufig am untersten Ende steht – und in der die Angehörigen nur allzu oft gar nicht erst vorkommen.

Am Abend vor dem Arzttermin, der so vieles ändern sollte, kam Jannik nach Holzkirchen herausgefahren. Er würde mit einem ihm gänzlich unbekannten Menschen – noch dazu einem Mann, noch dazu einem Arzt – darüber sprechen müssen, wie es ihm ging. Schlimmer noch, vielleicht würde er sogar Fragen darüber beantworten müssen, wie er sich fühlte. Mir wurde das Ausmaß dieser Zusammenhänge überhaupt erst zu dem Zeitpunkt und nur sehr langsam bewusst. Durch die depressive Struktur war Jannik vollständig darauf geeicht, niemals jemanden um Hilfe zu bitten. Denn das hätte bedeutet, jemandem zur Last zu fallen, sich jemandem zuzumuten. Er war darauf getrimmt, *alles immer allein* schaffen zu müssen. Und dabei ging es viel weniger darum, sich die ›unmännliche‹ Blöße der Hilfsbedürftigkeit und Schwäche zu geben. Das kam nur dazu und war die in diesem Fall saure Sahne auf dem ohnehin bitteren Kaffee. Das eigentliche, das Hauptproblem war, dass es in Janniks Universum kein Konzept für Hilfsbedürftigkeit gab: *sofern sie ihn betraf.* Er wusste nicht, wer er war, wenn er Hilfe benötigte. Er wusste nicht, wie er das sein sollte: hilfsbedürftig. Wie man das machte, sozusagen. Er erkannte sich nicht, wenn es galt, sich selbst als hilfsbedürftig wahrzunehmen. In seiner Welt gab es keinen hilfsbedürftigen Jannik.

Während eines Kurzurlaubs in Prag ganz zu Beginn unserer Liebe hatten wir uns einmal verfahren. Das Navi hatte sein GPS verloren und irgendwie verrücktgespielt. Wir wussten, dass wir nicht mehr sehr weit vom Hotel entfernt sein konnten. Kurzerhand war ich also rechts rangefahren und hatte mit dem elektrischen Fensterheber das Fenster auf Janniks Seite heruntergelassen. Der Gehweg war voller Menschen. Jannik sah geradeaus.

»Frag doch mal kurz«, forderte ich ihn auf, »das ist hier bestimmt gleich ums Eck.«

»Wir finden es schon«, antwortete Jannik entspannt und ließ das Fenster wieder hochfahren, »fahr ruhig weiter.«

Ich wunderte mich, fuhr aber weiter. Ich war, dachte ich, wie immer viel zu schnell und viel zu ungeduldig. Vermutlich hatte er recht und gleich hinter der nächsten Ecke würde das Hotel erscheinen. Tat es aber nicht. Wir fuhren und fuhren und fanden das vermaledeite Hotel nicht. Das Gerät hatte sich, wie es schien, abgeschossen. So jedenfalls befand der Informatiker neben mir. Es fand weder sein GPS noch unsere Unterkunft. Wieder fuhr ich rechts ran. Wieder ließ ich das Beifahrerfenster hinunter.

»Sieh mal hier.« Statt sich einem Passanten zuzuwenden, zeigte Jannik auf eine winzige Innenstadtkarte von Prag, die er von einem Jahre zurückliegenden Besuch noch besaß und, da er nichts wegwarf, nach einigem Suchen gefunden und mitgenommen hatte. »Ich glaube, du musst nur da vorn rechts und dann einmal schräg links abbiegen.« Er strahlte mich an.

»Nun lass uns doch eben mal fragen!«, erwiderte ich, inzwischen einigermaßen ungeduldig. Wir waren viele Stunden Auto gefahren. Ich wollte duschen, essen und mich ausruhen, ich wollte durch die Stadt schlendern und ein Glas kühlen, trockenen Weißwein trinken und verstand partout nicht, warum er darauf bestand, dieses in keiner Weise notwendige Suchspielchen endlos fortzusetzen.

Weil Jannik sich aber so beharrlich, freundlich und unaufgeregt weigerte, den Kopf nach rechts zu drehen und jemanden auf dem Gehweg um Hilfe zu bitten, und weil ich diese Situation zum ersten Mal erlebte und ganz oben auf der Wolke sieben saß, mein Organismus also, selbst im gereizten Zustand, noch von so vielen Endorphinen geflutet war, dass sowieso nichts wirklich Unangenehmes zu mir durchdrang, fuhr ich ein zweites Mal los. Acht Minuten später hatten wir unser Ziel immer noch nicht erreicht.

Diesmal ließ ich Janniks Fenster unberührt. Ich hielt an, stieg aus und fragte eine ältere Frau mit sehr langen, sehr dünnen geflochtenen und eisengrauen Zöpfen, einem knallgelben Regenschirm, den sie als Gehstock benutzte, einem von großen roten Mohnblüten auf schwarzem Grund übersäten Midi-Rock und faltigem Gesicht auf Englisch nach dem Hotel. Sie schüttelte lächelnd den Kopf, allerdings nur, um mir in gepflegtestem und von ein paar tschechischen Wörtern durchsetztem Französisch den Weg zu erklären. Sie habe, sagte sie anschließend, siebzehn Jahre lang in Lyon gelebt.

»Und geliebt, sage ich Ihnen!«, rief sie. »Geliebt, wie man nur in Frankreich lieben kann …« Dabei legte sie sich mit strahlendem Blick die flache Hand aufs Herz: eine faltige Hand, die von rot lackierten Fingernägeln und einem großen, augenscheinlich kostbaren Ring geschmückt war. Ich weiß noch, wie ich fast ein bisschen schadenfroh dachte, dass Jannik sich die Begegnung mit dieser großartigen Dame durch die Lappen hatte gehen lassen. Aber ich weiß genauso gut noch, wie mich diese unerwartete Geschichte von der Liebe berührte. Würde ich mir auch – in wie vielen?, in dreißig?, vierzig? – in sechsundfünfzig Jahren die Hand aufs Herz legen und mit leuchtenden Augen von der Liebe sprechen?

Fünf Minuten nachdem ich mich von ihr verabschiedet hatte, standen wir vor dem Hotel. Jannik war sehr still. Ich war, wenn auch auf eine dezidiert verliebte Art, immer noch ein wenig angesäuert, dachte mir damals aber nur, dass ich an meiner Geduld und Toleranz arbeiten müsse (was stimmte) und dass Menschen sich in einer Beziehung eben immer wieder auf den jeweils angemessenen Umgang mit Situationen einigen müssten (was ebenfalls stimmte) und dass meine Gereiztheit niemandem helfe (was natürlich auch stimmte). Keinen einzigen Gedanken hingegen verschwendete ich an die Idee, dass hinter Janniks Verhalten etwas anderes als eine Marotte, nämlich ganz im Gegenteil echte Not stecken könnte. Und noch weniger machte ich mir bewusst, wie aus dieser Not eine ebenso echte wie erhebliche Einschränkung seiner Handlungsspielräume resultierte.

Wäre er allein gewesen, wäre Jannik so lange durch die Stadt gefahren, bis er das Hotel gefunden hätte. Man kann abfällig darüber lachen. Aber das tut nur, wer nicht erlebt hat, wie viel Leid und wie viel entsetzliche Einsamkeit hinter einer solchen scheinbar absurden Haltung steckt. Bald sind wir seit zehn Jahren ein Paar, und ich habe Jannik bis heute nicht ein einziges Mal jemanden um eine noch so kleine Hilfestellung bitten hören: nicht in einem Laden, nicht auf der Straße, nicht im Freundeskreis, nicht beim Anbringen von Regalen im Wohnzimmer und nicht beim Be- und Entladen des Anhängers mit Heizholz für den Kaminofen in dem Häuschen, in dem wir inzwischen wohnen. Was die Bitte um Hilfe angeht, gibt es, meines Wissens, nur eine einzige Ausnahme. Manchmal, sehr selten, aber inzwischen eben doch manchmal, bittet er mich um Hilfe. Und ich freue mich jedes Mal darüber wie über ein kostbares und einmaliges Geburtstagsgeschenk.

Obwohl ich also zur Zeit dieses Arztbesuchs gerade erst und nur sehr langsam begann, diese Zusammenhänge zu durchschauen, spürte ich doch schon sehr deutlich, dass Jannik für den Gang zu Herrn Pohl alle Unterstützung von mir benötigte, die ich ihm geben konnte: aus Gründen, die sich mir nicht erschlossen, und ganz unabhängig davon, wie läppisch und selbstverständlich mir selbst ein Arztbesuch vorkommen mochte. Deshalb schlug ich ihm vor, er solle doch einfach am Abend vor dem Termin nach Holzkirchen kommen. Und er sagte zu. Beinahe auf der Stelle.

Der Termin bei Herrn Pohl war für fünf am Abend angesetzt. Das war zwei Stunden früher, als Jannik damals aufstand. Bis er danach wirklich wach war, vergingen in der Regel weitere zwei Stunden. Das Treffen mit den Hausarzt lag also satte vier Stunden vor einem Zeitpunkt, der für Jannik zu jener Zeit auch nur halbwegs ohne enormes Leid machbar gewesen wäre.

In einem Anflug von Übermut und Waghalsigkeit hatte ich deshalb bei meinem ersten Anruf, und noch bevor ich die Unverfrorenheit besessen hatte, das Wort »Depression« in den Mund zu nehmen, die mitteldicke Zwickerträgerin gefragt, ob es eventuell möglich wäre – und sei es ausnahmsweise –, einen Termin nach einundzwanzig Uhr dreißig zu vereinbaren. Und natürlich war das Einzige, was ich damit bei ihr ausgelöst hatte, ein großer Lacher gewesen. Alle im Wartezimmer und an der Rezeption müssen erstaunt aufgeschaut haben, und sicher machte mein absurdes Ansinnen noch wochenlang die Runde in der Praxis.

Meine Bitte hatte mir an diesem Vormittag im Herbst zum ersten Mal eine zentrale Erfahrung beschert. Eine, die sich noch viele Male wiederholen sollte und die mich nachhaltig verwundert.

Bezüglich der Symptome, mit denen Jannik damals leben musste, gab es so etwas wie Barrierefreiheit nicht. Er saß nicht im Rollstuhl und brauchte keine Rampe, um in die Praxis zu kommen. Ihm hätte ein flexiblerer Umgang der Praxis mit der Zeit extrem geholfen. Dieser Gang zum Arzt war für Jannik ein unglaublich großer, unglaublich schwerer Schritt. Er wäre es auch gewesen, wenn er abends um zehn stattgefunden hätte und Jannik ausgeschlafen gewesen wäre. So wurde er zur Tortur. Und zwar nur zu einer von vielen, vielen, die ab jetzt für lange Zeit folgen sollten. Alles aber, was Jannik quälte, machte natürlich auch mir das Leben schwerer. Solange ich seine einzige Hilfe und Begleitung war, wurde alles, was ihn schwächte, gleichzeitig zu einer Last für mich.

Fragte man mich heute, was ihm, mir und uns damals geholfen hätte, müsste ich nicht lange nach einer Antwort suchen: Barrierefreiheit bezüglich der Symptome von Depressionen, konkret: entweder ein später Termin in der Hausarztpraxis oder, falls das allzu umständlich zu organisieren gewesen wäre, die Möglichkeit, zu einem Zeitpunkt am Tag, der für Jannik nicht mit Qualen verbunden gewesen wäre, einen für medizinisch-psychologische Erstgespräche geschulten Menschen zu einem Sondierungstermin über Janniks Gesundheitszustand zu uns nach Hause bitten zu können. Vor dem

Hintergrund dieses Gesprächs dann die Planung weiterer Schritte. Es wäre eine enorme Entlastung gewesen, wenn wir eine solche Möglichkeit gehabt hätten.

Ich sage das so selbstbewusst, weil Jannik erstens kein Einzelfall war, der sich zweitens einfach mal ein bisschen zusammenreißen und früher hätte schlafen gehen sollen, um am nächsten Tag gefälligst, wie jeder vernünftige andere Mensch auch, zum Arzt zu gehen: Jannik war schwer krank. Alles, was ihm den Gang zum Arzt generell und den Gang zum Arzt vor halb zehn am Abend so unendlich erschwerte, waren Symptome seiner Krankheit. Jeder, der sich mit Depressionen auskennt, weiß das. Um es anschaulich zu machen, ließe sich sagen, dass Termine, die für Jannik ›so früh‹ lagen, ein bisschen so waren, als forderte man einen Menschen mit einem komplizierten Oberschenkelhalsbruch auf, zu Fuß und ohne Krücken zum Arzt zu gehen.

Natürlich ist es wichtig, dass sich Depressionspatienten irgendwann dem ›normalen Leben‹ mit seinen Rhythmen und Anforderungen wieder stellen und dadurch Bewältigungserfahrungen sammeln. Aber zu diesem frühen Zeitpunkt im Prozess der Auseinandersetzung mit der Depression (erster Arztbesuch) zählt dieses Argument in keiner Weise. Es wäre geradezu zynisch, es anzubringen. Jongliert man am Rande des Erschöpfungsabgrunds, tendiert man fast automatisch und immer entschiedener zu einem höchst bodenständigen Pragmatismus. Statt uns aufzuregen und Energien zu verschleudern, die Jannik nicht hatte und die ich sehr gut für Wichtigeres gebrauchen konnte, beschlossen wir, das Ganze positiv zu sehen: Durch diesen Termin verbrachten wir seit langer Zeit wieder einen gemeinsamen Abend. Auf diese Aussicht würden wir uns konzentrieren.

Als er kurz nach zehn bei uns eintrudelte, gingen wir in das ehemalige Zimmer von Roses mittlerer Tochter, das ich damals bewohnte, setzten uns in Daunenjacken auf den Balkon, hielten Händchen und schauten in die Nacht. Es war klar, dass Jannik nicht würde schlafen können, für ihn begann der Tag ja gerade erst. Wir sahen uns einen Film an.

Viel reden wäre zu anstrengend gewesen. Sex hatten wir sowieso keinen. Spazierengehen hätte bedeutet, das Haus zu verlassen, und wäre, um diese Zeit, zudem einer Nachtwanderung gleichgekommen. Für solche Art von Romantik war in unserem Leben gerade kein Raum. Gemeinsam einen Film zu schauen dagegen war ein hervorragender und zu leicht bewältigender Zeitvertreib. Es lenkte Jannik von seinem ewig rotierenden Gedankenkarussell ab, es war unterhaltsam für mich, und wir konnten dabei innig aneinandergekuschelt auf dem Bett liegen und die Nähe des anderen genießen. Gegen zwei Uhr musste ich mich schließlich schlafen legen, ich war an die späten Zeiten nicht mehr gewöhnt, und Jannik setzte sich mit dem Laptop und Ohrstöpseln auf den kleinen Zweisitzer, der schräg gegenüber dem Bett stand, und arbeitete im dunklen Zimmer.

So war es damals: Jannik befand sich in der Erschöpfungshölle. Ununterbrochen stand er am Rande des physischen und psychischen Zusammenbruchs und kämpfte dagegen an. Zu sehen war aber für mich und für den Rest der Welt, sofern der Rest der Welt überhaupt eine Chance bekam, etwas von Jannik zu sehen, lediglich ein wortkarger, immer wieder leise seufzender, äußerst kraftloser, erschöpft, ja krank wirkender und am Leben wie an der Liebe desinteressierter Mann, der irgendwann vor langer Zeit, als er noch ab und an zum Friseur ging, sich regelmäßig rasierte, Sonne an seine Haut ließ und noch keine nachtschwarzen Ringe unter den Augen hatte, vermutlich ziemlich gut ausgesehen hatte. Einer, der doppelt so alt wirkte, als er an Jahren zählte, der die Tage verschlief und die Nächte vorm Rechner hockte, dabei gern viel Bier trank und viele, viele Zigaretten rauchte.

Es ist für mich als Angehörige von eminenter Wichtigkeit gewesen, nicht an dem Anblick, den Jannik damals bot, hängen zu bleiben. Diesem Bild nicht aufzusitzen. Hätte ich den scheinbar so offensichtlichen Botschaften dieses Bildes geglaubt, hätte ich Jannik verlassen. Zum Glück tat ich das nicht. Geholfen dabei hat mir ein anderes Bild. Eines, das mich nicht lange nach diesem Abend anflog und mir bis heute dabei hilft, mich in die Wirklichkeit depressiver Menschen einzufühlen. Es entstand, als ich mir einmal mehr klarmachte, dass ich die Wahl hatte, dass ich gänzlich frei war, jederzeit zu gehen, mich abzuwenden von diesem Desaster, das sich da vor meinen Augen, in meinem Leben, ja in meiner Wohnung abspielte, während aber Jannik nicht gehen konnte: Die Depression beherrschte sein Leben. Er konnte sich nicht von ihr abwenden. Im Gegenteil! Sofern er weiterleben wollte, war er gezwungen, sich ihr *zuzuwenden*. Wollte Jannik lernen, ohne die Depression zu leben, musste er es tun, während sie ihm auf dem Rücken hockte. Er musste Wege und Mittel finden, sie loszuwerden, während sie wie an ihm festgewachsen schien. Während sie ihn Tag für Tag, Stunde für Stunde niederdrückte, musste er herausfinden, wie er sich selbst ein Leben ohne sie ermöglichen konnte. Unterdessen blieb ihm aber nichts, als sie immer und immer mit sich herumzutragen. Obwohl die Depression in meiner Vorstellung auf Janniks Rücken hockte wie ein überdimensioniertes, alles erdrückendes, krakenartiges Gruselwesen – nichts gegen Kraken, diese wunderbaren Tiere! –, blieb sie für mich gänzlich unsichtbar. Ihre Anwesenheit war für mich und alle anderen nur indirekt und an dem zu erkennen, was Medizin und Psychologie »Symptome« nennen: an Janniks Erschöpfung, an seiner Unfähigkeit, sich auf etwas anderes als sich selbst zu konzentrieren, an seiner Antriebslosigkeit, an seiner Lust(!)losigkeit. Und plötzlich, während ich darüber nachdachte, sah ich es bildlich vor mir: ein faseriges, widerhakenbewährtes, tonnenschweres und klettenhaft klebriges Ding, das auf Janniks Schultern und über seinem Kopf hing, ihm die Welt verdunkelte, den Atem raubte und ihn mit seinem schieren Gewicht zu Boden zog. Hätte ich *so ein Ungeheuer* auf mir drauf – und zwar ununterbrochen –, hätte ich es bei der Arbeit, beim Essen, beim Schlafen, beim Duschen, beim Spazierengehen, bei jedem Gespräch, beim Aufwachen und beim Einschlafen, einfach immer auf meinem Rücken – ich wäre mehr, viel mehr als nur erschöpft. Ich wäre am Ende. Verzweifelt. Mürbe. Wund. Ich hätte nicht die geringste Bereitschaft, mich mit irgendetwas anderem zu beschäftigen als damit, dieses Ding loszuwerden. Aber bedauerlicherweise hätte ich für den Kraftakt, den das bedeuten würde, mit Sicherheit keine oder bestenfalls nur sehr selten und sehr wenig Energie übrig. Antrieb hätte ich ohnehin keinen mehr. Für gar nichts. Schönes Wetter? Mir doch egal. Spazierengehen? Mit dem Ding auf dem Rücken? Ein Gespräch führen? Ins Kino gehen? Sex haben? Unter diesem Alb? Niemals. Bevor ich irgendetwas täte, müsste *das da* erst runter von mir. Vorher würde nicht das Geringste passieren. Dessen war ich mir absolut sicher.

Und so war ich wieder an einem dieser gespenstischen Punkte angekommen: Die Vorstellung eines nicht sichtbaren, Lebenskraft saugenden Ungeheuers auf den Schultern meines Liebsten hatte das Potenzial für ein Fantasy- oder Horror-Drehbuch. Oder für ein Fantasy-Horror-Drehbuch. So absurd die Vorstellung war, so kraftvoll und hilfreich war sie. Ich brauchte mir nur kurz vorzustellen, wie *das Teil da* auf Jannik hockte, um ein wenig flexibler sein zu können und gnädiger in meiner Beurteilung seiner Erschöpfung und Teilnahmslosigkeit.

Das Leben mit einem depressiven Partner ist eine Zumutung. Es lässt sich nicht viel an dieser Tatsache beschönigen. Weil ich selbst so sehr mit all den stündlich und täglich sich wiederholenden Unerträglichkeiten der Depression für mich als Angehörige beschäftigt war, habe ich erst sehr spät begonnen darüber nachzudenken, dass Jannik das sehr genau wusste. Ihm war absolut bewusst, was mir durch die Depression, die ihm da auf dem Buckel hockte, zugemutet wurde. Und ihm war, viel früher als mir, bewusst, dass mir diese

Zumutungen irgendwann zu viel werden könnten. Ja, dass es sogar naheliegend war, davon auszugehen, dass es nur eine Frage der Zeit sein konnte, bis ich die Konsequenz daraus ziehen würde. Eigentlich war er derjenige von uns, der viel mehr litt. Und im Grunde tat er nichts, aber auch gar nichts, das verwerflich war: Er misshandelte mich weder physisch noch psychisch, er wünschte mir nur das Beste, er gab seine allerletzten Kräfte, um mir zumindest so viel, wie er gerade konnte, an Gutem zu tun und immer so weiter. Obwohl all das zutraf, musste Jannik zumindest davon ausgehen, dass eine Trennung keineswegs ausgeschlossen war.

Dass Angehörige jederzeit gehen können, dass nichts sie zwingt zu bleiben, übrigens auch etwaige Kinder nicht – im Gegenteil –, ist eine für den depressiven Partner brutale Wahrheit. Ich stelle mir vor, dass sie furchtbar einschüchternd sein muss. Insbesondere, wenn man weiß, dass man auch auf der ganz praktischen Alltagsebene derzeit sehr von den Angehörigen abhängig ist.

Während es Jannik also die ganze Zeit über absolut bewusst war, mit welcher Zumutung *ich* lebte, habe ich selbst vergleichsweise lange gebraucht, um mir bewusst zu machen und zumindest annähernd zu verstehen, welche Zumutung die Depression *für ihn* bedeutete.

So banal das klingen mag – tatsächlich ist es einer der Punkte, über die beispielsweise im Kreis meiner Freunde und Bekannten kaum jemand nachgedacht hatte. Die meisten, die sich mit mir über unsere Situation unterhielten, sahen nur die Zumutungen, denen ich ausgesetzt war. Sie identifizierten sich mit mir, nicht mit Jannik.

Zu verstehen, dass überhaupt und in welchem Ausmaß die Depression *für Jannik* eine unerträgliche Zumutung war, änderte zwar überhaupt nichts an den unsäglichen Situationen, denen ich ausgesetzt war – oder, um genauer zu sein, denen ich mich fortgesetzt aussetzte, indem ich bei Jannik blieb. Aber es half mir dabei, mit einem entschiedeneren Gefühl bleiben und besser leben zu können: mit ihm, mit uns, mit mir.

Dieses Muster ist uns in den vielen Jahren immer und immer wieder begegnet: An der Last, dem Leid und der Bodenlosigkeit der Depression lässt sich im Alltag nur wenig ändern. Sehr viel aber lässt sich daran ändern, wie wir die Depression als Paar erleben, wie ich sie als Partnerin erlebe und, natürlich sowieso, aber vielleicht fast am schwierigsten, wie Jannik selbst sie erlebt. Und ein ums andre Mal ist dabei ein wunderbar hilfreicher Hebel jener des aktiven und, wann immer möglich, auch gemeinsamen Gestaltens gewesen.

Das also war die Logik, die jener nächtlichen Szene ihre Struktur gab, jener Szene, in der ich in einem von drei verlassenen Jugendzimmern des stattlichen Einfamilienhauses südlich von München mit einem T-Shirt über den Augen schlafe, während Jannik auf einem ausrangierten Siebzigerjahre-Sofa im Dunkeln programmiert: Jannik war, soweit möglich, für den Moment geholfen. Mir auch. Und wir hatten ein paar gemeinsame Stunden verbracht. Und während ich schlief, war er ganz in der Nähe. Und schließlich: Etwas, das bevorstand, versprach nicht nur Veränderung, sondern sogar Verbesserung.

Dass dieses ›Versprechen‹ nicht so bald eingelöst werden würde, wie wir hofften, wussten wir, zum Glück, in dieser Nacht noch nicht.

Krank und doch nicht krank

Das Gespräch mit Herrn Pohl dauerte sechs Minuten. Jannik hatte sich gewünscht, dass ich dabei wäre, und Herr Pohl hatte nichts dagegen. Damals wussten wir noch nicht, dass das alles andere als selbstverständlich bleiben würde und vermutlich einfach daran lag, dass Herr Pohl Hausarzt und nicht Psychiater oder Psychotherapeut war. Jannik hatte große Schwierigkeiten zu schildern, wie es ihm ging. Er setzte ein, zwei Mal an und brach ab. Leicht vornübergebeugt saß er auf seinem Stuhl, hielt die Hand vor den Magen, war leichenblass und atmete flach. Schließlich fragte ich, ob ich ein bisschen erzählen solle. Jannik könne mich, wenn ich die Dinge nicht in seinem Sinne wiedergäbe, ja korrigieren. Er nickte erleichtert, und ich schilderte die Situation, so gut ich konnte, während ich gleichzeitig versuchte, ihm nicht das Gefühl zu geben, er werde bloßgestellt. Themen rund um die Libido erwähnte ich daher gar nicht erst. Bei meiner Erzählung sackte er immer mehr in sich zusammen. Es muss furchtbar für ihn gewesen sein, zu hören, was ich da redete. Am Ende nahm ich all meinen Mut zusammen und sagte, gelehrig geworden, wir wüssten natürlich, dass wir Laien seien, hätten aber gemeinsam überlegt, ob »eventuell ein Burn-out oder etwas Ähnliches« vorliegen könnte. Das Wort »Depression« ließ ich, nach der Erfahrung mit der Sprechstundenhilfe, vorsichtshalber erst einmal weg. Herr Pohl nickte, während er letzte Notizen niederschrieb. »Zuerst«, beendete er das Gespräch, »müssen wir organische Ursachen ausschließen.«

Es folgten also weitere Termine für einen großen medizinischen Check-up. Der schlimmste von ihnen war der zur Blutabnahme: Aller-, allerspätestens hatte Jannik um Viertel vor neun am Morgen in der Praxis zu sein, da sonst die Blutproben nicht mehr rechtzeitig ins Labor kämen. Bis heute frage ich mich, wieso dieses Verfahren, das wir alle kennen, bei Blutabnahmen so gängig ist. Wieso kann es nicht nachmittags Blutproben und Spätschichten in Laboren geben? Oder, wenn Laborschichten abends partout nicht einzurichten wären, gern auch anders: Wieso ist es nicht möglich, Blutproben – nüchtern! – abends um, sagen wir, 19 Uhr zu nehmen, sie gesammelt um 21 Uhr ins Labor zu bringen und dort bis zum nächsten Morgen kalt zu stellen? Oder sie in der Praxis gekühlt zu lagern und dann gemeinsam mit den Blutproben des nächsten Morgens ins Labor zu verfrachten? Das sind lediglich infrastrukturelle und technische, also eigentlich keine Probleme. Vor Kurzem habe ich in unserer neuen Hausarztpraxis, in der wir uns rundum wohl fühlen, diese Fragen gestellt. Die Kollegin dort sah mich verwundert an.

»Ich weiß es nicht«, sagte sie. »Das ließe sich sicher machen – vorausgesetzt, Sie könnten so lang nüchtern bleiben. Ist halt schon immer so gewesen und wird überall so gemacht.« Und bevor wir etwas erwidern konnten, fuhr sie fort: »Macht uns das Leben leichter. Und Ihres schwerer, wenn ich Sie richtig verstehe …«

Jannik lächelte. Ich nickte. Und sie bot an, mit der Chefin darüber zu sprechen, ob es für Jannik in Zukunft eine andere als die gewöhnliche Regelung geben könnte. So einfach konnte das sein. Wir nahmen das Angebot nicht an, da Jannik seinen Tagesrhythmus inzwischen lang schon wieder umstellen konnte. Aber wie sehr hätte uns ein entsprechendes Entgegenkommen in den schweren Jahren geholfen.

Wir alle, Fachpersonal, Patienten, Angehörige, schimpfen immer wieder und regen uns vielleicht von Zeit zu Zeit über Details auf, stellen aber die Organisation und Struktur des medizinischen Versorgungssystems, wie wir es kennen, kaum je infrage. Und das meine ich gar nicht in einem überkritischen Sinn, sondern ganz faktisch, denn eins ist gewiss: Alle Ärztinnen und Arzthelfer, alle Psychotherapeuten und Psychiaterinnen, mit denen wir in den vergangenen Jahren zu tun hatten, wollten sowohl Jannik als auch mir prinzipiell nur Gutes. Wir alle sind so auf den reibungslosen Ablauf des Systems hin sozialisiert, dass wir gar nicht darauf kommen, viele seiner verbesserungsfähigen Stellen als solche zu erkennen.

Für eine große Reportage habe ich mich vor einiger Zeit tiefgehend mit Fragen rund um die Palliativmedizin, auch bezüglich der verschiedenen Formen ihrer Organisierung, auseinandergesetzt. Die Palliativmedizin zeichnet sich durch eine dezidierte Orientierung am jeweils ganz unterschiedlichen Bedarf ihrer Patienten aus. Hier ließen sich meiner Meinung nach sehr gute Anregungen finden für Ergänzungen und Anpassungen der traditionellen Abläufe in anderen medizinischen Versorgungsbereichen, insbesondere dem der sogenannten psychischen Erkrankungen.

Weil er, typisch für Menschen mit einer depressiven Grundstruktur, immer noch bereit war, über all seine Grenzen hinauszugehen, gelang es Jannik, seine Termine in der Praxis Pohl sämtlich einzuhalten. Danach brauchte er meist mehrere Tage, um wieder halbwegs zu Kräften zu kommen. So war inzwischen ein ganzer Monat ins Land gezogen. Ein ganzer Monat, in dem ansonsten alles blieb, wie es war. Zur Langsamkeit der Depression hatte sich die Langsamkeit des Gesundheitssystems gesellt.

Ehrlicherweise muss ich sagen, dass Jannik das Tempo keineswegs als langsam empfand und ihm die Abstände und Pausen zwischen den Gesprächsterminen sehr entgegenkamen. Dennoch lag der Grund für das gegebene Tempo, ob wir es nun als geschwind oder gemächlich empfanden, nicht bei Jannik, also nicht beim Patienten.

Immerhin sahen wir uns in dieser Zeit wieder regelmäßig, was ich sehr genoss. Und Jannik stellte fest, dass ihn unsere Begegnungen nicht mehr so sehr anstrengten wie zuvor in seiner Wohnung. Heute denken wir beide, dass das vor allem zwei Gründe hatte. Zum einen gab es für ihn zwischendurch immer Auszeiten, in denen er allein war und sich vom Druck, nicht nur der medizinischen Termine, sondern auch des Interagieren-Müssens mit mir, erholen konnte. Zum anderen machte er damals die ersten Bewältigungserfahrungen innerhalb der Liebesbeziehung. Wir wussten das natürlich noch nicht, kannten nicht einmal das Wort. Aber genau das fand statt: Jannik erlebte, dass ihn die Begegnungen mit mir, wenn er genug Pausen dazwischen hatte, weniger anstrengten, ihm sogar wieder etwas gaben. Er erlebte, dass die Gänge zum Arzt, die für ihn so belastend waren, durch meine Anwesenheit etwas weniger schrecklich wurden. Und er erlebte, dass er es aushalten konnte, meine Unterstützung anzunehmen. Ich dagegen erlebte, dass er meine Hilfe nicht nur annahm, sondern dass sie ihm tatsächlich half. Etwas ganz Zentrales funktionierte in diesen Momenten wieder. Beide fühlten wir uns zwar hilflos und überfordert, waren unerfahren und tasteten uns unsicher voran, aber wir taten es gemeinsam, und unsere Verbindung war stark: Sie pulsierte geradezu.

Während ich das niederschreibe, denke ich, dass diese Sätze vermutlich bizarr klingen, obwohl sie doch streng genommen etwas beschreiben, das wesentlich ist für jede Liebe. Also auch für jene, die gerade keiner enormen Belastung ausgesetzt ist.

Tatsächlich waren diese Erfahrungen des gemeinsamen Durchstehens und Voranschreitens für unsere Beziehung von absolut zentraler Bedeutung. Sie legten den nächsten Grundstein dafür, dass wir ein Paar bleiben konnten. Und das war immerhin eins unserer größten gemeinsamen Ziele.

Ein oder zwei Jahre später sollte Sabrina mich fragen, wieso wir damals nicht einfach in eine psychosomatische Klinik gegangen seien. Dort wäre doch sicher alles sehr viel schneller gegangen. Das stimmte – allerdings nur teilweise und nur in gewissem Sinne. Auch in psychosomatischen Kliniken bekommt man nicht sofort einen Termin, geschweige denn einen Platz. Ohnehin benötigt man dafür eine Überweisung und die Bewilligung der Krankenkasse beziehungsweise der Rentenversicherung. Der Weg bis zur Bewilligung ist mit zahllosen Formularen und bürokratischen Anforderungen gepflastert, vor denen auch ein Mensch, dem es psychisch und physisch hervorragend geht, lieber ausreißt. Auch hier wäre es extrem hilfreich, wenn die von den Behörden vorgegebenen Abläufe die spezifischen Einschränkungen und den speziellen Bedarf der Antragsteller in größerem Umfang in Betracht zögen. Eine Entlastung übrigens, die besonders auch den Angehörigen enorm zugutekäme. Denn natürlich sind sie es, die einen Großteil der Antragstellung übernehmen oder zumindest Stunde um Stunde damit zubringen, ihre Liebsten bei dieser Qual zu begleiten und zu unterstützen.

Trotzdem hätten wir es natürlich versuchen können. Und tatsächlich hatte ich, nach dem Anblick meiner vollkommen verwahrlosten Wohnung, meine Gedanken bereits vorsichtig in diese Richtung gelenkt, ja sogar einmal mit Rose darüber gesprochen. Aber in meiner Vorstellung, die nicht auf Erfahrungen basierte, waren psychiatrische Kliniken damals so abschreckend – psychosomatische Stationen hin oder her –, dass ich sehr unsicher war, ob sie ein guter Ort für Jannik oder für egal wen sein könnten, dem es wirklich schlecht ging und der sich vor allem nicht gut wehren konnte. Außerdem war Jannik zu diesem ja noch recht frühen Zeitpunkt in der Entwicklung, nämlich etwa ein Jahr nach dem Abend in Helsinki, weit davon entfernt, sich selbst als krank anzusehen. Die Vorstellung eines Klinikaufenthalts hätte ihn gar nicht erreicht. Es hatte all meine Überzeugungskraft gebraucht, um ihn überhaupt zu einem Arzt zu bekommen.

Dass Menschen, und ich bin möglicherweise zu Unrecht versucht zu sagen: insbesondere Männer, die eine vormanifeste oder manifeste depressive Episode erleben, diese während einer langen Zeit völlig falsch einschätzen, ist keineswegs eine Charakterschwäche, sondern Teil der depressiven Logik. Es mag unglaublich klingen, aber Jannik war zu diesem Zeitpunkt tatsächlich immer noch davon überzeugt, er habe sich einfach nur jahrelang furchtbar überarbeitet (was stimmte) und entsetzlich verausgabt (was stimmte) und brauche nun eben entsprechend viele Jahre der Erholung (was zumindest teilweise auch stimmte). Alle anderen Gedanken, die ihn mit Sicherheit angeflogen haben werden, denn er ist klug und selbstkritisch wie wenige Menschen, die ich kenne, wird er gekonnt und routiniert in irgendwelche staubigen, unbeleuchteten Ecken seines Bewusstseins geschoben und dabei seine ganze beachtliche Intelligenz bedenkenlos abgeschaltet haben: Er konnte nicht krank sein. Kranksein war kein denkbarer Gedanke für ihn. Er brauchte keine Hilfe. Er schaffte immer alles allein. Er brauchte lediglich eine Pause. Eine lange, so viel war er in der Lage, sich einzugestehen. Er musste einfach viel schlafen. Diesmal eben noch viel länger als sonst. Dann würde sich diese ganze leidige Angelegenheit schon wieder geben, und er wäre wieder der Alte. So zu denken, so zu leben, so zu sein ist keine Hybris. Es ist die depressive Struktur. Deswegen ist, langfristig gedacht, Psychotherapie so wichtig für depressive Menschen: Sie müssen sich selbst völlig neu denken lernen. Sie müssen lernen, jemand zu sein, der sie vorher nicht waren. Sie müssen unglaublich viel von dem, was sie übers Leben, über die Welt und, allem voran, über sich selbst dachten, ablegen und stattdessen Neues über all diese wesentlichen Dinge zu denken lernen.

Das genau ist auch einer der Gründe, die über die Dauer des Transformationsprozesses bei Depressionen entscheiden. Niemand erfindet sich mal eben neu. Noch dazu, wenn das neue, nichtzerstörerische Selbstbild eines ist, das im alten, im jahrzehntelang eingeübten Weltbild mit absolut negativen und zutiefst beängstigenden Vorstellungen einhergeht. Insbesondere mit der, die Welt, die Familie und alles, was einem wert und teuer ist, bräche auseinander, wenn man sich so verhielte, wie das neue Selbstbild es erfordert: wenn man sich nämlich selbst in den Mittelpunkt des eigenen Lebens stellte und achtsam mit sich selbst umginge. Das genau aber ist, was Menschen, die mit einer depressiven Struktur leben, tun müssen. Sie müssen sich neu erfinden. Sie müssen, wie Giger-Bütler sagt, die depressive Struktur, welche sie sich in früher Kindheit als Überlebensmechanismus[11] angeeignet haben, jetzt wieder aktiv verlernen und an ihre Stelle eine Lebensstruktur setzen, die sie langfristig als Erwachsene nicht nur über-, sondern endlich leben lasse. Deshalb sind Depressionen im Grundsatz auch sehr gut zu behandeln und, um gleich noch einmal Giger-Bütler heranzuziehen, streng genommen gar keine Krankheit.[12] Sie seien, so der Schweizer Psychotherapeut, Überanpassungsleistungen, die durch neue, lebensbejahende Muster ersetzt werden müssen. Dieses Umlernen aber dauere so lang, weil es jeden einzelnen Bereich im Leben des depressiven Menschen betreffe und weil die depressive Struktur schon so unglaublich früh angelegt und über Jahrzehnte hin eingeübt worden sei.[13]

Als nach weiteren zwei Monaten, während derer Jannik sich vierzehntägig mit Herrn Pohl zu Gesprächen getroffen hatte, immer noch keine Diagnose vorlag und ebenso wenig eine medikamentöse Behandlung begonnen worden war, beschloss ich, zum allerersten Mal im Verlaufe dieser ganzen Angelegenheit, etwas hinter Janniks Rücken zu tun. Ich war schlicht verzweifelt, hatte das Gefühl, die Situation nicht mehr lang ertragen zu können, war unglaublich in Sorge um Jannik, dem es schlechter und schlechter ging. Aus der Recherche zum Thema Depression wusste ich, dass, zumindest eine Zeit lang, zur Linderung der größten Antriebsarmut und Düsternis

11 Giger-Bütler (2010), S. 56

12 Giger-Bütler (2012), S. 44

13 Giger-Bütler (2012), S. 47, und (2010), S. 88

die Einnahme von Medikamenten hilfreich sein konnte. Nun waren sowohl Jannik als auch ich schon immer eher skeptisch, wenn es um Medikamente, insbesondere Psychopharmaka, ging. Janniks Zustand verschlechterte sich aber in jenen Monaten so rapide, dass ich inzwischen fast begierig war nach einem Stück Chemie. Es würde, so hoffte ich, da nichts anderes zu helfen schien, wenigstens etwas Licht und Luft in die grau verschattete Kerkerzelle bringen, in der Jannik mittlerweile seit über einem Jahr festsaß. Ohne Diagnose würde es aber keine Medikamente geben, die die Situation für den Moment ausbremsen und diese stete Abwärtsbewegung in die Düsternis wenigstens für eine Weile aufhalten könnten.

Angesichts der ausbleibenden ärztlichen Klärung war ich verzweifelt. Ich verstand nicht, warum nichts geschah, und hatte das Gefühl, dass Herr Pohl Janniks Situation entweder nicht ernst nahm oder schlicht nicht begriff. Und es sollte sich leider herausstellen, dass ein wenig von beidem der Fall war. Ohne es mit Jannik abzusprechen, vereinbarte ich einen hausärztlichen Termin bei Herrn Pohl für mich selbst. Ich hatte mir genau überlegt, was und wie ich alles sagen würde, und war fest entschlossen, ihm die Dringlichkeit der Situation zu verdeutlichen. Auf keinen Fall wollte ich ihn vergrätzen. Ich wollte, dass er tätig wurde. Tätiger, als Jannik einfach immer weiter zu Gesprächen zu zitieren.

Als ich ins Behandlungszimmer gerufen wurde, fing ich dann aber schon an zu weinen, bevor ich noch die Tür hatte schließen können. Ich weinte und weinte. Herr Pohl schob mir Papiertaschentücher über den Schreibtisch. Ich sagte ihm alles, sagte es ihm ungeschminkt und heulend und verbrauchte dabei eine ganze Packung Tempos.

»Gut, dass Sie gekommen sind«, begann er, als endlich alles raus war und ich sehr plötzlich gar nichts mehr sagte. »Ihr Partner«, fuhr er fort, »stellt sich hier erheblich gesünder dar, als er offensichtlich ist.«

Ich mochte nicht, dass er so von Jannik sprach. Es klang, als würde Jannik Theater spielen, lügen oder auf eine andere Art unehrlich sein. Zu meinem Erstaunen merkte ich aber auch, dass ich mich nicht wunderte. Ich konnte mir gut vorstellen, dass Jannik nicht den geringsten Schimmer davon hatte, wie er mit diesem, ihm völlig fremden Menschen über sich, seinen Zustand oder seine Gefühle reden sollte. Er hatte also während der vier oder fünf ersten Sitzungen mit Herrn Pohl vermutlich getan, was er sein Leben lang getan hatte: sich so freundlich, strahlend, stark und intakt gezeigt, wie es ihm eben gerade möglich war. Angesichts seiner immensen Erschöpfung hatte diese alte Taktik offensichtlich und wenig verwunderlich nicht funktioniert. Herrn Pohl war durchaus klar, dass es Jannik nicht gut ging. Es war lediglich das Ausmaß der Schwächung, das ihm erst durch meine Schilderungen bewusst wurde. Das konnte, dachte ich damals mit einem mulmigen Gefühl, nur heißen, dass er nicht die richtigen Fragen gestellt hatte. Und das wiederum bescherte seiner Kompetenz in Sachen Psychotherapie nicht gerade fünf Sterne. Im Moment aber war Herr Pohl *der* Arzt und *der* Psychotherapeut, mit dem Jannik sprach. Und er war das einzige Licht am Horizont, das ich sah. Also beschloss ich, der Pragmatismus hatte mich inzwischen fest im Griff, über meine verstörenden Vermutungen zu einem geeigneteren Zeitpunkt nachzudenken.

Eine kluge Entscheidung: Nach dem nächsten Gespräch, das Jannik mit Herrn Pohl führte, kam er mit einer Diagnose in Roses Haus. Herr Pohl wollte sich zwar noch nicht endgültig festlegen, war sich aber »einigermaßen sicher«, dass Jannik an einer vermutlich »mittelschweren bis schweren Depression« leide. Um die Diagnose abzusichern, hatte er Jannik eine Überweisung zu einem befreundeten Kollegen in München gegeben, der auf Depressionen spezialisiert war. Das, fand ich und war wieder ein wenig versöhnt und beruhigt, waren gleich mehrere Pluspunkte auf Herrn Pohls Kompetenzkonto. Außerdem verordnete er Jannik ein gängiges Antidepressivum. Es würde, teilte er uns mit, nicht gleich wirken. Der Organismus müsse sich erst auf das Medikament einstimmen.

Diese Aussage war nicht ganz zutreffend: Außer der antidepressiven setzten die meisten der im Waschzettel angegebenen Wirkungen auf der Stelle ein. Jannik litt schon ab dem ersten Tag der Einnahme unter anhaltender Übelkeit, Schwindel und Albträumen, und er schien noch müder zu sein, als er es in all den Monaten zuvor gewesen war. Er war jetzt aber fest entschlossen, »das Zeug« auszuprobieren. »Ich will gesund werden, Lina«, sagte er immer wieder. »Ich teste das jetzt.«

Bis heute kann ich ihn für seine Klarheit und Willensstärke angesichts der massiven Nebenwirkungen nur bewundern. Das noch viel Außerordentlichere an diesem Satz war aber etwas ganz anderes. Hatte er bis vor einigen Wochen noch davon gesprochen, »den Jannik« wiederhaben zu wollen, so sprach er nun zum ersten Mal von dem Wunsch, wieder gesund zu werden. Ihm war also inzwischen klar geworden, dass es nicht nur darum ging, sich lang genug zu erholen.

Ob oder ob nicht und, falls ja, warum Depressionen mit dem Begriff »Krankheit« richtig beschrieben sind, ist eine Frage, die, wie oben angedeutet, Giger-Bütler fachkundig und sehr anschaulich über die Länge eines ganzen Buches[14] diskutiert: *Depression ist keine Krankheit* war für mich der mit Abstand allerbeste Einstieg ins Verständnis dessen, was mit Jannik los war, und ich kann es allen, die die seltsame, erschreckende und zum Glück sehr gut veränderbare Wirklichkeit, in der depressive Menschen leben, kennenlernen und verstehen wollen, nur wärmstens zur Lektüre empfehlen.

Jannik und mir half das Wort »Krankheit« in diesem Moment dennoch: Zum einen verdeutlichte es, dass Janniks Leid, so unsichtbar es sein mochte, absolut real war und unzweifelhaft Krankheitswert[15] hatte, ein Aspekt, dem im genannten Buch auch umfassend

14 Giger-Bütler (2012)

15 Giger-Bütler (2012), S. 50

Rechnung getragen wird. Zum anderen passte es zu Janniks Erkenntnis, dass etwas Wesentliches, Grundlegendes in seinem Leben aus dem Lot geraten war und großer Aufmerksamkeit bedurfte. Angesichts der exzellenten Erfahrungen, die Jannik später mit anderen Psychotherapeuten gemacht hat, sagt er heute, dass die Gespräche mit Herrn Pohl zwar streng genommen nur recht wenig mit Psychotherapie oder einem psychotherapeutischen Prozess zu tun hatten und für sein persönliches Vorankommen keine besonders große Kraft entfalteten. Dennoch habe es ihm sehr gut getan, damals überhaupt mit jemandem zu sprechen, der mehr über Depression wusste als wir beide, der ihm zugehört und ihn in dieser ersten Zeit des Über-sich-selbst-Sprechenlernens begleitet habe.

Den Termin bei Herrn Pohls Kollegen bekam Jannik innerhalb weniger Tage. Mit einem Anruf hatte der Hausarzt die Infrastruktur für Jannik geölt. Noch dazu, ohne dass wir ihn darum hatten bitten müssen. Das medizinische System funktionierte plötzlich wie geschmiert – allerdings aus Gründen, die eher beunruhigen: Obwohl wir, insbesondere ich, damals natürlich glücklich darüber waren, dass endlich einmal etwas schnell geschah, lag es doch nur an der Sympathie, dem schlechten Gewissen oder der zufälligen Tagesstimmung des behandelnden Arztes, dass wir in den Genuss dieser Erleichterung kamen. Solche und vergleichbare Erfahrungen festigen, so angenehm sie im ersten Moment vielleicht sind, lediglich das Wissen der Patienten und ihrer Angehörigen um ihren Platz in der Hierarchie schwer zu durchdringender Netzwerke.

Die vorliegende Diagnose wurde durch Herrn Pohls Bekannten bestätigt und konkretisiert: Jannik leide an einer »rezidivierenden, depressiven Störung in einer gegenwärtig mittelgradigen Episode«. Ich schluckte und mochte mir nicht einmal vorstellen, wie eine hochgradige Episode wohl aussah …

In die Medikation mischte sich der Facharzt nicht ein. Er gab allerdings die Möglichkeit zu bedenken, einen stationären Aufenthalt bis zu sechs Wochen in einer psychosomatischen Klinik in Betracht zu ziehen. Das sei aber nicht für alle der richtige Weg, Jannik solle es sich überlegen. Würde er sich dafür entscheiden, könne er ihm, da er über Herrn Pohl gekommen und die beiden Ärzte befreundet seien, dabei behilflich sein, rascher als gewöhnlich einen Platz zu bekommen.

An diesem Abend, etwa eineinhalb Jahre nach dem Beginn unserer Beziehung, eineinviertel Jahre nach Janniks Zusammenbruch in Helsinki und etwa vier Monate nachdem ich zu Rose gezogen war, fragte Jannik mich, ob ich nicht Lust hätte, mit zu ihm in meine Wohnung zu fahren. Ich traute meinen Ohren nicht. Erstens sowieso und zweitens, weil das nur heißen konnte, dass Jannik sich sehr sicher war, meine Wohnung in einem Zustand verlassen zu haben, an dem ich nichts auszusetzen haben würde. Unterwegs holten wir thailändisches Essen und diskutierten über die weltbewegende und beglückende Frage, ob wir eher zum soundsovielten Mal die »Star-Trek-Voyager«-Episoden von vorn anschauen oder wagen sollten, einer uns noch unbekannten Serie eine Chance zu geben: Bei meiner Recherche zu psychischen Erkrankungen war ich durch Zufall auf sie gestoßen. Die Serie hieß »Monk«, handelte von einem von Zwangsneurosen und Ängsten gebeutelten ehemaligen Kriminalkommissar, machte an dem Abend das Rennen und sollte uns ab jetzt über viele Jahre immer wieder freundlich und humorvoll über die schlimmsten Zeiten hinwegtragen. Bevor der entspannte Teil dieses Tages nun endlich beginnen konnte, musste ich allerdings noch zwei Dinge tun:

Zwar fühlte ich mich wie eine Fünfzehnjährige dabei, aber ich rief Rose an, um ihr zu sagen, dass ich die Nacht bei meinem Freund verbringen würde. Danach setzte ich mich zu Jannik aufs Sofa und gestand ihm, dass ich hinter seinem Rücken, ohne ihn zu fragen und ganz gegen meine Grundsätze vor ein paar Wochen bei Herrn Pohl gewesen sei und mit ihm geredet hätte. Jannik freute sich über meine Beichte, fand, ich hätte absolut in seinem Sinne gehandelt, und war der Ansicht, dass es jetzt wirklich an der Zeit sei, diese neue Serie anzugehen.

II

VON ZUMUTUNG BIS ZUVERSICHT

Monsterparade

Depression ist eine Zumutung. Ein Leben im Zustand permanenter und alleräußerster Erschöpfung kann nichts anderes sein. Das heißt auch, dass es kein gutes Leben mit der Depression gibt. Bestenfalls gibt es ein unter den Bedingungen der Depression möglichst wenig belastendes und von möglichst vielen Momenten der Leichtigkeit durchsetztes Leben. In erster Linie gilt das natürlich für den Menschen, der die depressive Struktur entwickeln musste und nun tagtäglich unter ihrem Diktat lebt. Gleich danach aber gilt es auch für alle, die mit ihm leben – insbesondere Partner und, wenn vorhanden, die Kinder.

Eine kurze, heftige Zumutung, die bald durchgestanden ist, lässt sich wohl einigermaßen gut als Teil einer schwierigen Beziehungsphase annehmen. Die Aussicht auf eine sich über viele Jahre ereignende Vielfalt an Zumutungen, für die obendrein nicht einmal jemand anzuprangern ist, ist eine vollkommen andere Sache. Dieser Umstand erschloss sich mir, vor allem auch emotional, nur scheibchenweise. Jedes einzelne dieser Scheibchen kam einer bitteren Ernüchterung gleich. Verstärkt und in immer kürzeren Abständen ereigneten sich solche unangenehmen Aha-Momente, als uns beiden nach und nach immer klarer wurde, dass wir es hier nicht mit einem singulären, klar zu umreißenden Problem zu tun hatten, dass es keine Pille, keine Operation, kein Allheilmittel und keinerlei Ad-hoc-Lösung für oder gegen unser Beziehungs- und Janniks Lebensproblem gab.

Spätestens aber begann mir das Ausmaß dessen, was sich da abspielte, zu dämmern, als mir klar wurde, dass es bei Depression nicht um Heilung, sondern um Transformation, nämlich um Umlernprozesse und tiefgreifende persönliche Veränderungsentscheidungen unter enorm erschwerten Bedingungen geht. Dass wir es also mit an Sicherheit grenzender Wahrscheinlichkeit mit überaus langwierigen, komplizierten und vermutlich fragilen Prozessen zu tun haben würden. Und dass mir, sofern ich nicht vorhatte, Jannik zu verlassen, weder eine kurze Mit-Leidenszeit noch besonders angenehme Beziehungsjahre bevorstanden. Entweder ich blieb, und es würde über eine lange Zeit hin erst einmal nicht sehr viel schöner, besser, angenehmer, beglückender werden, als es jetzt war. Oder ich wendete mich von diesem Mann ab, mit dem ich zwar das kürzeste, aber auch das bislang tiefste und beglückendste Liebeserleben geteilt hatte. An diesen Tatsachen gab es nichts zu beschönigen.

Ich aber war in keiner Weise damit beschäftigt, Jannik zu verlassen. Auch daran gab es nichts herumzudeuten. Warum ich, von der einen einzigen Situation nach dem Anblick meiner vollkommen verwahrlosten Wohnung abgesehen, zwar manchmal minutenlang über Trennung nachdachte, niemals aber ›Trennung fühlte‹, kann ich bis heute nicht rational erklären, und es stellte eine ganze Reihe meiner Freundinnen und Bekannten vor ein Rätsel. In all den Jahren hatten Trennungsüberlegungen stets etwas blässliches Papierenes. Sie schienen mir unwirklich, körper- und kraftlos und eher Auswüchse verzweifelter Ratlosigkeit und Wut, als überzeugende Gedanken, geschweige denn verlässliche Wegweiser zu sein. So lapidar es klingen mag: Trennung blieb eine eher belanglose theoretische Option. Sie blieb uninteressant, weil ihr Tragfähigkeit fehlte: Ja, ich wäre dann Janniks Depression los. Aber ich wäre eben auch Jannik los. Und das fühlte sich nachhaltig absurd an. Ich wollte Jannik nicht loswerden.

Pragmatisch betrachtet, blieb mir also nicht viel mehr, als eine Haltung zu finden zu einer nicht gerade euphorisierenden Perspektive. Ich fand sie. Und es dauerte nicht einmal besonders lang. Nachdem ich aufgehört hatte, die Tragweite der Dinge, soweit ich sie damals erfasste, auszublenden, nachdem ich mich den mehr als unschönen Tatsachen und Perspektiven gestellt hatte, entwickelte sich in mir eine Art Motto, das mir tatsächlich Halt und Orientierung gab: Wenn schon Depression, dann wenigstens mit Gewinn!

War ich schon in der misslichen Lage, einen Partner zu lieben, der zur Zeit und wohl noch lange in allen Bereichen des Alltags und der Liebe derart massiv eingeschränkt war, stand es mir, wie ich fand, wenigstens zu, aus dieser Erfahrung Nutzen zu ziehen. Konkret erwartete ich, Gefilde und Wege zu erkunden, die mir bislang unbekannt waren, und sehr viel Neues über die Liebe und ihre Potenziale zu lernen. Denn dass ich, wie die allermeisten Menschen, die ich kenne, in diesem Bereich noch lange keinen nennenswerten Grad der Meisterschaft erreicht hatte, war mir sehr bewusst.

Während Jannik damit beschäftigt sein würde, sich selbst kennenzulernen als einen, der sich wieder fühlen und ernst nehmen konnte und der, wenn er weiterleben wollte, auf sich selbst nicht nur Rücksicht nehmen durfte, sondern sogar *musste*, würde ich *mich* in Bezug auf all die Fragen, die die Liebe in jeder Beziehung aufwirft, unter die Lupe nehmen, würde mir meine eigenen Schwächen und Stärken im unfreundlich grellen Licht der Depression anschauen, würde Entscheidungen treffen, Umgangsweisen ablegen oder verstärken, neues Repertoire erproben und auf diese Weise meine eigene Transformation vorantreiben. Es ist ja nicht so, dass wir alle schon hervorragende Liebende sind, *bevor* die großen Herausforderungen kommen.

Es stellte sich heraus, dass die Depression mit ihrer Krassheit, ihrer Unerbittlichkeit und Ungeschminktheit eine Art Lupeneffekt mit sich brachte: Alles, was Paare eigentlich in jeder Beziehung aushandeln *müssten*, was aber so oft nicht einmal offen zur Sprache kommt, weil sich doch immer Wege und Mittel finden, die heißen Eisen, den dampfenden Brei und die wunden Punkte zu umschiffen, all das trat in unserer von der Depression gezeichneten Liebe so unerbittlich wie kompromisslos zutage. Es gab kein Lavieren, kein Drumherum-Mogeln, kein Unter-den-Teppich-Gekehre. Alles lag offen und grell beleuchtet vor uns. Entweder gingen wir damit um, oder das Paar, das wir waren, würde untergehen.

In diesem Punkt waren wir uns immer einig: Wir wollten ein Paar bleiben. Also mussten wir unter den Bedingungen der Depression gemeinsame oder zumindest übereinstimmende und im Grundsatz zueinander passende Pläne und Absichten entwickeln und unser jeweiliges Verständnis von Liebe und geteiltem Leben aufeinander abstimmen – wie jedes andere Paar eigentlich auch. Unsere Lage war lediglich drastischer.

Zwar tat ich es immer wieder, die Versuchung war schlicht und ergreifend zu groß, aber es war natürlich überhaupt nicht hilfreich, ›die anderen‹ zu beneiden. Jene, die mehr oder weniger gedankenlos und meistens fröhlich vor sich hin leben konnten. Die schöne Stunden miteinander verbringen, Reisen unternehmen, den Haushalt spielend erledigen und einer ganz gewöhnlichen Arbeitsbelastung standhalten konnten, in deren Leben Erotik, Genuss und Sinnesfreuden eine Rolle spielten, die aber vor allen Dingen ihr Leben entweder gar nicht oder doch zumindest nicht über ernstzunehmend lange Zeiträume hinweg unter einer grauen Glocke der Kraft- und Perspektivenarmut fristen mussten, die die Depression unweigerlich über alles stülpt, was in ihre Reichweite kommt. Vergleiche mit solchen Menschen oder mit denen, die ich für solche Menschen hielt, machten mich fix und fertig. Sie brachten mir nichts. Sie waren dennoch manchmal einfach nicht abzuwehren, drängten sich unerbittlich auf, ließen innerhalb von Sekunden Wut, Neid und Ärger und das Gefühl in mir sprießen, vom Leben oder wahlweise auch nur von Jannik verdammt ungerecht behandelt zu werden. Je schneller es mir gelang, sie ins Regal der nutzlosen Gedanken zurückzuschicken, desto schneller ging es mir wieder besser. Beherrschten sie meine Wahrnehmung gerade, versuchte ich, mich so weit, wie es in dem Moment möglich war, von Jannik fernzuhalten. Jedes Wort mit ihm in dieser Stimmung führte erfahrungsgemäß zu unguten Zwischenfällen.

Ich glaube inzwischen, dass es nichts nutzt, sich solche Gedanken zu verbieten. Sie sind menschlich, sie sind naheliegend, sie bringen eine Seite des emotionalen Geschehens zum Ausdruck. Insofern haben sie nicht nur ihre Berechtigung, sondern vermutlich sogar eine irgendwie sinnvolle Funktion. Sie passen gewissermaßen auf, dass man es nicht zu weit treibt mit der Rücksichtnahme, dem Zurückstecken und dem Verständnis. Sie sorgen dafür, dass man nicht vergisst, wie das Leben *auch* sein kann. Und dass es ein Leben *ohne* Depression tatsächlich *gibt*. Dass es sogar zum Greifen nahe ist. Dass man nicht bleiben *muss*, sondern eine Wahl hat, und dass die Dinge im Lot bleiben sollten. Es ist okay, solche Gedanken zu haben. Es ist okay, ihnen von Zeit zu Zeit nachzugeben.

Da sie aber als Hilfe für die konkrete Situation absolut nichts Konstruktives zur Folge haben, sie eher im Gegenteil massiv belasten, ist es klug, ihnen nicht zu viel Raum zu lassen. Jedenfalls habe ich das für mich so entschieden. Leider fiel es mir oft nicht sehr leicht, das umzusetzen. Deshalb begann ich irgendwann, mir derlei Gedanken des Neids und der Ungerechtigkeit als winzige, halb niedliche, halb abschreckend hässliche, quietschende, quäkende und knarzende, stachelbewehrte Monsterchen vorzustellen, die mich mit großen Dackelaugen und noch größeren Krokodilstränen auf den Gesichtern anschauten, Mitleid heischend, erbärmlich und in ihrer ungezügelten Mini-Monster-Wut irgendwie zum Liebhaben lustig. Ich gewöhnte mir an, mit ihnen zu sprechen. Ja, wirklich. Ich beruhigte sie. Versuchte sie abzulenken. Erzählte ihnen vom Wetter, vom letzten Einkauf oder davon, dass ich wirklich ein Rabenobermonster sei und mich viel zu lang nicht um sie gekümmert hätte. Ich stellte mir vor, wie sie gelb, lila, rot oder grün, blau, braun und in allen sonstigen Farben des Regenbogens um mich herumhopsten – auf Knöchelhöhe, die größeren auf Schienbeinhöhe – und mit ihren schnarrenden und schnalzenden Geräuschen jämmerlich um Aufmerksamkeit bettelten. Dann stellte ich mir vor, wie ich sie eins nach dem anderen streichelte, bis sie die Augen schlossen und genüsslich schnurrten wie zufriedene Katzen. Schließlich schliefen sie ein, und ich trug sie in ihre vielen kleinen bunten Körbchen ›im Regal‹ zurück. Da es mir nicht gelingen wollte, sie gänzlich zu verbannen, brauchte ich einen solchen ›Ort‹, an dem ich sie unterbringen konnte. An dem sie die meiste Zeit vor sich hin schlummern konnten, bis sie eben wieder heraushüpften und mit ihrem Genörgel anfingen.

Erheblich förderlicher, als meinen Neidmonstern zu viel Raum zu geben, war es, mir bewusst zu machen, dass ohnehin jede und jeder irgendein ›Päckchen zu tragen hatte‹. Um das zu erkennen, musste man nur einmal ein wenig genauer hinsehen. Hinzu kam die Erkenntnis, dass unsere durch die Depression unumgänglich gemachte Art der Liebesarbeit, die sich zwangsläufig offen, tiefgehend und herausfordernd gestaltete, eigentlich auch denen verdammt gut getan hätte, die es zurzeit leichter hatten oder zu haben schienen. Besonders galt das für all jene in unserem Umfeld, die seit Jahren faule oder zumindest angefaulte Kompromisse miteinander lebten, deren Zusammensein mit dem Fortschreiten der Jahre zunehmend von Desinteresse aneinander gekennzeichnet war, teils auf Unaufrichtigkeiten, Halbwahrheiten und Lügen basierte oder deren Umgang miteinander von anhaltender Unfreundlichkeit und Gereiztheit und von permanenten Vorwürfen geprägt war. Vorwürfen, die nichts, aber auch gar nichts am Status quo änderten, sondern vielleicht sogar die Funktion hatten, ihn zu erhalten. Schon ein oberflächlicher Blick in die Runde aus Freunden und Bekannten zeigte, wie viele der Menschen um uns herum ihre Liebesbeziehungen so oder ähnlich gestalteten. Für Jannik und mich war diese Gefahr auf lange

Sicht erst einmal gebannt. Es hilft, finde ich, auch solche positiven Effekte der Depression zu sehen und sie wertzuschätzen.

Durch unsere Entscheidung, uns gegenseitig so weit wie möglich den Raum einzuräumen, den wir jeweils gerade brauchten, um wachsen zu können, arbeiteten wir gemeinsam an lohnenden und gewinnversprechenden Veränderungen. Notgedrungen waren dabei die Zumutungen, die die Depression mit sich brachte, wenn man so will, unsere Trainingsräume. Das ›Work-out‹ verlief mal besser, mal schlechter, ging mal leichter und mal schwerer von der Hand. Manchmal schlief es ganz ein und wir entfernten uns voneinander. Aber bald fanden wir doch immer wieder in unser gemeinsames Bötchen zurück, das zeitweise hoch auf den Wellenkämmen tanzte und tief in die Täler hinabstürzte, auf wunderbare Weise aber doch irgendwie immer seetauglich blieb und allzeit eine Handbreit Wasser unter dem Kiel behielt. Die Verlässlichkeit, mit der das geschah, lag einzig und allein darin begründet, dass wir uns immer wieder aufs Neue dafür entschieden. Und wir trafen diese Entscheidung immer wieder, weil wir eine feste Überzeugung teilten, dass es nämlich immer Sinn macht, in der Liebe zu bleiben.

Nun ist aber ›in der Liebe bleiben‹ natürlich nicht gleichbedeutend damit, in jeder Art von Beziehung oder Verbundenheit zu verharren. Und so stellte sich uns auch immer wieder die gar nicht so einfach zu beantwortende Frage danach, was wir eigentlich ganz konkret unter »Liebe« verstanden.

Nachdem wir eine Diagnose erhalten und endlich Aussicht auf Begleitung durch Menschen hatten, die mit Depressionen erheblich erfahrener waren als wir, veränderte sich sehr viel. Die Veränderungen ereigneten sich allerdings nur nach und nach und über einen langen Zeitraum hinweg. Zudem geschahen sie in extrem langsamem, der Depression angepasstem Tempo. Um in der Bilderwelt der Schifffahrt zu bleiben, ließe sich sagen, dass die nächsten sechs bis sieben Jahre einer ganzen Kette von drückenden Flauten glichen, die nur äußerst selten von kurzen, leichten Böen, von bleiern-vorgewittrigen Wetterlagen und leider manchmal auch von beängstigenden Orkanen unterbrochen wurden. In der Hauptsache aber geschah so gut wie gar nichts: Die Zeit sickerte weiterhin kaum wahrnehmbar um uns herum ins Nichts. Für mich war sie hauptsächlich angefüllt damit, unseren Alltag über die Bühne zu bekommen, mit meinem Frust über all das, was nicht passierte und mir fehlte, möglichst konstruktiv umzugehen – was natürlich keineswegs immer gelang – und Jannik an den vielen schlechten Tagen darin zu unterstützen, das Grauen auszuhalten, an den besseren dann wieder darin, ein Schneckenmillimeterchen voranzukommen. In der Folge hatten meine Tage über einen langen Zeitraum hinweg etwas an sich, das von außen betrachtet vermutlich ans Absurde grenzte.

Ein großes Problem dabei war, dass ich zunehmend weniger zum Arbeiten kam. Wenn ich mich bei Freunden darüber beklagte, fragten sie unweigerlich danach, was ich denn den lieben langen Tag alles täte, das mich vom Arbeiten abhalte. Nie wusste ich, was ich antworten sollte, denn die Liste der Dinge wäre häufig in etwa so ausgefallen:

Schlecht geschlafen. Gegen neun oder halb zehn aufgestanden. Wäsche gewaschen. Einkaufen gewesen. Wieder daheim, kurz geschaut, ob Jannik schon mit Aufwachen beschäftigt war. Ihn schlafen gelassen, weil er noch ganz weggetreten wirkte. Zwei Rechnungen für die letzten beiden Lesungen geschrieben. Kurz mit Rose telefoniert, weil ich mich so einsam fühlte. Nach Jannik geschaut. Ihn weiter schlafen lassen. Manuskript geöffnet, um zu schreiben. Nach einer halben Stunde aufgegeben. Mit Paula telefoniert. Mich gefreut, dass ihre Tochter wieder gesund ist. Ihr ein bisschen das Ohr abgekaut, weil wieder so frustriert über unser nicht vorhandenes Sexleben. Mich bei ihr entschuldigt, weil ich sie immer wegen derselben Langweilerthemen vollquatsche. Gegrinst, weil sie meinte, dass erstens Sex nie langweilig sei, auch dann nicht, wenn er nicht stattfinde, und dass man zweitens ja wohl genau für so was Freundinnen habe. Besser gelaunt aufgelegt. Lange herumgegrübelt, wie ich mit dem Manuskript weiterkommen könnte. Nach Jannik geschaut, der müde lächelte. Für uns beide Kaffee gekocht. Während er auf dem Balkon langsam wach wurde, drei Termine für ihn und einen für mich vereinbart: Zahnarzt, Hausarzt, Finanzamt, TÜV. Fünf Kunden von ihm gemailt, die dringend auf Rückruf warteten, und sie erneut unter einem Vorwand vertröstet. Zwei Veranstaltern, einer Kollegin und meinem Redakteur gemailt. Während Jannik sich den zweiten Kaffee kochte, Blumen gegossen, Wäsche aufgehängt. Überlegt, ob es helfen würde, in der Bibliothek statt zu Hause zu arbeiten. Während Jannik im Bad war, um sich fertig zu machen, noch einmal das Manuskript geöffnet. Gelesen, was ich am Vormittag geschrieben hatte. Mir Notizen dazu gemacht. Die Hälfte wieder gelöscht. Nach einer Stunde aufgegeben und stattdessen begonnen, die Unterlagen für die längst überfällige Steuererklärung vorzubereiten. Dabei gemerkt, dass ich seit über einem Monat keine Rechnungen mehr bezahlt hatte. Siebzehn Rechnungen und drei Mahnungen bezahlt. Einmal um den Block gelaufen, mir dabei trotz Sonnenschein ein dickes Tuch um den Hals und das Kinn gewickelt, damit ich unauffällig mit mir selbst sprechen und meinen aktuellen Frust loswerden konnte: Jannik hatte, seit er aufgestanden war – also seit inzwischen vier Stunden – kein einziges Wort gesprochen, weder mit mir noch mit sich selbst noch mit dem Hausgeist. Wieder daheim kam Jannik gerade aus dem Bad, setzte sich mit Tablet aufs Sofa und las erst die Hacker-News, dann Neuigkeiten über Kameras, weil ihn das von seinem Gedankenkarussell ablenkt, aus dem er rausmuss, um arbeiten zu können. Weiter Belege für die Steuererklärung erfasst. Wegen Janniks Scheidung mit dem Anwalt telefoniert, der anrief. Mir notiert, was ich Jannik ausrichten sollte und bis wann die Antwort in der Kanzlei sein müsste. Auf dem Weg in die Küche gesehen, dass er auf dem Sofa wieder eingeschlafen war. Gegen halb sechs mit seinem Vater telefoniert, der verärgert anrief: Jannik habe noch nicht auf die Geburtstagseinladung zu seinem Fünfundsiebzigsten reagiert. Ob wir denn jetzt kämen? Man müsse schließlich langsam die Hotelzimmer buchen. Dann übergangslos: »Ich geb dir mal Ariane.« Mit Janniks Mutter weitertelefoniert. Sie weinte die meiste Zeit. Vergeblich versucht, sie aufzubauen, bis sie schließlich in etwa das Folgende sagte: »Jannik hat schon immer eher zurückgezogen gelebt. Aber so schlimm, wie es ist, seit du mit ihm lebst, war es noch nie.« Alles, was ich fühlte, runtergeschluckt und versucht, ihr zu erklären, dass Janniks Verstummen nichts mit mir und auch nichts mit ihr zu tun hat und schon gar nichts mit Doro, die sie, wie fast immer, als Vergleich anführt und als »ihre Schwiegertochter« bezeichnet. Das übrigens, obwohl sie, laut Jannik, nie ein gutes Haar an Doro gelassen hatte, als die beiden noch ein Paar gewesen waren. Versucht, mich an diesen Hinweis von Jannik zu erinnern. Versucht, ihn in der Situation irgendwie aufbauend zu finden. Ihn nicht aufbauend gefunden. Mich aber vor allem wieder nicht getraut, von Depression zu sprechen, weil ich nicht wusste, ob es Jannik recht war, wenn die Eltern von der Diagnose wussten. Außerdem, wie jedes Mal zuvor, befunden, dass das etwas war, das *er* ihnen wohl am besten selbst mitteilte. Oder vielleicht doch nicht? Nach Gespräch mit Ariane zum Kühlschrank gerannt, ein Bier geöffnet und es sehr schnell hinuntergestürzt. Danach weder Lust gehabt, weiter Belege zu verbuchen, noch, das Manuskript wieder zu öffnen. Stattdessen gekocht. Dabei Radio gehört und das zweite Bier getrunken. Versucht, möglichst wenig nachzudenken. Versucht, mir nicht so viele Sorgen zu machen, weil es inzwischen nach neun Uhr abends war und Jannik immer noch auf dem Sofa lag. Versucht, nicht dauernd darüber nachzudenken, dass er heute im Grunde nach dem Morgenkaffee – immerhin schon gegen vier Uhr – nicht wirklich auf die Beine gekommen war. Herzrasen bekommen. Herd abgestellt. Ins Arbeitszimmer gerannt und mein beschissenes Gedankenkarussell aufgeschrieben, wie die Therapeutin es mir geraten hatte: »… und dann bringen Sie den Zettel nächstes Mal mit, und wir sprechen drüber.« Zettel verfasst: Was, wenn es Jannik nie wieder besser gehen wird? Was, wenn er gar nicht mehr arbeiten kann? Was, wenn ihm die Kunden abspringen, weil er immer langsamer wird und so selten auf Mails und Anrufe reagiert? Was, wenn er wieder gesund wird, aber trotzdem keinen Sex mehr mit mir haben will? Was, wenn ich uns beide von meinem nicht gerade überbordenden Freiberuflerinnen-Einkommen ernähren muss? Was, wenn er nie wieder gesund wird? Was, wenn er nie wieder gesund wird? Was, wenn er nie wieder gesund wird? Stift auf den Boden gedonnert. Nach Jannik geschaut, der unverändert auf dem Sofa lag. Zurück in die Küche gestampft. Herd wieder angestellt, weitergekocht. Ins Arbeitszimmer gerannt: Zettel vom Tisch geklaubt. Ihn zusammengeknüllt und in die Tasche geworfen, damit Jannik ihn nicht findet, falls er aufwacht. Wieder in die Küche. Tisch gedeckt. Jannik gesagt, dass es gleich Essen gebe. Radio ausgeschaltet. Laptop geholt. Serie zum Streamen geladen. Mich riesig gefreut, weil Jannik schon eine Viertelstunde später in der Küche erscheint und kein bisschen nach vorn gebeugt, sondern ganz aufrecht geht. Schlafen hilft einfach immer! Drittes Bier geöffnet. Essen aufgetragen. Beim Essen Serie geschaut. Mich ziemlich entspannt, weil Serie gute Ablenkung für Jannik ist und er ganz ruhig und kaum zerknittert aussieht. Mich gefreut, weil Jannik das Essen inzwischen manchmal wieder schmeckt, heute sogar besonders! Viertes Bier aufgemacht. Mich schon wieder total gefreut, weil Jannik es packt, den Tisch abzudecken und die Spülmaschine einzuräumen: sehr, sehr gutes Zeichen! Kurz gedacht, dass ich große Lust hätte, noch ein paar Seiten zu schreiben. Mir dann eingestanden: schon viel zu betrunken. Nächste Episode geladen. Mit Jannik aufs Sofa gekuschelt und viertes Bier ausgetrunken. Obwohl Episode noch nicht um, kein fünftes geöffnet. Sehr vernünftig. Auf die Uhr geschaut: halb drei. Jannik ziemlich gut drauf: stöhnt nicht, schwitzt nicht, hat Farbe im Gesicht, ist nicht wieder eingeschlafen, hat Arm um mich gelegt, mich an sich gezogen und sogar gesagt, wie glücklich er ist, dass ich da bin. Ihn gefragt, ob er das fühlte, das mit dem »glücklich«. Nein, er fühlt es nicht. Aber er weiß, dass er es wäre, wenn er es fühlen könnte. Er erklärt mir, was er fühlt: Er fühlt Erleichterung, weil ich nicht genervt war, dass er noch einmal schlafen musste. Er fühlt Erleichterung, weil ihm das Essen geschmeckt hat. Und, weil er meine Nähe so gut aushält heute. Mich mit zweifelhaftem Erfolg ermahnt, das als liebevolle Äußerung zu nehmen. Und überhaupt die Tatsache, dass er so viel erklärt hat. An einem Stück! Mich ermahnt: diese Dinge wahrnehmen! Mich wieder angeschmiegt. Sollen wir noch eine Episode gucken? Ja! Fünftes Bier geöffnet, während Jannik nächste Episode lädt. Gegen vier ins Bett gewankt. Jannik versucht jetzt, ein paar Mails zu beantworten und, wenn es richtig gut läuft, ein bisschen zu arbeiten.

Wie gesagt, von außen betrachtet vermutlich absurd und desolat. Ich aber finde auch rückblickend noch, dass ich mich wacker gehalten habe damals.

Um die Geldsorgen in den Griff zu bekommen, nahm ich mehr und mehr journalistische Aufträge an – auch von Zeitungen und Zeitschriften, die mir früher nicht einmal ein Naserümpfen wert gewesen wären. Außerdem legte ich mir ein dickes Heft zu, in das ich Ideen und Gedanken für zukünftige Bücher notierte. Es erinnerte mich daran, dass jetzt jetzt war und die Dinge im Moment gerade schwierig waren, dass sie es aber nicht ewig bleiben würden: entweder weil Jannik und ich es gemeinsam schaffen würden oder weil ich irgendwann gehen würde. Ich war fest davon überzeugt, dass es eine Zukunft geben würde, in der ich wieder Bücher schrieb. Außerdem begann ich, sehr viel Tagebuch zu führen, und entdeckte, dass sich mir hier ein Raum auftat, in dem ich sowohl schreiben als auch immer wieder mit mir selbst, der Beziehung und der Situation ins Reine kommen konnte. Noch so ein Geschenk der Depression, denn nie zuvor hatte ich das Bedürfnis gehabt, Tagebuch zu führen, und Menschen, insbesondere Kolleginnen und Kollegen, die es taten, ein bisschen belächelt. In meiner Wirklichkeit war Tagebuchschreiben bis dahin etwas gewesen, das pubertierende Mädchen mit rosa Filzstiften betrieben. Welche Ignoranz!

Irgendwann blieb mir dann aber nichts anderes mehr übrig, als meiner verwunderten und, ob der permanenten Verzögerungen und meiner zunehmenden Wortkargheit, auch etwas verärgerten Lektorin reinen Wein einzuschenken. Obwohl sie freundlich und verständnisvoll reagierte, war das ein bitterer Moment. Ich liebe meinen Beruf. Kinderbücher zu verfassen gehört zu den Dingen im Leben, die mir unendlich kostbar sind, und zum Allerletzten, das ich bereit wäre aufzugeben. Tatsache aber war auch, dass ich zurzeit einfach keinen guten Text zustande brachte. Mir fehlte die innere Ruhe. Mir fehlten Muße und Leichtigkeit. Mir fehlte Freude. Gefühle des Glücks und der schwebenden Gedankenlosigkeit, aus denen sich so wunderbar Geschichten spinnen lassen, stellten sich fast nur noch ein, wenn ich Alkohol trank. Trank ich aber Alkohol, war ich alles andere als inspiriert, fühlte mich zwar leichter als vorher, war aber nicht in der Verfassung, nachzudenken, zu formulieren oder gar am Rechner zu sitzen und ernsthaft zu schreiben.

Nach ein paar Jahren musste Jannik ganz aufhören zu arbeiten und hatte einige Zeit später seine allerletzten Ersparnisse aufgebraucht. Schließlich lebte er eine Zeit lang von Krankengeld. Während eines Reha-Aufenthalts zahlte die Rentenversicherung seinen Unterhalt, und als er bei der Kasse nach der regulären Zeit des Krankengeldbezugs »ausgesteuert« war, so das Fachwort, übernahm schließlich die Agentur für Arbeit die Zuständigkeit für ihn, und er bezog ein Jahr lang Arbeitslosengeld II. Zum Glück hatte er vorher gut verdient. Trotzdem war, was er bekam, nicht viel, und meine Bewunderung für Menschen, die bereits vor solchen Einbrüchen keine allzu guten Löhne erhalten hatten, stieg ins Unermessliche. In einer Gesellschaft, in der so vieles über Besitz und Reichtum organisiert ist, erlebte Jannik den Abstieg in die Erwerbslosigkeit neben den Qualen der Depression einerseits als entsetzliche Herabsetzung, andererseits löste sie natürlich große Existenzängste aus – und das nicht nur bei ihm. Es ist allseits bekannt, dass Krankheit in Deutschland zu Verarmung und damit zum Abgedrängtwerden an den Rand der Gesellschaft führt. Sowohl Jannik als auch ich gehörten lang vor seiner Depression, und auch lang bevor wir uns kannten, zu jenen Menschen, die das kritisch sahen und viel über Themen wie das bedingungslose Grundeinkommen nachgedacht hatten. Die Erfahrung jetzt selbst machen zu müssen, traf uns dennoch beide unerwartet und, trotz allen Vorwissens, auch unerwartet hart.

Das in etwa war die Faktenlage während der sieben Jahre, die der Diagnose folgten. Es geschah wenig. Was geschah, war nicht besonders schön. Das wenige Schöne, das sich ereignete, passierte langsam und in großen Abständen. Interessant allerdings, wenn auch nicht immer einfach, war während dieser Zeit vor allem meine Auseinandersetzung als Angehörige mit den zahlreichen, im Schlepptau der Depression wie verhakten Zumutungen: Unter ihnen waren solche, die sich direkt aus der Depression ergaben und von denen bis hierher schon viel die Rede war. Nicht selten aber hatten sie ihren Ursprung im Umgang unseres Umfelds mit mir, mit Jannik, mit uns und der Situation, in der wir uns befanden. Und, wie sich vielleicht schon angedeutet hat und glücklicherweise seltener, auch im Verhalten, das das begleitende Fachpersonal an den Tag legte. Da er kaum noch Kontakte mit Menschen um uns herum pflegte, betrafen Jannik diese von außen kommenden Zumutungen eher am Rande. Für mich hingegen stellten sie immer wieder besondere und schwer zu bewältigende Herausforderungen dar.

Heldin gesucht

Während sich auf unserer Seite die Dinge also in dezidiert quälerischem Schneckentempo entwickelt hatten, war das Leben um uns herum seinen gewohnten Gang gegangen. Nichts und niemand war stehen geblieben oder hatte auch nur innegehalten, nur weil wir auf der Bremse standen. Wir waren zu Hochzeiten eingeladen worden. Geburtsanzeigen und neuerliche Einladungen zu Taufen, Kommunionen und Kinderfesten waren gefolgt, einmal eine zur Jugendweihe. Jedermann schien mindestens zwei Mal im Jahr in den Urlaub zu fahren. Freunde trennten sich. Andere begannen neue Lieben oder gingen für längere Zeit ins Ausland. Ständig wurde jemand dreißig oder vierzig, in meinem früheren, meistenteils in Norddeutschland angesiedelten Freundeskreis auch mal fünfzig, und wollte den immer gut gelaunten, lieben Jannik mit der neuen Freundin beim Korkenknallenlassen dabeihaben oder wahlweise die lang vermisste Lina, die über Jahre im Ausland gewesen war, mit ihrem neuen Freund, den kaum jemand bisher gesehen hatte. So tobte das Leben um uns herum, während wir immer tiefer in einen düsteren Nebel gerieten, den außer uns niemand zu bemerken schien. Und natürlich nahmen wir beinahe keine der zahlreichen Einladungen an, zumindest nicht als Paar. Zu Beginn schleppte Jannik sich noch ein oder zwei Mal irgendwohin mit, gab es dann aber gänzlich auf. Ich dagegen befahl mir, um nicht vollständig in diesem immer stärker auch um mich herumwabernden Anthrazit unterzugehen, solche Vergnügungen dann eben allein wahrzunehmen. Da das angesichts meines eigenen, inzwischen ebenfalls recht schwachbrüstig gewordenen Energiehaushalts zunehmend schwieriger wurde, reduzierte ich die Frequenz, die ich mir dabei abverlangte. Mein innerer Marschbefehl lautete: »Zumindest einige und in einiger Regelmäßigkeit.«

Neben solchen eher gängigen gab es aber auch speziellere Einladungen. Da war beispielsweise die Sache mit den »Auferstehungstagen«. Seit dem Abi, also über mehr als zwei Jahrzehnte hinweg, hatten Jonathan, Max und Jannik eine Tradition gepflegt: Über Ostern gingen die drei zusammen wandern, und alle paar Jahre waren die Lebenspartnerinnen mit von der Partie. Die drei Männer nannten ihre Reisen »Die Auferstehungstage«, und sie liebten sie. Ihre Freude fing schon bei den Vorbereitungen an, und Jannik hatte von den Planungsabenden mehr als begeistert berichtet. Ein paar Wochen nach der Osterwanderung folgte für gewöhnlich ein Grillabend für den ganzen Freundeskreis. Auf einer Leinwand lief dann, während alle aßen, tanzten und erzählten, eine Endlosschleife aus den meist weit über tausend Fotos der jeweiligen Reise.

Im frühen Herbst unseres ersten Jahres trudelten per Mail an Jannik und an mich die ersten Planungsnotizen für die nächstjährigen »Auferstehungstage« ein. Jannik hatte seit Wochen nicht mehr mit Max oder Jonathan gesprochen und war schon seit geraumer Zeit rasant unterwegs in die Düsternis. Da sich die Mail an »Lina und Jan« richtete und Jannik keine Anstalten machte zu antworten, sah ich mich in der Pflicht. Nachdem ich mit ihm gesprochen hatte, schrieb ich den beiden, dass wir sehr gern dazustoßen würden, Jannik sich aber in diesem Jahr nicht an den Vorbereitungen beteiligen könne. Der hatte zwar prophezeit, dass die beiden eine solche Regelung niemals gelten lassen würden, aber ich war vom Gegenteil überzeugt. Immerhin hatte ich ihnen nur wenige Wochen zuvor in Max' Wohnzimmer über den derzeitigen Zustand ihres besten Freundes berichtet. Ich rechnete also fest mit einer zumindest verständnisvollen Antwort. Verkehrter hätte meine Einschätzung nicht sein können:

Erst kam gar keine Reaktion, schließlich eine Mail von Jonathan. Wie Jannik, stand dort in immerhin eher humorigem Ton, mir sicher erklären könne, sei es absolut nicht möglich, »JMJ-Auferstehungstage« nur zu zweit vorzubereiten. Sollte Jannik sich tatsächlich nicht in der Lage sehen mitzumachen, würden sie die Reise in diesem Jahr auf eine »JM-Version« abspecken. Das sei zwar unerhört und noch nie da gewesen, aber eine andere Lösung gebe es schlichtweg nicht. In dem Fall hofften sie, dass ihr lieber Freund dann im nächsten Jahr wieder mit an Bord sei. Beste Grüße und nichts für ungut.

Ich war, gelinde gesagt, vor den Kopf gestoßen. Und ich hätte nicht sagen können, für wen von uns zuerst oder mehr. Was waren denn das für Freunde? Ein Gespräch mit Sabrina warf zwar ein Licht auf die Angelegenheit, das möglicherweise ein wenig klärte, aber unterm Strich war ich einfach empört.

»Janniks Freunde«, vermutete sie, »haben vielleicht das Gefühl, dass du dich zwischen sie und ihn geschoben hast.«

»Aber ich habe ihnen doch erzählt, wie es um ihn steht!«

»Nur waren sie ganz und gar nicht deiner Meinung.« Sabrina klang unangenehm sicher.

Ich sprach mit Paula. Sie dachte eher, dass man die Jungs beim Wort nehmen müsse: »Die organisieren das einfach immer zu dritt. Es bricht mit ihrer Tradition, es anders zu machen. Und sie waren von Anfang an nicht deiner Meinung, was die Ursache für Janniks Zustand anbelangt.« Nach einer kurzen Pause fuhr sie vorsichtig fort: »Und vielleicht haben sie ja auch recht.«

»Paula, wenn du ihn sehen würdest, würdest du auf so einen Gedanken gar nicht erst kommen!«, erwiderte ich unwirsch. Ich wusste einfach, dass Jannik nicht war, ›wie er immer war‹. Paula lenkte schnell wieder ein, und ich dachte über den Rest ihrer deeskalierenden Sichtweise nach. Der nämlich konnte durchaus zutreffend sein. Aber selbstredend sprach ich auch mit Jannik: Hatte er die Mail gelesen? Hatte er natürlich nicht.

»Ich lese sie dir vor, okay?«

»Ist es so wichtig?«

Statt einer Antwort las ich laut den Text von Jonathans Mail. Jannik hörte still zu. Aufmerksam. Müde. Kurz runzelte er die Stirn, dann lächelte er.

»Ach, die meinen das nicht so«, erklärte er mir. »Nimm das nicht so tragisch. Die sind nur traurig, dass ich nicht mitmache. Kann man doch verstehen. Das hat nichts mit dir zu tun. Ganz bestimmt nicht. So sind die nicht drauf, Lina.«

Wer auch immer recht hatte, ich hatte keine Lust auf solche Leute. Und ich bildete mir ein, dass ich, wäre ich an ihrer Stelle, ganz und gar anders handeln würde – und zwar selbst dann, wenn ich eine ebensolche Skepsis gegenüber der neuen Freundin meines besten Freundes und einen vergleichbaren Unwillen gegen die Veränderung althergebrachter Rituale empfunden hätte, wie sie es möglicherweise taten.

»Wie denn?«, wollte Sabrina wissen.

Das war einfach: »Ich würde hinfahren und so lange klingeln, bis die Tür aufginge. Ich würde alles daransetzen, selbst, unter vier Augen und in Ruhe mit Jannik zu sprechen. Ich würde mir *dann* erst ein Urteil bilden. Ich würde mich mit der neuen Frau treffen und ihr ganz offen sagen, was ich denke, statt mich in Andeutungen zu ergehen. Aber auch ganz offen zuhören, was sie zu sagen hätte. Und ich würde mit Sicherheit nicht solche Mails in der Gegend herumschicken.«

»Nein«, sagte Sabrina, »würdest du sehr wahrscheinlich nicht. Das vermute ich auch. Aber die Menschen sind nicht alle gleich.«

»Das sind doch keine Freunde, so wie die sich verhalten!« Ich weiß noch, dass ich mir mit der flachen Hand gegen die Stirn schlug.

»Es sind *die* Freunde, Lina, die sich dein Jannik ausgesucht hat unter allen, die er hätte haben können. Und es sind seine Freunde seit vielen, vielen Jahren.«

Das saß. Zum Glück schob Sabrina dann noch etwas hinterher, das ihr gar nicht ähnlich sah. »Scheinbar«, sagte sie, »hat sich an seinem Geschmack in letzter Zeit irgendetwas geändert. Denn jetzt hat er sich ja ganz offensichtlich *dich* ausgesucht unter allen, die er hätte haben können.«

Es ist wirklich seltsam, wie ein paar ernst gemeinte, liebevolle Worte manchmal die Wolken vor der Sonne wegpusten können. Meine Bitterkeit, meine Enttäuschung, sogar mein Unverständnis waren mit einem Mal nicht mehr besonders wichtig. Viel wichtiger war, dass ich Jannik liebte, dass er mich liebte, dass wir gut miteinander umgingen. So gut wir es eben konnten. Und dass ich Freundinnen hatte, die mich zwar in letzter Zeit häufig für ausgesprochen durchgeknallt, immer aber für vertrauenswürdig und liebenswert hielten.

Das Telefonat mit Sabrina hatte ich in der Küche geführt und ging nun zurück ins Wohnzimmer. Jannik war verschwunden. Ich fand ihn im Bett, ein Handtuch über den Augen. Die Sache schien ihn also doch heftig angegangen zu sein. Entweder war es Jonathans Mail gewesen. Oder mein Unglück über Jonathans Mail. Oder beides. Oder etwas anderes, das mir nicht bewusst war. Oder dieser neue Erschöpfungsanfall hatte gar nichts mit dem Vorangegangenen zu tun und hätte sich so oder so ereignet. Was auch immer es war, meine eben wiedergewonnene innere Ruhe war schlagartig dahin und ich bis zu den Haarspitzen voller Ärger auf Jonathan und Max. Außerdem war es mir vollkommen egal, ob dieses Gefühl bei rationaler Betrachtung als angemessen durchgehen würde oder nicht. Sollten sie doch ihre verdammten Auferstehungstage abhalten! Kindischer Unfug … Was hatte ich mit solchen Leuten zu schaffen?

Leise zog ich die Schlafzimmertür zu, setzte mich aufs Sofa und sah mir missmutig irgendeine Folge irgendeiner Serie an, bis ich mich anschließend an mein Manuskript setzte. Die Arbeit ging schleppend voran. Ich war nicht recht bei der Sache. Aber bis zum nächsten Termin mit meiner Lektorin war es nicht mehr lang hin, und alles war besser, als mich in Wutanfällen oder Selbstmitleid zu verlieren.

Im folgenden Jahr erreichte uns wieder eine Mail. Immer noch forderten seine Freunde Janniks volles Engagement für die Vorbereitung der Reise. Ich antwortete nicht mehr. Jannik sowieso nicht. Er hatte inzwischen erheblich gravierendere Probleme. Und nach Feiern, Urlaub und Wegfahren stand ihm der Sinn schon lang nicht mehr. Dass die Mails irgendwann ganz ausblieben, bemerkten wir beide erst viele Jahre später.

Ähnlich wie mit Jonathan und Max erging es uns damals mit sehr vielen Verbindungen. Post, Mails oder Anrufe aus meinem Freundeskreis landeten natürlich direkt bei mir. Ich pflegte allerdings schon immer eher wenige, dafür intensive Freundschaften, und der ohnehin schon kleine Kreis dieser Menschen hatte sich durch meine Jahre im Ausland noch deutlich reduziert. War Jannik der Adressat, blieben die Briefe und E-Mails in der Regel nicht nur unbeantwortet, sondern meist auch ungelesen, und ans Telefon ging er kaum noch. Früher oder später meldeten sich seine Freunde bei mir, wenn sie ihn erreichen wollten, und gewöhnten sich bald an, den direkten Weg zu ihm gar nicht erst zu versuchen. Menschen, mit denen ich erst ein oder zwei Mal gesprochen, die ich in manchen Fällen noch nie gesehen hatte, Menschen, die mir teilweise sogar offen skeptisch gegenüberstanden, weil sie eng mit Doro befreundet waren, riefen mich an, um Jannik einzuladen.

Am Anfang, als ich noch in seiner Wohnung lebte, sagte ich, ähnlich wie im Fall der Osterreise, zunächst oft begeistert zu. Mich trieb damals noch die Hoffnung an, Begegnungen mit seinen oder auch meinen Freunden oder Bekannten und überhaupt Feste und Feiern könnten Jannik stärken, seine Stimmung aufhellen und ihn wieder stabilisieren. Allein die Tatsache, dass es so viele Menschen gab, die ihn offensichtlich immer wieder dabeihaben wollten, war doch ein wunderbarer Liebesbeweis. Der müsse, dachte ich, ihm unweigerlich Kraft und Lebensfreude spenden. Ein großer Irrtum: All das, was ich darin sah, hat ›auf der anderen Seite der Wirklichkeit‹, im Nebel der depressiven Struktur, keine Bedeutung. Dort zählt nur eins: dass der, der ihr Sklave ist, nie gut genug und daher auch nie liebenswert ist. Was von außen an Gegenbotschaften in dieses gequälte Innen vorzudringen versucht, hat keine Chance: nicht, solange die depressive Struktur intakt ist.

Jannik, der nie direkt Nein sagte, nahm die Einladungen, von denen ich ihm berichtete, meist ruhig entgegen, lächelte glücklich über die Ankündigung neuer Erdenbürger und schaute sich gern die Bilder der Babys und Familien an. Auch über Hochzeiten freute er sich, tauchte sogar manchmal kurz aus seiner Versunkenheit auf und erzählte überraschend Geschichten über das Paar. Immer waren es liebevolle und lustige kleine Anekdoten.

Irgendwann merkte ich, dass Menschen, die Jannik nicht oder nicht mehr schätzte, einfach aus seinem Erzählen verschwanden. Berichte und selbst Fragen über sie bekamen keine Resonanz mehr von ihm. Es war, als gäbe es diese Personen nicht. In Janniks Universum waren sie schlicht nicht mehr vorhanden. Je weniger er über sie sprach, desto weniger Gedanken verschwendete er an sie, desto weniger gab er ihnen die Möglichkeit oder die Macht, in seinem Leben noch eine Rolle zu spielen. Ein beeindruckend mächtiges Werkzeug, wie ich mittlerweile festgestellt habe, um den Geist nicht mit Menschen zu belasten, an denen man wenig bis gar nichts ändern kann und die einen bedrücken. »Ich denk nicht so gern an sie« oder »Tut mir nicht so gut, an ihn erinnert zu werden«, sagte er dann schlicht und bald war das Thema abgehakt.

Erzählte ich ihm von Einladungen, so endete es meist mit einer Info, die ungefähr so klang: »Ich hab ihnen gesagt, ich hätte große Lust und würde dich fragen, ob du Zeit hast.«

»Ja, klar.« Lange war es das Einzige, was Jannik in solchen Momenten sagte.

»Also kann ich zusagen?«

»Ach, warte doch noch ein bisschen.« Immer sagte er es freundlich. Und immer klang es sehr verbindlich, auch irgendwie vernünftig. »Das ist doch erst in drei Wochen. Mal schauen, worauf wir dann Lust haben.«

Also wartete ich. Allerdings fiel es mir schwer. Ich bin sehr gewissenhaft in solchen Dingen und außerdem eine ausgesprochen entscheidungsfreudige Person. Wenn ich eingeladen werde, sage ich in der Regel sehr bald zu oder ab. Wenn ich zusage, gehe ich auch hin. Und sollte ich merken, dass eine einmal getroffene Entscheidung nicht mehr dem Stand der Dinge im Jetzt entspricht, habe ich nicht die geringste Schwierigkeit, eine neue, wenn es sein muss: auch gegenteilige, zu treffen und entsprechend zu kommunizieren. Dass all das auf Jannik überhaupt nicht zutraf, hatte ich mittlerweile natürlich längst verstanden und wollte ihm in diesen Dingen entgegenkommen. Also ließ ich eine Woche verstreichen, dann eine zweite. Wenn ich die Sache wieder ansprach, bekam ich eine ähnliche Antwort wie beim ersten Mal, nur mit kürzeren Zeitangaben.

Tatsächlich gingen *wir* nirgendwohin. War die Einladung aus dem kleinen Kreis der Menschen erfolgt, die ich in München unabhängig von Jannik inzwischen kannte, folgte ich ihr allein. Gehörten die Einladenden zu jenen von Janniks Freunden, die ich noch nicht abgeschrieben hatte, tat ich das Gleiche. Auf die Frage, wieso er nicht dabei sei, antwortete ich entweder, dass es ihm gesundheitlich nicht gut gehe, da er sich den Magen verdorben habe, oder ich sagte, er habe gerade sehr viel zu tun, lasse aber herzlich grüßen und freue sich auf das nächste Mal. Von dieser erfundenen Vorfreude auf das nächste Mal abgesehen, war nichts davon gelogen. Jannik hatte in solchen Situationen immer furchtbar mit dem Magen zu tun: Denn meist war ich sehr unglücklich, wenn ich, wenige Stunden bevor wir hätten aufbrechen müssen, endgültig merkte, dass er nicht mitkommen würde. Und natürlich stritten wir uns darüber. Genauer:

Ich machte ihm Vorwürfe, und er krümmte sich bald vor Magenschmerzen.

»Das hättest du doch gleich sagen können!«, warf ich ihm an den Kopf, und er verteidigte sich: Er habe doch versucht, sich darauf einzustellen! Er habe doch mitkommen wollen! Er könne doch nichts dafür, dass es ihm jetzt gerade so schlecht gehe … In solchen Momenten ist es sehr verführerisch, einem depressiven Partner Lügen, Manipulation und eine Anfälligkeit für ›ausgesprochen günstig einsetzende Schmerzanfälle‹ zu unterstellen.

Tatsache aber war, egal, wie weit draußen ich in solchen Momenten auf irgendwelchen Meeren der Enttäuschungen herumpaddelte, ich war grundsätzlich die bei Weitem Handlungsfähigere von uns beiden. Das lag übrigens keineswegs an mir, sondern schlicht und ergreifend daran, dass es Jannik in solchen Situationen sprichwörtlich existenziell schlecht ging, dass sein Körper revoltierte und ihn ganz und gar lahmlegte. Egal, wie frustriert ich wegen Janniks soundsovielter Absage war, immer noch war ich mit großem Abstand manövrierfähiger als er. War mir also daran gelegen, unser verdammtes gemeinsames Boot, aus dem wir gerade beide schwungvoll hinausgepurzelt waren, irgendwie noch zu erwischen, bevor es ganz aufs offene Meer hinaustrieb und für immer verschwand, war es angebracht, aktiv zu werden und nicht darauf zu warten, dass Jannik irgendwie den Helden für uns beide spielte, »über seinen Schatten sprang« und auf mich zuging: So gern er das getan hätte, und er hätte es gern getan, er war gelähmt von tiefster psychischer und physischer Erschöpfung, von einem aufbegehrenden Verdauungstrakt und einem Kopf, der auseinanderfiel.

Nun ist es im Grunde ja kein Drama, wenn die Heldenrolle mal von der einen, mal vom dem anderen übernommen wird. Zumutungscharakter bekommt das Ganze erst, wenn sich an dieser Ungleichverteilung über Jahre hin nichts oder doch nur sehr, sehr wenig ändert. Immer wieder aufs Neue musste ich dazu eine Haltung entwickeln und einen Umgang damit finden. Teil dieses Umgangs war es auch, dass es mir zwar möglich war, *häufig* ›die Heldin‹ zu spielen, dass es mir aber unmöglich war, es *immer* zu tun. Manchmal entfernten wir uns dann weit voneinander. Jannik war gefangen in der Ausweglosigkeit der Depression. Ich war am Ende meiner Kräfte, für den Moment ganz und gar fertig mit der Rolle der Klügeren, die immer nachgibt, und wandte mich ab. Ging fort. Ließ das Boot Boot sein und schwamm, um im Bild zu bleiben, an Land. Egal, was für ein Ufer es war, das da auf mich wartete, gerade verfügte ich nicht über genügend Kraft, um neben mir selbst noch jemand anderen ›zu retten‹, um also Verständnis aufzubringen, trotz aller Verletzung und Enttäuschung, um freundlich, hilfsbereit und liebevoll zu sein. Kurz, ich handelte gegen eine der Vorgaben aus dem aus den USA stammenden und in Deutschland vermutlich populärsten Ratgeber[16] für Angehörige von Depressionserkrankten. Auch in ihm findet sich eine Liste von Leitsätzen, an die Angehörige sich halten sollen.

Auf Situationen wie die oben von mir beschriebene bezieht sich der Leitsatz 3. Er lautet kurz und unmissverständlich: »Geben Sie uneingeschränkt Unterstützung«, und zählt zu jenen Ratschlägen, die mich immer wieder hilflos und verwirrt zurückließen. Selbst Eltern kleiner und gesunder Kinder sind nicht in jeder Lebenslage fähig, diese uneingeschränkt zu unterstützen. Was wäre ich stolz gewesen und zufrieden gewesen mit mir selbst, wenn ich gekonnt hätte, was selbst sie nicht immer hinbekommen.

Jannik aber war weder mein Kind, noch war er klein oder gesund, noch würde er Letzteres in absehbarer Zeit wieder sein. »Uneingeschränkte Unterstützung« ist etwas, das kaum jemand in irgendeiner Lebenslage von irgendwem bekommt. Geschweige denn erwarten kann. Bis heute ist mir nicht klar, wie das unter den oben geschilderten Umständen ganz konkret aussehen soll. Umständen, zu de-

16 Epstein Rosen (2011), S. 220

nen auch die Wirklichkeit gesellschaftlicher Isolierung, des enormen Verschleißes der eigenen Kräfte, teils wenig kompetenter Fachleute, eines häufig nur schwer zugänglichen Hilfesystems und enorm langer, sich nämlich über viele Jahre hinziehender Zeiträume gehört. So traurig, und für den leidenden Partner entsetzlich, es ist, derartige Situationen lassen sich einfach nicht immer vermeiden, und ihr Gegenteil, die uneingeschränkte Unterstützung, lässt sich selbst beim allerbesten Willen nicht immer gewährleisten.

Lief eine solche Situation richtig schlecht, wurde Jannik, wie damals beim ersten Mal in Helsinki, erschreckend bleich. Oft konnte er sich dann kaum noch bewegen, krümmte sich auf dem nächstbesten Stuhl oder, wenn keiner in der Nähe war, gegen die Wand gelehnt auf dem Boden zusammen, hielt sich den Kopf und war nicht mehr ansprechbar. Wohlgemerkt, der Auslöser dafür war ›einfach nur‹ meine Trauer oder mein Unmut darüber gewesen, dass er nicht mit zu einer Party wollte. Diese Diskrepanz zwischen Auslöser und Wirkung habe ich immer als extrem schwer auszuhalten empfunden. Sie gehört auf die Liste der Faktoren, die es mir leicht machen, aus dem Vertrauen hinauszufallen. Obwohl ich es inzwischen Hunderte von Malen erlebt habe, bleibt es schwer nachvollziehbar, wie eine so unbedeutende Alltagsbegebenheit (Freundin ist genervt, weil Partner nicht auf ein Fest mitkommt) zu einer derart massiven körperlichen und psychischen Reaktion führen kann. Oft schien es erheblich leichter, Jannik Hypochondrie, Egozentrik, Egoismus und Manipulationsversuche zu unterstellen.

Leider tut eine solche Lesart einem depressiven Menschen aber absolut unrecht. Es hat lange gedauert, bis ich endgültig und unumstößlich verstanden hatte, dass es Jannik genau so ging, wie ich es sah: Nichts davon war Theater. Nichts davon war Übertreibung. Nichts davon verfolgte irgendeine Absicht mir oder sonst wem gegenüber. Nichts davon wurzelte in Manipulationsbestreben welcher Art auch immer: Jannik litt. Und zwar extrem.

Blieb ich gefangen im Unverständnis der erwähnten Diskrepanz, kam es vor, dass ich türenkrachend aus der Wohnung lief und, einmal draußen und allein, vor mich hin zu schimpfen begann: »Verdammter Jammerlappen von einem Tagverderber! Dann hock halt zu Hause und staub ein!« Dabei warf ich mich aufs Fahrrad oder ins Auto und fuhr, schlecht gelaunt wie lang nicht mehr, wahlweise aber auch verzweifelt und ratlos zu dem Fest, dem Kinobesuch, der Essenseinladung, der Lesung, dem Grillnachmittag oder dem Spieleabend, wo wir gemeinsam erwartet wurden.

War Jannik ›nur‹ grau geworden und hatte auf seine zurückhaltende Art klargemacht, dass er nicht mitkommen würde, konnte ich, einmal im Kreis der Freunde angekommen, abschalten, auf andere Gedanken und bald auch wieder mehr oder weniger ›gut drauf kommen‹. Meist plagte mich zwar unterschwellig die Sorge um ihn, aber sie tat es nicht mehr, als sich Trotz und Ärger und das Gefühl, sehr gut ohne ihn leben zu können, in mir hielten. Sollte er doch versauern! Wie war er nur in derart kurzer Zeit zu einem solchen Stubenhocker und Langweiler geworden?

Häufig lief es aber nicht so glimpflich ab. Mir stockte jedes Mal der Atem, wenn ich miterleben musste, wie er von einem Moment zum anderen umkippte. So nannte ich das inzwischen: »Ist komplett umgekippt, Paula. Einfach so. Sitzt da, schaut mich an, hört mir zu, wird grau, wird grauer, wird weiß, kriegt diesen wächsernen Schweißfilm auf dem Gesicht und am Hals, atmet pfeifend, sackt völlig in sich zusammen, alles innerhalb einer Minute, und ich überleg, ob ich den Notarzt rufen muss.«

Standen die Dinge so, blieb ich bei ihm. Ich konnte dann einfach nicht gehen. Zu offensichtlich war dann, dass hier ein schwer kranker Mensch vor mir saß oder lag, der dringend Hilfe brauchte.

Nur welche? Ich überredete ihn, vom Stuhl aufs Sofa oder ins Bett zu wechseln. Es konnte eine halbe Stunde dauern, bis er das schaffte. Dann machte ich ihm eine Wärmflasche für den Magen und brachte ihm Kühlkissen aus dem Eisfach für den Kopf. Beides half meist ein wenig. Ich deckte ihn zu, zog die Vorhänge vor und ließ ihn in Ruhe. Es strengte ihn zu sehr an, wenn ich bei ihm sitzen blieb. Aber ich blieb in der Nähe und hatte jetzt meist meinerseits entweder Magen- oder Kopfschmerzen oder litt einfach nur unter dem bitterbösen Gefühl, den Menschen, den ich liebte, unendlich gequält zu haben – noch dazu anlässlich einer absoluten Belanglosigkeit.

War ich mutig und hatte das Gefühl, dass Jannik zwar im Bett liegen und ruhen musste, aber halbwegs stabil war, fragte ich ihn manchmal, ob es okay wäre, wenn ich die Wohnung für ein paar Stunden verließe. Er sagte grundsätzlich Ja. Nie hat er mich gebeten, bei ihm zu bleiben, ihn nicht allein zu lassen und nicht fortzugehen. Von anderen Angehörigen habe ich gehört, dass sie solche Bitten nicht selten zu hören bekommen. Ich weiß nicht, wieso das bei Jannik anders und ob er in dieser Hinsicht eher eine Ausnahme war, was ich allerdings nicht glaube: Depressionen verlaufen unterschiedlich und sind nicht immer identisch ausgeprägt, genau wie die Menschen, die mit ihnen leben, verschieden sind. Es ist nicht immer ›der gleiche Typ Mensch‹, der sich eine Depression ›einfängt‹. Da es sich bei der depressiven Struktur um vielschichtige, in der Kindheit eingeschliffene Anpassungsleistungen handelt, ist es sehr problematisch und für die Menschen, die man so beschreibt, alles andere als hilfreich, bei Depressionen in Kategorien der Vererbung zu denken.[17]

Ich habe Jannik selbst dazu befragt, und er hat immer ähnlich geantwortet: Ihn entlaste alles, von dem er annehmen könne, dass es zu meinem Wohlergehen beitrage. Dann wisse er, dass sein »mangelhafter Beziehungseinsatz« gerade nicht im Zentrum meines Empfindens stehe, dass es mir, obwohl *er* mir gerade so wenig geben

17 Giger-Bütler (2012), S. 38 und S. 43

könne, in dem Moment gut gehe, dass ich Freude erleben und entspannt sein könne: »Das zu wissen nimmt mir eine enorme Last von den Schultern«, erklärte er mir ein ums andere Mal.

Eins wusste ich allerdings noch nicht: Erleichterung war jenes Empfinden, das für Jannik damals dem Gefühl der Freude am nächsten kam. Oder andersherum: Näher als an Erleichterung kam er damals nicht an Freude heran. So gesehen, freute er sich also eigentlich, wenn er wusste, dass es mir gut ging. Er freute sich für mich. Er wünschte sich und mir von Herzen, dass es mir gut gehen möge. Andererseits bleibt für mich in Bezug auf diese Form der Freude eine gewisse Zwiespältigkeit bestehen. Schaue ich kritisch darauf, so scheint doch das eigentliche Ziel dieser Logik immer noch Jannik selbst gewesen zu sein, nicht ich: Mich gern zu einem Fest ›gehen zu lassen‹, damit es mir dort gut gehen möge, weil er sich dann weniger belastet fühlte, verfolgte eben – zumindest auch – genau dieses Ziel: selbst entlastet zu sein, nämlich: durch das Wissen um mein Wohlergehen. Insofern war die Absicht hinter dieser Form der Zugewandtheit eigentlich und streng genommen nicht in erster Linie die, mich glücklich zu wissen. Vielmehr war es eine Methode, unter dem Druck der Depression besser zu überleben. *Mich* glücklich zu wissen war lediglich das Vehikel dazu. Was da also stattfand, war eine Art Kreisbewegung, die bei ihm startete, sich auf mich zu richten schien, aber doch wieder zu ihm als eigentlich intendiertem Adressaten zurückkehrte. Vollzog sie sich auch aus Gründen, die, wenn man genug über die depressive Struktur wusste, nachvollziehbar waren, so blieb doch die Tatsache, dass die beschriebene Kreisbewegung, in der ich im Grunde nicht wirklich als Gemeinte, Gesehene, als Adressatin vorkam, auf der Liebes- und der Beziehungsebene eine bittere Pille war.

Es ist ein sehr hartes Licht, in das ich die Dinge tauche, wenn ich sie so formuliere. Und es ist nichts Verkehrtes daran, unter dem Druck der Depression besser überleben zu wollen. Außerdem glaube ich, dass diese meine Setzung zwar durchaus *auch* zutreffend, aber keineswegs erschöpfend ist. Ein Teil der Angelegenheit lässt sich so fassen und ist stimmig wahrgenommen. Es ist der Teil, der mich schmerzt, wenn ich einen schlechten Tag habe. Es ist der Teil, der anklopft an mein seit früher Kindheit angeknackstes Selbstwertgefühl. Es ist der Teil, der es mir schwer macht, im gemeinsamen Boot zu bleiben. Aber natürlich gibt es auch in dieser Angelegenheit mehr Seiten der Wirklichkeit als nur diese. Jannik die anderen einfach abzusprechen wäre unfair. Er wollte *auch* um meinetwillen, dass es mir gut ging und dass ich ein paar glückliche Stunden hatte. Besonders, weil er selbst mich so wenig beglücken konnte in jener Zeit. Da die Verbindung zu seinen eigenen Gefühlen damals gekappt war, da er also »nichts fühlte«, wie er immer wieder erschrocken feststellte, fiel es ihm sehr schwer, sein Glück über mein Glück auf eine nachvollziehbare Weise zu zeigen.

Im Übrigen, und das greife ich gleich noch einmal ausführlicher auf, tun *wir alle* Dinge, um geliebt zu werden, damit es uns gut gehen möge und damit wir keinen Ärger bekommen. Das ist menschlich und keineswegs verwerflich.

Es waren die schlechten Tage, an denen mein Fokus deutlich eingerastet war auf die weniger angenehme Wahrheit, die der Sache innewohnte, und die angenehme ganz außen vor ließ. Angesichts der Gesamtsituation, in der sich meine Liebe zu Jannik befand, und zuzüglich meiner alten, manchmal aus ihren Körbchen im Kellerregal ausbrechenden Kindheitsmonster, gab es schlechte Tage leider nicht zu knapp: Zeiten, in denen ich mich ohnehin schon wenig geliebt und wahrgenommen fühlte und in denen die Gefahr, ins Meer der Einsamkeit, das heißt der Getrenntheiten zu fallen, beträchtlich zunahm. Die große Aufgabe war es dann, unterscheiden zu lernen zwischen depressiver Erschöpfung und Desinteresse bei Jannik und, auf meiner Seite, zwischen Altem und Neuem, zwischen meinen Kindheitserfahrungen und meinem erwachsenen Selbst. Es ging darum, im Vertrauen zu bleiben, statt mich kopfüber in die Wogen der schlechten Erfahrungen und der Lieblosigkeit zu stürzen.

Zum Thema der Kreisbewegungen, der Verhaltensweisen also, die nur scheinbar das Gegenüber meinen, in Wirklichkeit aber auf den Absender zielen, möchte ich von einer Erfahrung berichten, die mich immer wieder extrem irritierte. Im Verlaufe meiner Beziehung zu Jannik bin ich unzählige Male, und insbesondere von Frauen, kopfschüttelnd gefragt worden, wie ich »das alles« denn nur aushielte. Häufig fügten sie an, wie sehr sie mich bewunderten, weil sie selbst »so etwas niemals aushalten« oder – dann gern mit einem abschätzigen Blick zur Seite – »auf keinen Fall mitmachen« würden.

Und dabei, dachte ich mir in der Regel still dazu, weißt du doch nur einen Bruchteil dessen, was bei uns wirklich los ist.

Solche Bewunderung, diese Art von Lob, aber auch von Verachtung löste ich manchmal schon durch teils sehr dürftige Einblicke in meinen Alltag aus. Die Reaktionen wurden aber umso vehementer, sobald ich durchblicken ließ, dass Jannik und ich zu jener Zeit keinen Sex hatten. Das auszusprechen schien alle zu provozieren. Natürlich konnte ich nie in ihre Köpfe sehen und kannte die allermeisten von ihnen längst nicht gut genug, um solche Äußerungen exakt einordnen zu können. Sagen kann ich allerdings, dass sie mich grundsätzlich entweder sehr erstaunten, abstießen oder verletzten. Häufig gleichzeitig. Woher wollten sie wissen, wie sie sich fühlen, was sie denken und welche Entscheidungen sie treffen würden, wenn ihr Partner eine manifeste depressive Episode erleben sollte? Sie hatten es doch noch nie erlebt. Und ich war mehr als erstaunt darüber, welches Bild von Liebe und Verbundenheit, welches Beziehungsverständnis und welche Einstellung zum Paarleben sich zeigten, wenn mir in solcher Klarheit und Vehemenz die Aussage »Ich bewundere dich« und die – quasi als Erklärung hinterhergeschobene – zweite, »Ich könnte das nicht«, wieder einmal begegneten.

»Soll das heißen, du würdest deinen Mann verlassen, wenn er depressiv würde?«, fragte ich oft zurück.

»Na ja …« Die meisten wanden sich, wenn ich so konkret wurde. Nicht selten aber bekam ich ein klares »Ja« darauf zu hören.

Wenn ich dann fragte, ob ihr Lebenspartner das wisse, zuckten viele nur mit den Schultern. Und auch auf die Frage danach, ob sie dächten, er würde *sie* verlassen, wenn *sie* es wären, denen ein solcher Absturz widerführe, antworteten nur die wenigsten.

Mich machten solche Gespräche unendlich einsam. Ich erzählte niemandem, dass Jannik und ich keinen Sex hatten, weil ich dafür bewundert werden wollte, dass ich das »aushielt«. Ich fand es schrecklich und sprach nur darüber, weil ich vielleicht gerade ein bisschen Begleitung brauchte in meiner Trauer und Bitterkeit darüber oder ein bisschen Aufmunterung. Außerdem war ich mir nie so ganz sicher, wie viel verkappte Abwertung hinter der scheinbar so nett gemeinten Bemerkung steckte. Ich könnte das nicht, konnte ja auch sehr leicht heißen: Dafür wär ich mir zu schade. Und schließlich klang Bewunderung sehr nach einer ›guten Tat‹. Als sei meine Liebe zu Jannik eine gute Tat. Als handle es sich dabei um Wohltätigkeit und eben nicht um Liebe.

Schlug (!) mir derartige Bewunderung entgegen, wies ich sie jedes Mal mit dem Hinweis auf Joey zurück: Er ist eine Figur aus der US-amerikanischen Serie »Friends«, und es gibt eine Folge, in der er beeindruckend schlüssig argumentiert, dass es keine selbstlosen Taten, insbesondere keine selbstlosen guten Taten, gebe. Man verhält sich, wie man sich verhält, weil man sich davon etwas verspricht: Oft geht es dabei um Anerkennung durch andere, aber in der Hauptsache und vor allen Dingen ist es die Anerkennung im eigenen Denksystem, auf die man aus ist. Man ist davon überzeugt, man sei nun durch die Erledigung dieser ›guten Tat‹ ein ›guter Mensch‹. Und das fühlt sich nicht nur gut an, sondern ist exakt der Profit, den man aus sogenannten ›guten Taten‹ zieht, ergo: Wenn ich ihnen schon nicht ausreden konnte, dass meine Liebe zu Jannik ›eine gute Tat‹ sei, so nahm ich ihnen wenigstens den Grund dafür, mich zu bewundern: Ich tue, was ich tue, aus schierem Egoismus: »*There are no selfless good deeds, no, there aren't!*« Es gibt keine selbstlosen guten Taten.

Ich liebte Joeys haarscharfe Analyse, zitierte sie mit häufig schon vorweggenommener Schadenfreude und weidete mich an den verwirrten Gesichtern meiner Gesprächspartnerinnen.

Bis heute gehört es für mich zum Schrecklichsten der Depression, Auslöserin akuter Episoden zu sein. Und das wirklich Perfide ist, dass Angehörige, meiner Erfahrung nach, nicht die geringste Chance haben, solche Situationen *nicht* auszulösen: Wir können lernen, uns immer öfter so zu verhalten, dass es nicht ständig geschieht. Aber trotzdem werden wir immer wieder zu Auslösern. Es ist nur unser Partner selbst, der mühsam und in langjähriger Arbeit mit der Psychotherapeutin lernen kann, sich selbst neu zu (er-)finden und nicht mehr in innere Nöte zu geraten, die derartige Zusammenbrüche zur Folge haben. Solange er noch damit beschäftigt ist, diese Transformation zu vollziehen, wird es unweigerlich immer wieder Momente geben, in denen wir ›auslösen‹.

Auch wenn ich mich damit vermutlich weit aus dem Fenster lehne, würde ich heute zusätzlich sagen, dass wir das, genau genommen, sogar müssen. Denn dass wir uns Liebesbeziehungsverhalten wünschen, dass wir es vermissen, dass wir es manchmal einfordern, bestätigt lediglich unseren Status als Partnerinnen und Partner. Bestätigt, dass wir weder Pflegepersonal noch Elternersatz noch altruistische Menschenretter sind. Sich Beziehung zu wünschen, ist richtig und wichtig. Ich würde sogar so weit gehen zu sagen, dass es Teil unserer Aufgabe ist, immer wieder ›beziehungsmäßig‹ zu agieren. Es überfordert den geliebten Menschen zwar, aber es versichert ihn auch der Tatsache, dass er immer noch begehrenswert ist, dass er immer noch als Partner wahrgenommen wird, dass er immer noch in Verbindung lebt, nämlich in Verbindung mit uns.

Das Problem ist, dass all dieses Bestätigen von Verbindung und Begehren und Liebe, während es zwar im Grunde eine gute Sache ist, den Partner, solange er gefangen ist in depressiven Mustern, vollkommen überfordert. Bedeutet doch »Verbindung« immer auch Agieren, Interagieren, Funktionieren, Empathie und so weiter. All das aber sind Fähigkeiten, die nur dann zu bewältigen sind, wenn man sich abgrenzen kann, wenn man eine Nein-Option im System hat.

Das depressive Muster aber ist eine Struktur, in der es kein Nein gibt. Keine Grenze. Keinen Schutz vor dem, was der andere, was die Welt von einem will. Es gibt nur die eine grausame Option, bis zum vollständigen Zusammenbruch weiterzumachen. Für einen Menschen, der unter der Diktatur der depressiven Struktur lebt, ist die einzig denkbare Form eines Nein die Selbstvernichtung durch endlose Überforderung oder, wenn gar nichts mehr geht, durch den Suizid. In einer akuten depressiven Episode treiben Dinge wie Agieren, Interagieren, Funktionieren oder Empathie den Betreffenden einfach nur noch schneller und noch weiter in die Tiefe der Zerstörung. Da depressive Menschen unglaubliche Kräfte mobilisieren können, gelingt es ihnen manchmal sogar, während akuter Episoden ein wenig davon zu ›leisten‹. Was sie das aber kostet, können wir uns kaum vorstellen, und auf jeden Fall steht der Preis in keinem Verhältnis zum Anlass.

Es hat mir sehr geholfen zu verstehen, dass solche Momente nicht gänzlich vermeidbar waren. Zumindest nicht durch mich. Und zu verstehen, dass Jannik, wann immer sie sich ereigneten, einer enormen, einer kaum vorstellbaren Belastung ausgesetzt war. Ich zog daraus den Schluss, dass es von immenser Wichtigkeit war, solche Momente in unserem Beziehungsleben zwar nicht gänzlich zu vermeiden, aber doch extrem darauf zu achten, dass sie sich so selten wie möglich ereigneten und vor allem im besten Fall nicht gänzlich unkontrolliert ›einfach passierten‹.

Von mir als Partnerin erforderte das sehr viel Selbstdisziplin. Ich brachte sie grundsätzlich nur auf, wenn ich mich willentlich daran erinnerte, dass ich Jannik innig liebte. Ganz konkret hieß das, dass ich in Momenten, in denen ich Gefahr lief, einfach mit einem Vorwurf herauszuplatzen, die beiden intensivsten Bilder, die ich von Jannik in mir trug, aktiv heraufbeschwor: Eines, das ihn zeigte, wie er, zurückgelehnt auf ein Sofakissen, entspannt und glücklich zu mir hochsah, mir eine Strähne von der Stirn strich und lächelte. Ein Bild aus der Anfangszeit unserer Liebe, in der er immer wieder geradezu überzufließen schien vor Glück und Freude darüber, dass wir uns nicht nur getroffen, sondern auch gefunden hatten. Ein Bild, das mich immer wärmte und mir Halt und Sicherheit gab. Das andere Bild zeigte das genaue Gegenteil: Jannik, zusammengekrümmt am Boden unter dem Fenster in seiner Obergiesinger Küche kauernd.

Manchmal war der Ärger so impulsiv, dass ich die Bilder nicht schnell genug hervorzaubern konnte. Dann musste es eben sein, dass wir aneinandergerieten. Oft aber funktionierte der Trick, und es war nicht schwer, mich auf die Hoffnung zu besinnen, statt einen neuerlichen Abend voller Leid und Quälerei mitverantworten zu müssen.

Im Verlauf der Jahre wurden Jannik und ich immer besser darin, auch dieses Paradox der ›kontrollierten Unvermeidlichkeit‹ anzunehmen. Dabei behalfen wir uns gern mit dem Bild der gemeinsamen Wanderung: Es war zwar unumstößlich, dass Jannik als der Schwächere von uns beiden direkt oder indirekt vorgab, welche Touren überhaupt, welche eventuell und welche auf gar keinen Fall infrage kamen. Vorausgesetzt aber, wir machten genug Pausen und blieben innerhalb bestimmter, anfangs sehr eng gesteckter Belastungsgrenzen, war es durchaus in Ordnung, wenn wir von Zeit zu

Zeit auch Abzweigungen wählten, die Jannik instinktiv eher vermieden hätte, die ihn sicherlich mehr beanspruchen würden als der Rest des Wegs, die ich mir aber von Herzen wünschte. Waren die Routen nicht komplett überfordernd, sondern ›nur‹ sehr anstrengend für ihn, und war die Frequenz, in der anspruchsvollere Teilstrecken zu bewältigen waren, nicht zu hoch, sondern von langen und gründlichen Pausen durchsetzt, ergab sich durch das Wandern eine Art steter Trainingseffekt. Im Fachjargon, das lernten wir später, wird er »Bewältigungserfahrung« genannt: Jannik lernte, dass er nach und nach und in angemessenen Portionen bestimmten Belastungen wieder gewachsen war. In unserem Liebesjargon hieß es: Wir lernten gemeinsam, dass es sich für uns beide extrem lohnte, Janniks Belastbarkeit realistisch einzuschätzen und das Ergebnis sehr ernst zu nehmen. Je öfter uns das gelang, desto häufiger konnten wir gemeinsam ›Wanderungen‹ unternehmen, die uns auch an *meine* bevorzugten Stellen führten. Keineswegs also ging es nur um ›den Patienten‹. Es ging um Jannik, der lernen musste, dass er nicht nur *vor* dem völligen Zusammenbruch aufhören *durfte*, sondern das sogar *sollte*. Es ging um Jannik, der lernte, dass er, schwach, wie er war, dennoch immer weiter angelegte Wanderungen bewältigen konnte, wenn er sich dabei nur nicht überforderte. Es ging um mich, die ich lernte, wie sehr meine Zurückhaltung in vielen Situationen damit belohnt wurde, dass ich in anderen wieder viel mehr von Jannik bekam. Es ging um uns als Paar, das lernte, dass das gemeinsame Tempo mit Beglückungen für uns beide aufwartete. Und schließlich ging es um uns als Paar, das nach langer Zeit einmal wieder eine schöne Erfahrung miteinander teilte.

Expecto patronum!

Die häufig benötigte Selbstdisziplin, die zwar in Zuneigung und in der Bereitschaft wurzelte, mich selbst deshalb ein gutes Stück zurückzunehmen, war gleichwohl ein ordentliches Stück Arbeit. Bei all dem blieb es doch günstiger, wenn Jannik selbst es war, der sich mehr zumutete, als wenn ich ihm ein ›Mehr‹ antat. Alles, was ich für eine kleine, ja minimale Zumutung hielt, war für ihn meist immer noch erdrückende Last. So lernte ich schnell und gründlich, mich in einem bisher nicht erlebten Ausmaß zurückzustellen, mir sehr gut zu überlegen, ob und – wenn überhaupt – wann und wie ich etwas sagte, gar forderte, kritisierte oder bemängelte. So hilfreich das einerseits war, war es doch, wie sich bald herausstellte, andererseits auch eine äußerst gefährliche Falle.

Irgendwann war ich beinahe nur noch damit beschäftigt, bloß nicht zur Auslöserin von Einbrüchen bei Jannik zu werden, sodass ich überhaupt nicht mehr spontan mit ihm interagieren konnte. Es war die Hölle. Ich beobachtete mich ständig. Ich schluckte alle Frustration, allen Ärger, alle Wünsche und Enttäuschungen hinunter, biss mir auf die Lippen, ging spazieren, wenn ich ihn anschreien wollte, telefonierte draußen heulend mit Paula, Sabrina oder Rose und führte, wenn ich keine der drei erreichte, durch Wälder stapfend, Selbstgespräche. Ich schlief immer schlechter. Ich aß immer mehr. Ich trank immer mehr. Ich konnte immer schlechter arbeiten. Ich lebte nun selbst immer mehr von Reserven und lief mit einem ausgemergelten, bleichen Gesicht und einem schweren, ächzenden Körper durch die Welt.

Bei einer meiner von Flüchen durchsetzten Wanderungen am Tegernsee, ich entsinne mich, dass es nieselte und der Boden von nassem Laub bedeckt war, kam mir gänzlich unvorbereitet der Gedanke, dass ich, verdammt noch mal!, Hilfe brauchte. Und fast im selben Moment wusste ich auch, dass ich sinnvolle Hilfe zurzeit nur in Form einer Psychotherapie bekommen konnte. Viel lieber hätte ich Jannik zu einer Paarberatung geschleift, aber dass ein derartiges Ansinnen – zumindest vorerst – zum Scheitern verurteilt war, lag auf der Hand. Jannik hatte anfangs ja nicht einmal eine eigene Psychotherapie und schaffte es nur in der allergrößten Not aus der Wohnung in die Welt hinaus. Von Paarberatung konnte ich noch eine ganze Weile träumen, das war mir vollkommen klar. Ich brauchte eine Person, die vertrauenswürdig war, die weder auf meiner noch auf Janniks Seite stand, die Ahnung, sehr viel Ahnung von psychischen Notsituationen hatte, die eine gute Zuhörerin und Gesprächspartnerin war. Und zwar für Gespräche, die nicht um Jannik, sondern *um mich in der Situation mit Jannik* kreisten. Zwar wusste ich aus der Therapeutensuche für Jannik um die, wie ich allerspätestens jetzt fand, sinnlosen und lebensfremden Wartezeiten selbst für Erstgespräche. Aber ich war ja schließlich (noch!) nicht am allerletzten Ende meiner Kräfte. Ich brauchte jemanden zum Reden, und ich würde es auch noch ein paar Wochen aushalten, bis ich diesen Menschen gefunden haben würde. Ich brauchte einen Zeit-Raum in der Woche, in den ich all das Aufgestaute hineintragen und in dem ich es dann auch erst einmal lassen konnte. All das, was ich nicht sagen durfte, wollte, sollte. All das, von dem ich nicht wusste, wie ich es im wahrsten Sinne des Wortes an den Mann bringen und loswerden konnte. All das, auf dem ich seit Wochen und Monaten sitzen blieb und das ich ohne ein Gegenüber nicht lösen konnte.

An diesem Abend fuhr ich nicht nach Obergiesing, sondern in meine eigene Wohnung, wo ich eine ausführliche Recherche vornahm. Sie förderte drei Praxen zutage, von denen ich fand, dass sie für mich infrage kämen. Nun wusste ich ja inzwischen gut genug, dass das Wählen der Nummer eines Psychotherapeuten beinahe immer zum Kontakt mit einem Anrufbeantworter führte. Den Maschinchen, dachte ich übermütig, kann es ja egal sein, wann ich anrufe! So wählte ich abends gegen halb zehn erst die eine, dann die andere, schließlich die dritte Nummer und sagte überall mein Sprüchlein auf.

Es gehe mir eigentlich gut, begann ich jedes Mal. Was ich mit »gut« meinte, sei, erzählte ich den Maschinen weiter, dass ich derzeit ursächlich kein eigenes Problem hätte. Es sei mein Partner, dem es sehr, sehr schlecht gehe. Ich bräuchte einfach dringend einen Ort, an dem ich für diese Belastung, denn ja, es sei mittlerweile alles nicht mehr so ganz einfach, ein wenig Unterstützung bekommen könnte. Vielleicht, sagte ich noch, reichten ja bereits vier oder fünf Sitzungen. Sicherlich benötigte ich keine vollständige Psychotherapie, und ohnehin wäre meine Hauptfrage die, ob es möglich sei, zunächst nur einen Einzeltermin auszumachen, um zu sehen, ob man überhaupt miteinander klarkäme. Sollte das der Fall sein, ließe ich mich sehr gern auf alle möglichen Wartelisten setzen. Ich bäte um Rückruf. Voilà! Nun musste ich nur noch warten, was die Damen und Herren an Antworten für mich parat haben würden.

Eine der Praxen hat sich bis heute nicht zurückgemeldet. Aus der zweiten rief gleich am nächsten Tag ein Herr an, der als Allererstes fragte, ob ich die Therapie privat zu bezahlen gedächte. Falls ja, könne ich noch in der laufenden Woche einen Termin haben, falls nein, käme ich nicht als Klientin infrage. Ich war einigermaßen frustriert. Von der dritten Praxis hörte ich nichts. Die Zeit verstrich und nach einer knappen Woche hatte ich den Gedanken an eine Psychotherapie als hysterische Überreaktion abgetan. Paula fand, ich solle weitersuchen. Sabrina hatte zum Thema Psychotherapie keine rechte Meinung und war der Ansicht, ich solle jemanden finden, mit dem ich guten Sex haben könnte. Das entspanne enorm, bringe die Hormone dazu zu tanzen und verschaffe ungeheure Kräfte. Außerdem erledigten sich, wie sie fand, habe man erst wieder guten Sex, manche Fragen ganz von allein.

Nur kurz nachdem sie mir diese höchst stringenten Schlussfolgerungen ins Ohr geflötet hatte, läutete mein Telefon. Es war die dritte Therapeutin: »Suchen Sie noch?«, wollte sie wissen.

»Drei Mal dürfen Sie raten«, rutschte es mir heraus, ehe ich mir auf die Zunge gebissen hatte. Die Frau am anderen Ende der Leitung lachte hell auf. Ihr Lachen war lebendig und warm, und ich vertraute ihr auf der Stelle.

»Wir können, wie Sie vorgeschlagen haben, einen Einzeltermin vereinbaren«, bot sie mir an. »Wenn wir das Gefühl haben, dass es passt, sehen wir weiter. Einverstanden?«

Nach dem Telefonat konnte ich mich nicht zurückhalten: Mit hochgerecktem Kinn, sehr zufrieden und kurz hintereinander rief ich laut und deutlich: »Protego horribilis!« und »Expecto patronum!« gegen die Decke meines Wohnzimmers, als käme von dort oben etwas herangeflogen. Möge lachen, wer darüber lachen möchte, ich weiß, dass genau solche Albernheiten mich immer wieder aufgerichtet, mir immer wieder Kraft gegeben und mir geholfen haben, bei allem gefühlten Elend über mich selbst zu lachen und das Leben auch in schweren Zeiten leichter zu nehmen. Albernheiten haben manchmal ganz ähnliche Effekte, wie Sabrina sie gutem Sex zuschreibt.

Ab jetzt, davon war ich überzeugt, hätte ich einen starken Schutz gegen alles Düstere und Lebenskraftraubende. Glücklich rannte ich zur Tanke, besorgte Chips und Bier, zog, zurück in meinem lang verwaisten Wohnzimmer, ohne lange nachdenken zu müssen, »The Prisoner of Askaban« aus dem DVD-Regal und verbrachte einen wunderbar gemütlichen Filmabend mit mir selbst. Jetzt würde ich Unterstützung bekommen: Eine Psychotherapeutin, die so lachte, konnte einfach nur hilfreich sein.

Heute nur Shavasana

Etwa ein halbes Jahr zuvor war ich bei Rose aus- und in meine Wohnung zurückgezogen. So kurz die Zeit gewesen war, so gut hatte sie uns beiden doch getan. Unsere Freundschaft, das war klar, war der Hauptgewinn jenes Nachmittags am Tegernsee gewesen. Während mein Unterschlüpfen bei Rose ja von vornherein als Übergangslösung gedacht gewesen war, würde sie Bestand haben. Rose, die nun wieder allein in dem großen Haus zurückblieb, fiel der Abschied um einiges schwerer als mir.

Denn ich war mehr als glücklich! Wieder einmal hatten Jannik und ich eine schwierige Situation gemeistert. Wieder einmal waren wir einen Schritt weiter gekommen, einen großen sogar. Wieder einmal stand das Betreten einer neuen, gemeinsamen Ebene bevor, und endlich gab es einmal wieder Grund, zuversichtlich nach vorn zu schauen: Jannik ging zur Therapie, bekam inzwischen Antidepressiva, hielt meine Wohnung in Ordnung und war nicht nur offen, sondern damit einverstanden, dass wir nun wieder zusammenleben würden.

Er hatte die wichtigsten Dinge aus Obergiesing bereits mitgenommen, nun holten wir noch mehr Wäsche, ein paar Bücher und DVDs, einige Kisten technisches Equipment, auch aus dem Büro, aus dem sich Jannik inzwischen mit einer E-Mail an Benjamin verabschiedet hatte.

Der hatte wenig überrascht reagiert. Er habe sich schon gedacht, schrieb er zurück, dass Jannik in Zukunft anders arbeiten wolle. Deswegen gebe es auch schon einen Kollegen, der sozusagen auf Abruf den Schreibtisch, den Jannik allerdings noch freiräumen musste, übernehmen würde. An dieser sang- und klanglosen Auflösung einer Bürogemeinschaft, die ja immerhin über viele Jahre bestanden hatte und mit einer Freundschaft einhergegangen war, fand Jannik überhaupt nichts seltsam oder befremdlich. Ich dagegen beinahe alles. Weder schien Benjamin ärgerlich auf Jannik zu sein noch umgekehrt. Es schien auch bei keinem der beiden Enttäuschung auf der persönlichen Ebene im Spiel zu sein. Schließlich schob ich unsere unterschiedliche Einschätzung der Situation auf die Plattitüde, dass Männer Verbindungen wohl tatsächlich anders lebten als Frauen.

Bis heute bin ich mir nicht sicher, ob das damals tatsächlich zutraf. Aber da ich weder von Benjamin, dem ich noch einige Male in der Stadt begegnete, noch von Jannik ein negatives Wort über den anderen hörte, muss ich davon ausgehen, dass was immer sie vorher für eine Beziehung zueinander hatten, in Einklang stand mit einer auf diese Weise gestalteten Auflösung.

Jannik und ich richteten uns nun in meiner Wohnung ein. Sie war zwar kleiner als die für eine Großfamilie geeignete, in der Jannik die letzten Jahre gelebt hatte, lag dafür um einiges ruhiger und bot mit ihren zweieinhalb Zimmern, einer großen, hellen und gemütlichen Wohnküche und angrenzendem begrünten Garagendach als Balkon fürs Erste absolut genug Raum für uns beide. Dass Jannik die Wohnung in Obergiesing nicht kündigte, lag schlicht daran, dass es ihm zurzeit an der Kraft mangelte, eine Wohnungsauflösung zu stemmen – selbst mit meiner Unterstützung. Noch gingen Honorare, teils auch Ratenzahlungen für größere Aufträge aus den Vorjahren ein. Noch verfügte er über finanzielle Reserven. Noch konnte er es sich leisten, die Miete für die leer stehende Wohnung quasi als Pfand dafür zu bezahlen, dass ihm kein überdimensionierter Kraftaufwand abverlangt wurde. Einer nämlich, unter dem er höchstwahrscheinlich endgültig zusammengebrochen wäre.

Nach der Pause, die ich bei Rose eingelegt hatte, und in der veränderten Umgebung, die auch insofern neu war, als sie an nichts aus Janniks Leben vor dem Zusammenbruch erinnerte, ging es uns, den Umständen entsprechend, recht gut. Mein Tag-und-Nacht-Rhythmus passte sich zwar wieder ein wenig dem von Jannik an, aber ich achtete sehr darauf, nicht später als zwei Uhr nachts ins Bett zu gehen. Und Jannik hatte sich vorgenommen, auf vier Uhr zuzusteuern. In den Ohren von Menschen mit einem durchschnittlichen Rhythmus klingt das vermutlich wie ein Witz. Angesichts der Tatsache, dass Jannik nach wie vor meist erst zwischen sieben und acht Uhr am Morgen schlafen ging, gab es da aber nicht das Geringste zu lachen. Im Gegenteil, es war ein echtes und wichtiges Vorhaben, ein Ziel, das er sich setzte, und also auch ein Zeichen dafür, dass er wieder in der Lage war, eine Absicht zu verfolgen. Außerdem war dieses Vorhaben sowohl ein Schritt in Richtung mehr Gemeinschaft mit mir als auch einer in Richtung auf etwas, das wir langsam anfingen, »Normalität« zu nennen. So bizarr dieser Begriff anmutet, so weit gefasst und daher nichtssagend er ist, so selten sich, bei genauerem Hinsehen, tatsächlich Lebenswirklichkeiten finden, auf die er zutrifft, und so sehr seine Ränder ausfransen, es war mehr als deutlich, dass unser Alltag derzeit definitiv außerhalb seines Bedeutungsradius lag. Insgesamt waren wir in dieser ersten Zeit des Wiederzusammenwohnens so glücklich wie sehr, sehr lange nicht mehr – auch wenn die Verwendung des Wortes »glücklich« im Schatten einer Depression immer etwas Seltsames hat.

Unter strengen Anweisungen aus Berlin, Kassel und Holzkirchen begann ich regelmäßig einen Yogakurs zu besuchen. Die Idee dazu war einfach und entsprach sogar einem der Ratschläge für Angehörige auf der Seite der Deutschen Depressionshilfe.[18] Unter dem Stichwort »Überfordern Sie sich nicht!« heißt es dort: »Tun Sie sich öfter

18 Deutsche Depressionshilfe: »Rat für Angehörige«

etwas Gutes, pflegen Sie Kontakte im Freundeskreis.« Ein Ratschlag, der mit Sicherheit für beinahe alle Lebenslagen passt und dem ich selbstverständlich zu folgen versuchte: Paulas Frau, Elke, die hauptberuflich Yogalehrerin war und in Kassel ein gut gehendes Studio betrieb, hatte mir eines in München herausgesucht, das ihr kompetent und für mich passend erschien.

Inzwischen hatte ich schon zwei oder drei Monate lang recht regelmäßig den Dienstagabend dort verbracht, und es hatte mir, wie erwartet, gut getan. Auf die Yogastunden freute ich mich ähnlich intensiv wie auf die bei der Psychotherapeutin. Hatten die Therapiestunden am Anfang vor allem den Effekt, dass ich einen Teil des Drucks und der Ängste, die sich im Alltag mit Jannik immer wieder aufbauten, sortieren, besprechen, relativieren und manchmal sogar wirklich loswerden konnte, so war das Yoga zunächst deutlich spürbar auf der Körperebene wirksam. Die ruhigen, fließenden Bewegungen, die Atmosphäre der Stille, in der das Gedankenkarussell im Kopf allein durch die bewusste Hinwendung zum Ein- und Ausatmen ein wenig von seiner Kraft verlor, die Ankurbelung des Kreislaufs, die Lösung von Muskel- und Faszienblockaden durch die öffnenden und dehnenden Haltungen, all das hatte zur Folge, dass ich nach jeder Yogastunde erst einmal wieder besserer Dinge war und zuversichtlich nach vorn blickte. Auch der größte Teil des Grau-in-Grau, in das ich, ähnlich einer Passivraucherin im Gequalme ihrer Mitbewohner, Tag für Tag und Stunde um Stunde eingetaucht lebte, war nach dem Yoga regelmäßig und zumindest für ein paar Stunden fortgepustet. Selbst dem Shavasana, dem stillen Liegen und Atmen, das unweigerlich das Ende jeder Yogastunde markierte und dem ich anfangs sehr skeptisch gegenüberstand, weil es mir auf eine diffuse Art den Charakter eines religiösen Rituals zu haben schien, fieberte ich nach kurzer Zeit regelrecht entgegen: Die sprichwörtliche Gedankenstille, die das Shavasana mit sich brachte, hatte einen durchschlagenden Erholungseffekt für mein ins Hamsterrad gesperrtes Sorgenköpfchen. Sie lüftete meinen Kopf, sie brachte mich zur Ruhe, sie versorgte mich mit neuer Kraft. Es gab damals wenig, was ich dringender gebraucht hätte.

Was ich zu Beginn nicht wusste, war, dass damit klassische Meditationseffekte beschrieben waren. Und da ich mich im restlichen Leben weder praktisch noch theoretisch um tieferes Wissen über Yoga bemühte, sollte es noch ein paar Jahre dauern, bis ich, eher durch Zufall, auf ein Buch von Gian Domenico Borasio[19] stieß, in dem die nachweislich beruhigende und gleichzeitig stärkende Wirkung regelmäßigen Meditierens bei Gesunden ebenso wie bei Kranken und Sterbenden aus palliativmedizinischer Sicht sehr schön beschrieben ist.

Im Yogakurs lernte ich dann auch tatsächlich einige nette Münchnerinnen kennen. Es waren nur Bekanntschaften, und außer der wöchentlichen Stunde auf der Matte verband uns wenig. Aber auch solche Verbindungen können wohltuend sein, und ich genoss es, ab und an mit einer der Frauen noch einen Wein zu trinken oder ins Kino zu gehen.

Carina war etwas jünger als ich, arbeitete, seit sie Kinder hatte, nur noch vier Stunden in der Woche für einen großen Konzern, und das von zu Hause aus. Für das finanzielle Auskommen der Familie sorgte ihr Mann, der im gleichen Konzern eine hohe Stellung innehatte und entsprechend verdiente. Eines Abends erzählte sie mir von ihrer zehn Jahre jüngeren Schwester. Sie hatte vorher mit ihr telefoniert, schäumte immer noch vor Wut und machte den Eindruck, als müsse sie dringend und gründlich alles loswerden, was dieses Gespräch in ihr ausgelöst hatte. Sie verstehe Sanne, ihre Schwester, nicht. Es sei nicht auszuhalten mit ihr. Carina stehe kurz davor, den Kontakt abzubrechen, ähnlich wie ihre Eltern übrigens, deren Geduld mit der jüngeren Tochter auch bald am Ende

19 Borasio (2013)

sei. Der große Ärger der ganzen Familie rührte daher, dass Sanne sich entschlossen hatte, ihren langjährigen Freund zu heiraten.

»Was ist denn daran so schlimm?«, fragte ich erstaunt.

Carina nahm einen großen Schluck Wein, stellte das Glas fest auf den Tisch und sagte: »Der Typ, Lina, ist ein absoluter Versager.«

Dazu konnte ich wenig sagen.

»Er ist dreiunddreißig, hat vor ein paar Jahren sein Studium abgebrochen und irgendwie rumgejobt, lebt inzwischen von Hartz IV, hat offensichtlich nicht vor, daran etwas zu ändern, und damit Sanne sich, angesichts dieses Desasters, nicht von ihm trennt, behauptet er, depressiv zu sein.«

Ich schluckte. »Vielleicht ist er es ja«, gab ich zu bedenken.

Carina zuckte mit den Schultern, und dann prasselte ein Schwall von Sätzen auf mich ein, die ich lieber niemals gehört hätte: »Wenn er es *nicht* ist, ist er nur ein Lügner. Wenn er aber *wirklich* depressiv ist, ist er ein Dauerversager. Solche Leute kommen doch nicht mehr auf die Beine. Dann kann Sanne ihn erst recht vergessen: Da kommt nichts mehr. Aber ehrlich gesagt, depressiv ... Was soll das denn heißen, bitte? Wenn sich die Leute ein bisschen zusammenreißen würden. Wenn Ansgar sich so gehen lassen würde, was glaubst du, wie ich dann dastünde mit den Kindern? Das ist doch völlig unverantwortlich! Warum sucht Sanne sich nicht einen vernünftigen Mann? Wenn sie diesen Typen heiratet, steht eins schon völlig fest: Der wird ihr sein Leben lang auf der Tasche liegen. Du solltest ihn mal sehen ... Wenn er lacht! Völlig unecht. Man merkt richtig, dass er nur so tut, als würd er sich mit uns wohlfühlen. In Wirklichkeit säße er lieber zu Hause und würde ... Keine Ahnung, was er da macht den lieben langen Tag. Kommt sowieso nur auf jedes fünfte Familienfest mit. Viele in unserem Umfeld denken, Sanne wär solo, weil er nie dabei ist. Und wenn er doch mal mitkommt, sitzt er maulfaul in der Ecke, nuckelt an einer Bierflasche und schaut aus dem Fenster. Letztens war Kommunion, da ist er mal mitgekommen. Am Nachmittag sind die Männer zum Fußballspielen raus auf den Bolzplatz. Der ist nicht weit von unserem Haus. Da hat er so getan, als würde er nicht merken, dass sie losziehen. Ansgar hat ihn sogar noch gefragt, ob er nicht mitkommen wolle. ›Ich komm nach‹, hat er behauptet, dabei war eh klar, dass er gar nicht vorhatte mitzugehen.« Carina schüttelte den Kopf, und ich hoffte, sie wäre fertig mit ihrer Salve von Abwertungen und Verachtung. Leider war dem nicht so, ein abschließendes Statement hatte sie noch auf Lager. »Tja, und«, begann sie, wobei ihre Augenbrauen sehr hoch in die Stirn wanderten, »wenn man ihn auf seine berufliche Situation anspricht, weicht er natürlich in großem Bogen aus und wechselt sofort das Thema. Erbärmlich, einfach nur erbärmlich. Ich versteh Sanne einfach nicht.«

Mir war flau geworden. Am liebsten wäre ich gleich aufgebrochen. Gleichzeitig aber hatte ich das vollkommen absurde Bedürfnis, diese mir gänzlich unbekannte Sanne und ihren Freund zu verteidigen. So offensichtlich es später war, in diesem Moment machte ich mir tatsächlich nicht bewusst, dass es in Wirklichkeit Jannik und ich selbst waren, die ich so dringend verteidigen wollte: gegen diese Sicht der Dinge, gegen den Hass, die Verachtung, die Ausgrenzung, die Unwissenheit, die Intoleranz, gegen das Rollenverständnis, das sich darin manifestierte, gegen das selbstgerechte Verständnis der Begriffe »Normalität« und »Abweichung« und dagegen, dass die Person, die da vor mir saß – aber das wurde mir erst später bewusst –, die Gesamtheit ihrer eigenen Ängste vor einem Nicht-Genügen in unserer Welt auf ihre Schwester und deren Freund projizierte, anstatt sich damit auseinanderzusetzen.

»Aber wenn sie ihn doch liebt«, gab ich zu bedenken – völlig überfordert damit, die vielen Gedanken und Gefühle, die mich erfüllten, in mehr als diesen mir zentral erscheinenden Satz zu fassen. Und als Carina daraufhin die Augen verdrehte, schob ich hinterher: »Eine Depression tut sich doch keiner freiwillig an.«

Sie lachte verärgert. »Ach, das ist doch lächerlich! Alle Welt ist heute depressiv. Oder hat einen Burn-out. Wieso bin ich denn nicht depressiv? Oder Ansgar? Der arbeitet nun wirklich genug für einen Burn-out, das kannst du mir glauben! Oder du? Oder meine Eltern? Das ist doch alles völlig hirnverbrannt.« Wieder trank sie einen Schluck Wein. »Spricht für dich, dass du versuchst, Entschuldigungen zu finden, Lina. Aber an Sannes Typ sind sie verschwendet. Wenn du ihn nur ein einziges Mal sehen würdest, wüsstest du es. Muss sie halt mit klarkommen. Sanne war schon immer komisch. Schon immer.«

Jetzt endlich bemerkte ich an ihrem Tonfall, dass sie den Freund ihrer Schwester zwar verachtete, dass *er* aber gar nicht ihr eigentliches Problem war. In Wirklichkeit – und so, erinnerte ich mich, hatte unser Gespräch ja auch begonnen –, in Wirklichkeit war Carina stinksauer auf ihre Schwester. Ich fragte sie, ob meine Vermutung stimme.

»Natürlich stimmt sie! Deswegen sind wir ja alle kurz davor, den Kontakt mit ihr abzubrechen.«

So viel zur positiven Wirkung, die es hat, unter Leute zu gehen. Carinas gesamte Familie erlebte es als zutiefst erniedrigend, dass eins ihrer Mitglieder mit einem schwer kranken Mann nicht nur seit vielen Jahren zusammenlebte, sondern auch weiterhin zusammenleben und ihn sogar heiraten wollte. Niemand aus diesem Kreis sah in Sannes Treue zu ihrem Freund etwas Positives. Niemand brachte sie mit Liebe in Verbindung. Oder damit, dass an diesem Mann zumindest auch irgendetwas Liebenswertes, Wunderbares oder sogar Beglückendes sein musste, wenn die Tochter und Schwester vorhatte, ihn zu heiraten. Sannes Entscheidung, sich auf die Einschränkungen ihres Partners einzulassen, wurde ihr von der Schwester, den Eltern und, wie ich weiter erfuhr, ihrer Tante und deren gesamter Familie als Schwäche angelastet. Ja, sie hielten Sanne selbst für schwach, weil sie, wie Carina sich ausdrückte, einen »Schwächling« liebte – oder genauer: weil sie sich nicht von einem »Schwächling« trennte.

Inzwischen war mir richtig schlecht. Und ich war wütend geworden. Und ich hatte Angst bekommen. Wer wusste schon, was über Jannik und mich so kursierte? Ich hatte mir bereits einiges ausgemalt. Aber dieser Ausbruch von Carina eröffnete ganz neue Dimensionen. Die mir vollkommen unbekannte Sanne tat mir unendlich leid … Auf dem Heimweg musste ich dann aber plötzlich lachen. Aus Gründen, die Jahrzehnte zurücklagen, hatte ich zu meiner zahlenmäßig ohnehin extrem kleinen Familie seit vielen Jahren nur noch einen sehr losen und rudimentären Kontakt: Meine Mutter lebt schon lange nicht mehr. Mit meinem Vater telefonierte ich höchstens einmal im Jahr, bevorzugt an einem Tag, der nicht durch wiederkehrende Feste oder Jubiläen markiert war. Mit meiner Schwester sprach ich immerhin ungefähr vierteljährlich, ebenfalls fernmündlich, denn sie lebt in Südafrika. Erwähnenswert ist, dass es uns allen erheblich besser geht, seit wir es so halten. Die Gunst meiner Familie war ein Gut, das ich lang schon verspielt hatte – wenn ich es überhaupt je besessen hatte. Entscheidungen, die ich in Bezug auf Jannik treffe, dachte ich daher amüsiert und zynisch zugleich, bedeuten an dieser Front nicht die geringste Gefahr.

Tatsächlich markierte das Gespräch mit Carina eine Kehrtwende in meiner Bereitschaft, mit anderen offen über meine Gefühle und Nöte unter den Bedingungen der Depression zu sprechen. Mein Bedürfnis, Janniks, aber auch mein eigenes und unser gemeinsames Leben vor einer Beurteilung durch gnadenlose Dritte zu schützen, steigerte sich danach erheblich. Einerseits war das wichtig und gut. Massiver Abwehr und Abwertung, beträchtlichem Unwissen, großem Unverständnis oder ausgeprägtem Desinteresse ausgesetzt zu sein, vergeudete meine kostbaren, weil inzwischen knappen Energien. Wollte ich meine selbstgesteckten Ziele erreichen, konnte ich es mir nicht leisten, im Prozess des konstruktiven Umgangs mit den

Gegebenheiten durch derartige Gespräche zurückgeworfen zu werden. Andererseits wuchs auf diese Weise leider auch die Isolation, in die ich immer tiefer hineingeriet: durch eine Partnerschaft im gräulichen Licht der Depression und durch den Umgang unseres Umfelds mit ihr. Diese Gratwanderung zwischen der angemessenen und wichtigen Achtsamkeit in der Auswahl von Gesprächspartnern und Inhalten, die ich preisgab, einerseits und einer zunehmenden Abschottung von der Umwelt andererseits war ein Kunststück, das ich beinahe täglich zu vollführen hatte und das mal besser und mal weniger gut gelang. Traf der zweite Fall zu, war der Preis dafür meist hoch.

Mag sein, Carina war ein spezieller Fall. Mag sein, sie neigte dazu, ungewöhnlich heftig und negativ zu urteilen. Und es ist davon auszugehen, dass sie vermutlich nicht so offen und hart gesprochen hätte, wenn ihr bewusst gewesen wäre, wie erstaunlich ähnlich meine Situation der ihrer Schwester war. Oder stünde möglicherweise sogar zu befürchten, dass sie, vor lauter Verachtung, gar nicht mit mir gesprochen hätte? Mag auch sein, dass Sannes gesamte Familie nicht besonders repräsentativ, sondern eine war, die sich extremer als andere über Status organisierte oder ihren Zusammenhalt durch eine hohe Uniformität der Lebensläufe ihrer Mitglieder suchte. Tatsache aber ist, dass ich aus Gesprächen, die eine vergleichbare Atmosphäre verbreiteten, in aller Regel geschwächter, verunsicherter, ratloser und nicht selten mit neu entfachtem Selbstzweifel und sogar Misstrauen Jannik gegenüber hervorging. Es fiel mir nicht immer leicht, die Be- und Abwertungen, die Herabsetzungen und Verächtlichkeiten aus meinem emotionalen System herauszuhalten, sie nicht – unbewusst – für eine kurze Zeit zu übernehmen und gegen mich selbst oder Jannik zu richten. Eine fatale Kettenreaktion, wenn man ohnehin schon am Rand seiner Kräfte agiert.

Ich ging weiterhin zum Yoga. Ich unternahm auch weiterhin ab und an etwas mit Carina und den anderen Frauen. Ab jetzt aber war ich sehr auf der Hut, wenn die Gespräche persönlicher wurden, fragte nie wieder nach Carinas Schwester und achtete aufmerksam darauf, über Jannik und mich nur Allgemeinplätze zu verbreiten. Um ein überaus harmloses Bild von unserer Beziehung zu evozieren, brauchte ich nicht einmal zu lügen. Ich ließ nur gefühlte siebenundneunzig Prozent dessen aus, was ich hätte erzählen können. Und das fiel offensichtlich niemandem auf.

Baumgeister auf Felsvorsprüngen

Eines Morgens fand ich auf dem Küchentisch einen Ausdruck, den mir Jannik zur Lektüre hingelegt hatte. Es handelte sich um ein Interview[20], in dem über eine Studie am Uniklinikum Erlangen[21] berichtet wurde. Als »Begleittherapie mit hervorragenden Wirkungen für Depressionserkrankte« habe sich im Rahmen der Untersuchung ein Sport erwiesen, von dem ich persönlich noch nie etwas gehört hatte und der auch Jannik gänzlich unbekannt war: das Bouldern, eine Spielart des Kletterns, bei der es allerdings nicht darum geht, besonders hohe Felswände zu erklimmen, sondern lediglich bis in Absprunghöhe geklettert wird und zur Sicherung der Sportler eigens dafür gefertigte Bodenmatten ausgelegt werden. Die Bilder, die dem Artikel beigefügt waren, zeigten helle Hallen mit bunten Griffen, an denen Erwachsene herumkletterten, als seien sie kleine Kinder. Offensichtlich hatten sie eine Menge Spaß. Das Interview war schnell gelesen und klang nicht nur ermutigend, sondern auch nach einer wunderbaren Abwechslung, die sich da ganz unerwartet aufgetan hatte.

Nein! Bleiben wir doch bei den Tatsachen und den durchaus nicht unerheblichen Feinheiten: Nichts hatte sich unerwartet aufgetan. Es war Jannik gewesen, der – zum wiederholten Male – etwas aufgetan, das heißt: zuerst danach gesucht, dann darauf aufmerksam gewor-

20 Zühlke (2014)
21 Wittenberger (2015)

den, es anschließend geprüft und endlich mir kundgetan hatte. Etwas, das Hilfe versprach.

Ich lehnte mich zurück und schüttelte den Kopf, erfüllt von staunender Wertschätzung und Anerkennung: Hatte er also, obwohl es ihm in den letzten Tagen so schlecht gegangen war, dass er kaum aufstehen und überhaupt nicht arbeiten konnte, wieder etwas Neues, hoffentlich Hilfreiches gefunden. Hier zeigte sich eine der Seiten von Janniks Persönlichkeit, die mich absolut faszinieren. Eine jener wunderbaren Charaktereigenschaften, die er sich durch alle Tiefen der Depression bewahrt hat und die ihn in meinen Augen nicht nur extrem liebenswert, sondern auch wirklich attraktiv machen.

Während all der Jahre tiefster Düsternis und Erschöpfung raffte sich Jannik ein ums andere Mal auf, alles, was in seiner Macht stand, dafür zu tun, wieder ein Leben führen zu können, das er als lebenswert empfand. Ich fürchte, dass es sehr schwer ist, nachzuvollziehen, was für ein bewundernswerter Kraftakt das ist, wenn man die Zerschlagenheit, das Ausmaß der Verzweiflung und Erschöpfung, die Jannik jahrelang durchleben musste, nicht selbst gesehen und mitgefühlt hat. Jannik ist sich nie zu schade dafür gewesen, die Demut aufzubringen, ohne die ein Vorankommen in extremster und für die Depression charakteristischer Langsamkeit nie hätte gelingen können. Und ohne die das frustrierende Ausbleiben von Erfolgserlebnissen über sich unangenehm lang hinziehende Zeiträume nicht aushaltbar gewesen wäre: egal, wie schlecht sein Zustand war. Egal, wie schwach er sich fühlte und wie ausgelaugt. Egal, wie entsetzlich langsam etwas voranging. Egal, wie entmutigend es für einen sein musste, der immer in so vielem ein Überflieger gewesen war, kaum zufriedenstellende Bewältigungserfahrungen zu erleben. Egal, wie wenig Zeit in einer Woche ihm blieb, um konzentriert nachdenken oder sich einigermaßen vernünftig unterhalten zu können. Egal, wie viele Tage es gab, an denen weder das eine noch das andere auch nur für die Dauer einer halben Stunde möglich war: Jannik ließ sich nicht davon abbringen, die Suche nach solchen Strategien fortzusetzen, die ihn unterstützen, die ihn stärken und die ihm bei seiner Rückverwandlung in einen Menschen mit intakten Grenzen inspirieren und helfen würden. Auf diese Weise hat er sich über die Jahre ein ganzes Spektrum an förderlichen Mechanismen und Vorgehensweisen, Notfallplänen und Angewohnheiten zugelegt, sie erprobt, eingeübt und in seine Routinen eingebaut.

Er tat das, obwohl nichts davon in der Art funktionierte, wie wir es aus zahllosen Filmen, Artikeln und Büchern kennen, nämlich schnell und durchschlagend: Tun Sie A, dann geschieht B. Lassen Sie C weg, dann plagt Sie D nicht mehr. So einfach ist leider beinahe nichts im wirklichen Leben, und schon gar nicht im Leben mit einer depressiven Struktur.

Immer noch gab es kein Allheilmittel. Immer noch verlief alles im Schneckentempo. Immer noch gab es endlos viele Stunden und Tage und Wochen, die dem Beutezug der Depression zum Opfer fielen und die, jede und jeder einzelne, durchgestanden und überlebt werden mussten. Aber Jannik verlor sein Ziel nicht aus den Augen und blieb sprichwörtlich dran.

Seit ich ihn kenne, hat er – um nur einige, wenige Beispiele zu nennen – seine Ernährung radikal umgestellt, seinen Alkohol- und Zuckerkonsum enorm eingeschränkt, das Laufen zu einem mehrmals wöchentlich ausgeübten Training ausgebaut – samt gründlicher und anhaltender Lektüre aller möglicher Fachliteratur dazu –, das Bouldern fest in sein Leben integriert, die Fotografie als ganz neue Ausdrucksform auf einem mittlerweile professionellen Niveau entdeckt und ausgebaut, seinen Schlaf-Wach-Rhythmus schrittweise normalisiert und vieles, vieles mehr.

Vielleicht klingt das läppisch. Immerhin ist dies nichts weiter als eine Liste von Veränderungen, die uns allen guttäten. Bedenkt man aber, wie wichtig viele der hier aufgezählten schädlichen Dinge für Janniks Coping vor der Diagnose wichtig waren und wie dringend er sie deshalb im Grunde fürs Durchstehen jedes einzelnen seiner von der depressiven Struktur gegeißelten Tage brauchte, und hält man sich vor Augen, welche Anstrengung und welches Leid es bedeutet, das Monster der Depression auf dem Rücken, im Herzen und im Denken zu haben, über Jahre hinweg jeden Schritt und jeden Atemzug mit ihm zu tun, und zieht man schließlich in Betracht, wie wenig belastet die meisten von uns im Vergleich mit einem akut depressiven Menschen sind, wie selten es *uns* aber gelingt, auch nur *eine* derartige Veränderungen diszipliniert und vor allem nachhaltig umzusetzen, sollte sich die Bewertung nicht nur schnell, sondern gründlich verschieben.

Nichts schien naheliegender, nichts erwartete ich mit größerer Gewissheit, als dass irgendwann tiefste, allertiefste Zermürbung von Jannik Besitz ergreifen und er aufgeben würde. Und natürlich taten sie das: immer wieder, mal heftiger, mal weniger heftig. Jannik aber zwang sich jedes Mal aufs Neue wieder hoch. Manchmal dauerte es ein paar Tage, manchmal ein paar Wochen. Im Laufe der Zeit gab es auch Situationen, in denen es nur mehr wenige Stunden dauerte, bis er wieder aufstehen, sich die Laufschuhe anziehen und sich, meist nachts, damit er nicht Gefahr lief, zu viele Menschen zu treffen, aufmachen konnte zu seinem Zwei-Stunden-Lauf, nach dem er, immer noch schwach, aber erheblich weniger ›wackelig‹, wieder heimkehrte.

Jannik hat nie nachgelassen, neue Wege der Kräftigung und Unterstützung zu suchen und sich selbst, gegen alle erschöpfungsbedingten inneren Widerstände, zu zwingen sie auszuprobieren. Er lebte ohnehin schon lang jenseits von etwas, das man neudeutsch »Komfortzone« nennen würde. Hatte er einmal erkannt, dass die zuvor über Jahre hinweg entwickelten Routinen seinem Ziel, eines Tages frei von der depressiven Struktur zu leben, entgegenstanden, gestattete er sich den Luxus des Rückzugs in das bisschen Pseudo-Komfort, das sie ihm boten, nicht mehr. Sobald er Alternativen aufgetan hatte, sobald er Wege und Mittel gefunden hatte, die alten, potenziell eher schädlichen Coping-Strategien durch hilfreichere zu ersetzen, tat er alles, um die einen loszuwerden und die anderen sehr gewissenhaft und gründlich in sein System einzubauen. Das ist alles andere als selbstverständlich oder einfach. Aber es ist typisch für depressive Menschen: Die Gewissenhaftigkeit, die Ernsthaftigkeit, die Hingebungsfähigkeit, das Pflichtbewusstsein, die Lösungsorientierung, der unerschütterliche Glaube daran, dass es gelingen wird, irgendwie weiterzumachen, und die schier atemraubende Ausdauer und Freundlichkeit, die Menschen mit der depressiven Struktur erlernen, die ihnen in Fleisch und Blut übergegangen, die Teil ihrer Persönlichkeit geworden sind, all diese Eigenschaften, die wir so sehr an unseren Partnern genossen haben, als wir sie kennenlernten, bleiben enorme und beeindruckende Kompetenzen – selbst in Zeiten akuter depressiver Episoden.[22]

Mitzuerleben, wie Jannik langsam anfing, diese Fähigkeiten endlich und wohl zum ersten Mal im Leben für sich selbst statt immer nur für andere einzusetzen, war (und ist) für mich in einem Ausmaß beglückend, das ich kaum beschreiben kann.

Durch seine nie nachlassende Recherche über Gesundungsstrategien war ihm – und mir – also nun das Bouldern begegnet. Und obwohl auch das Bouldern keine Wunder bewirkte und keineswegs wie durch Zauberhand die Depression fortpustete, wurde es zu einem Quell großer Stärkung. Es unterstützte Jannik bei der so wichtigen Rückbesinnung auf den Körper, beim Ausstieg aus dem Gedankenkarussell und es verschaffte ihm nicht nur einen Raum, in dem er nach recht kurzer Gewöhnungszeit gefahrlos wieder soziale Kontakte pflegen, sondern in dem er endlich auch wieder Erfolgserlebnisse genießen konnte, die nicht monate- und jahrelang auf sich warten ließen.

22 Giger-Bütler (2012), S. 89

Für mich wurde die Boulderhalle zu einem Ort, an den ich fliehen konnte, wenn ich das Grau daheim nicht mehr aushielt, wenn ich selbst in kreiselnde Negativgedanken geriet und nicht mehr aus ihnen herausfand, wenn mein Körper nur ächzte, weil er der Ort war, an dem all das Niederdrückende sich für mich manifestierte, und wenn ich dringend andere Menschen sehen musste. Menschen mit ›normalen‹ Problemen. Menschen, die vielleicht sogar gerade gar keine Probleme hatten. Menschen, mit denen ich über Albernheiten lachen und einen Kontakt halten konnte, der mit hoher Wahrscheinlichkeit unkompliziert blieb: In der Boulderhalle sind die meisten Leute die meiste Zeit über damit beschäftigt, einzeln oder gemeinsam sowohl gedanklich als auch ganz körperlich ›Bewegungsprobleme‹ zu lösen. Das verringert die Gefahr des Aufkommens allzu persönlicher Gespräche, pustet den Kopf frei wie ein Sommerwind, bringt Helligkeit und Frische in die Gedanken, die sich für eine Weile auf sehr konkrete und durchaus lösbare Schwierigkeiten fokussieren können. Es relativiert die scheinbare Alleinherrschaft der Depression, weckt den Kreislauf, die Muskeln und den Stoffwechsel und flutet den gesamten Organismus mit Sauerstoff. Mit dem Bouldern hatte Jannik etwas gefunden, das in seinem, meinem und unserem Leben nachhaltige Verbesserungen auf allen möglichen, auch der Beziehungsebene zur Folge hatte.

Etwa ein Vierteljahr lang ging ich allein zum Bouldern. Wollte er sich nicht überfordern, musste Jannik es langsamer angehen lassen. Heute Studie gelesen, morgen Boulderhalle ausprobiert, war zurzeit kein Weg, der für ihn gangbar gewesen wäre. Aber das hieß ja nicht, dass ich warten musste. Im Gegenteil, es schien beinahe günstig, dass ich das Terrain erst einmal erkundete, die Atmosphäre vor Ort, die Ausstrahlung der Halle und der Menschen, die sich dort aufhielten, und so weiter. Meine Eindrücke waren durchweg positiv und günstig für Janniks Ausgangslage: Es lief keine hektische, anstrengende oder allzu laute Musik. Es gab ausreichend Bereiche, in die man sich ein klein wenig zurückziehen konnte, wenn man eine Pause von allzu vielen Menschen um sich herum benötigte. Ich hatte in der Halle niemanden getroffen, der mir aus Janniks Freundeskreis bekannt gewesen wäre, und die Öffnungszeiten waren, zumindest im Vergleich zu vielen anderen Sportangeboten, großartig für Spätaufsteher: Die Halle hatte an sieben Tagen in der Woche bis 23 Uhr geöffnet.

»Bis drei Uhr morgens wäre zwar erheblich günstiger«, scherzte Jannik, »aber elf ist doch schon ganz anständig.«

Gleich zu Beginn meiner Boulderkarriere lernte ich Ute kennen. Eine schlanke Mittdreißigerin, Mutter einer sechsjährigen Tochter und eines vierjährigen Sohns. Eine freundliche Frau mit tiefliegenden, grünen und mandelförmigen Augen, einer hellen Stimme und perlengeschmückten Dreadlocks. Sie war Logistikerin, arbeitete der Kinder wegen zurzeit nur halbtags und gehörte zu den Trainerinnen, die Boulderkurse für Anfänger leiteten. Eltern und Schwiegereltern lebten in der Nachbarschaft, sodass sie ihr semiberufliches Hobby jeweils bereits kurze Zeit nach der Geburt der Kinder hatte wiederaufnehmen können. Dass sie ziemlich unter der Fuchtel ihres herrischen Lebenspartners stand, vermittelte sich mir erst nach und nach. Sie ließ es sich nicht anmerken: In der Boulderhalle hatte sie immer ein Lächeln auf den Lippen, versprühte stets gute Laune und Tatendrang. Ich absolvierte meinen Einführungskurs bei ihr und erlebte sie, wie alle anderen Teilnehmer auch, nicht nur als kompetent, sondern außerdem als freundlich, verlässlich und ermutigend. Später erst bemerkte ich, wie all das schlagartig einbrach, sobald Gerd in der Halle auftauchte. War er da, wurde sie still, wirkte unsicher, stotterte sogar manchmal, und es konnte geschehen, dass sie kleine Fehler machte. So gab sie, was sonst nie geschah, Tipps, die offensichtlich nichts taugten, verwechselte plötzlich die Namen von

Kursteilnehmern oder ließ einmal vor Schreck, als er plötzlich neben ihr auftauchte, ein Getränk fallen. Während der Stunden, über die sich mein eigener Kurs erstreckte, erlebte ich das allerdings nicht: Gerd war, wie mir Ute später erzählte, auf Klassenreise mit seinen Schülern.

Gleich in der allerersten Kursstunde machte es ›Klick‹ bei mir mit dem Bouldern: Es fühlte sich an wie etwas, das ich schon immer leidenschaftlich gern getan und einfach nur für eine – viel zu lange – Weile vergessen hatte. Das gehe nicht nur mir, sondern sehr vielen Menschen so, sagte Ute und lachte, und ich sehe noch das zufriedene Leuchten, das sich dabei auf ihrem schönen Gesicht breitmachte.

»Ich glaube«, erklärte sie, »es fühlt sich so an, weil Klettern eigentlich etwas ganz Natürliches ist. Als Kinder tun wir es beinahe automatisch – wenn wir nicht von überängstlichen Eltern davon abgehalten werden, sogar ständig und leidenschaftlich. Sobald wir krabbeln können, versuchen wir an allem hochzuklettern. Stühle, Tische, Treppenstufen, später Bäume, Mäuerchen, Ponys und Pferde und, sofern wir naturnah wohnen, eben auch sehr bald an kleineren und größeren Felsbrocken oder Gesteinsblöcken. Die wiederum«, sie machte eine bedeutsame Pause und sah sich in der kleinen Kursrunde um, »heißen auf Englisch *boulder*.«

Darüber hatte ich so noch nie nachgedacht. Aber es stimmte zweifelsohne. Ich erinnerte mich gut daran, wie oft und wie gern meine Schwester und ich als Kinder in den Birnbaum hinter unserem Haus gekraxelt waren und ganze Stunden in ihm verbracht hatten. Es war abenteuerlich, verwunschen, angenehm und fühlte sich irgendwie *richtig* an, dort hinaufzuklettern und sich, halb verborgen, im Klippen und Klappen des sommerlich grünen Blattwerks oder im feinen Duft der weißen Frühlingsblüten aufzuhalten. Dort oben erzählten wir uns Geschichten, horteten kleine Schätze in Astlöchern, beobachteten mit einem Fernrohr die vollkommen dröge, aus unzähligen, nahezu identischen Einfamilienhäusern bestehende Vorstadtsiedlung, die erst dadurch überhaupt interessant wurde, dass wir sie von einem Birnbaum aus mit diesem Instrument der Welterkunder betrachteten.

Meine Schwester war mit dem Geist dieses Baumes per Du. Sie hatte mir das irgendwann mitgeteilt und erklärt, der Baumgeist sei so alt wie der Baum selbst. Ich weiß noch, wie mir der Mund offen stehen geblieben und meine Ehrfurcht vor der älteren Schwester ins Endlose gewachsen war. Das sei ganz normal und bei allen Bäumen so, fuhr sie fort. Zwar verfüge nicht jeder Baum über einen Geist, aber doch die aller-, allermeisten. Der Geist unseres Baumes, und auch das sei ganz gewöhnlich, sei unsichtbar und weder ein Mädchen noch ein Junge, sondern eben ein Geist. Er habe eine sanfte, freundliche Stimme und er beschütze sie. Sogar in der Schule. Von hier, vom Birnbaum aus, an den er gebunden sei und den er nicht verlassen könne, gerade so, wie wir an unsere Körper gebunden seien. Nein, mich könne er nicht beschützen. Ich müsse mir schon einen eigenen Baumgeist suchen. Das war schwierig, denn der Birnbaum war der einzige Baum in unserem winzigen Gärtchen. Ihr Baumgeist, unterrichtete mich meine Schwester, wabere um den Baum herum und stecke gleichzeitig in ihm drin. Wir säßen, sagte sie mit ernster Miene und strich dabei über die raue Rinde, quasi mittendrin in ihm, ihrem Beschützergeist. Ich schaute mich erschrocken um, lauschte ihr eingeschüchtert und versuchte bei mehreren Gelegenheiten, wenn ich nämlich allein in den Baum geklettert war, meinerseits den Geist dazu zu bewegen, mit mir zu sprechen. Ich hegte sogar insgeheim die Hoffnung, er könne ihr abtrünnig und zu meinem Geist werden. Aber meine große Schwester kannte sich einfach besser aus mit dem Leben. Es war zwecklos zu denken, man könne sie austricksen. Ohnehin gab es einfach allzu viele wunderbare Dinge, die nur älteren Geschwistern passierten. So viel vom Leben hatte ich bereits gründlich begriffen.

Bei dieser Erinnerung wurde ich ein wenig wehmütig. Wie lang waren die Zeiten der Vertrautheit und vor allem des Vertrauens zwischen meiner Schwester und mir her. Und wie schön wäre es, stellte ich mir vor, in ihr eine Vertraute haben zu können. Einen lieben Menschen, der mich gut kannte und unterstützte. Ehe ich aber dieser alten Trauer wieder aufzubrechen erlaubte, entschied ich mich, Ute nach dem Boulderkurs vom Celler Birnbaumgeist zu erzählen. Sie war gerührt, und es dauerte danach nicht mehr lang, bis wir uns ein wenig angefreundet hatten. Nach Abschluss des Kurses trafen wir uns erst eher selten, bald aber immer häufiger privat zum Bouldern. Da in der Halle Routen der unterschiedlichsten Schwierigkeitsgrade, von ganz einfach bis extrem schwer, nebeneinander geschraubt sind, gibt es kein Problem, wenn Sportler unterschiedlicher Niveaus gemeinsam bouldern wollen. Was ich Ute damals nicht erzählte, war, dass die Baumgeister seit einiger Zeit auf gänzlich unerwartete Weise ein veritables Revival in meinem Leben feierten …

Alles, was hilft, hilft. Das denke ich inzwischen, nachdem mir anfangs manches Hilfsmittel auf der Reise durch Janniks Depression als allzu peinlich oder abwegig erschien. Alles, was hilft, hilft, und als Angehörige von Menschen, die mit einer depressiven Struktur leben, sollten wir getrost alle Hilfe, die wir bekommen können, annehmen. Es kann gar nicht genug Hilfe geben – immer vorausgesetzt, es handelt sich auch tatsächlich um Hilfe. Denn, um einen bekannten Werbeslogan leicht verändert zu zitieren: Nicht überall, wo Hilfe draufsteht, ist auch Hilfe drin. Wo sie aber tatsächlich zu haben ist, ist sie meiner Erfahrung nach grundsätzlich ein Segen, und ich habe mit jeder Woche, die verstrich, mehr von der Eitelkeit, dem Stolz und der Zurückhaltung, die mich davon abhielten, echte Hilfe zu nutzen, abgestreift.

Die Vorstellung von Baumgeistern hat mir unendlich geholfen. Zuerst lachte ich mich selbst dafür aus. Trotzdem fand ich mich, bei meinen Fahrten hinaus in die Wälder und zu den Seen rund um München, immer wieder nach nicht allzu langer Zeit an einen Baumstamm gelehnt, sitzend oder stehend, in seiner Nähe wieder. Es konnten die unterschiedlichsten Bäume sein: schräg gewachsene Fichten, schmalstämmige Tannen, silbrige, stabil und gerade in den Himmel ragende Buchenstämme, alte, einzeln stehende Eichen, dicht belaubte Akazien oder auch Apfel- und Kirschbäume mit rissigen Schrunden in den glänzenden Rinden. Sie fanden sich vereinzelt an Waldkanten, und ich vermutete, dass sie sich dort wild ausgesät hatten. Ich saß oder stand eine Weile, schaute herum, ließ, was immer ich sah, auf mich wirken, ohne groß darüber nachzudenken, und begann, wenn ich sicher war, dass kein anderer Mensch in der Nähe war, mit dem in diesem Baum heimischen Geist zu sprechen. Wollte ich es präziser beschreiben, müsste ich sagen, dass ich wahllos ›drauflos laberte‹, dass ich alles erzählte, was mir gerade in den Sinn kam, meist also Sorgen, Ärger, Trauer oder einfach etwas, das ich in der Therapie später als »Rumgejammer« bezeichnete. Ich sprach und sprach, manchmal sogar auf Englisch oder Schwedisch. Es konnte passieren, dass ich eineinhalb oder zwei Stunden unter einem Baum saß und zu seinem Geist sprach.

In diesen redete ich ganz anders als in allen anderen Gesprächssituationen. Ich erlaubte mir viel mehr, riskierte dabei viel weniger und fühlte mich auf eine Art wohl in meiner eigenen und der Gesellschaft des Baums, die etwas ganz Einzigartiges hatte. In meinen Baumgeistgesprächen fand ich Trost, Rat, Ermutigung, konstruktive Selbstkritik, Respekt, Verständnis, Wertschätzung, Liebe und Zuversicht. In ihnen konnte ich meine Zweifel rücksichtslos formulieren, sie dann glasklar analysieren und verwerfen oder als absolut berechtigt und dringend lösungsbedürftig einstufen. Bei den Baumgeistern konnte ich mich ungehemmt beklagen über die furchtbaren Gefühle der Isolation und Einsamkeit, über das Desinteresse der Welt an meinen kleinen Riesenproblemen. An ihre Adresse konnte ich meine Verzweiflung schicken, meine Trauer, all die Ratlosigkeit und den Frust, ohne auch nur eine Sekunde darüber nachdenken zu müssen, wie es ihnen damit wohl ging oder was sich aus diesem oder jenem Geständnis für Konsequenzen in der Verbindung zu ihnen ergeben könnten. Selbst in der Psychotherapie, in der ich mich nicht um meine Gesprächspartnerin sorgen muss, in der sie auf idealtypische Weise für sich und sogar auch noch für mich Verantwortung trägt und einen sicheren, hilfreichen Gesprächsrahmen herstellt, ist das Reden ein anderes.

Das stille, geduldige Zuhören der Baumgeister war eines, das nicht wertete. Und nichts mit Kategorisierungen, diagnostischen Erklärungsrastern oder zielgerichteten Gesprächsstrategien zu tun hatte. Es war ein Ort, den ich mir erschaffen hatte, an dem alles da sein durfte, was ich war, was ich mit mir schleppte, was ich konnte und nicht konnte. Ein Ort der absoluten Solidarität und Verbundenheit mit mir selbst in einer Zeit schmerzhaften Verbindungsmangels. Ein Ort der Erleichterung, der Selbstvergewisserung und nicht zuletzt der Freude: häufig nämlich endeten diese »Entthings«, wie ich meine Baumgeistgespräche in Anlehnung an ein von Tolkien erdachtes Zeremoniell bald nannte, damit, dass ich irgendwann in schallendes, fröhliches Gelächter ausbrach.

Hatte ich mir einmal alles von der Seele gejammert, hatte ich, weil kein Regulativ mithörte, maßlos übertrieben mit dem Leid, das mir vom Leben, durch Jannik, durch mich selbst, durch die Ungerechtigkeit der Welt, zugemutet wurde, hatte ich wieder und wieder alles sagen können, was ich mich, rational betrachtet, niemals getraut hätte, so oder ähnlich zu äußern, hatte ich wieder einmal kaltschnäuzig und großkotzig gepfiffen auf eine möglichst sachliche, möglichst gerechte, möglichst kluge, objektive und ausgeglichene Sicht der Dinge und alle Vernunft in den Wind geschlagen beim Rumjammern, fühlte ich mich oft unendlich erleichtert. So geerdet, dass ich lachen konnte über mich und darüber, wie ernst und wichtig ich mich doch manchmal nahm und wie schnell ich immer wieder vergaß, was für ein toller Mensch Jannik war, und sogar darüber, dass ich immer mal wieder dazu neigte, mich in Selbstmitleid aufzulösen. Nichts gegen Selbstmitleid. Ich glaube, es ist manchmal sogar sehr wichtig und wir leiden viel zu wenig mit uns selbst mit. Nur ist es wenig hilfreich, wenn ich eine Situation aktiv ändern, und vor allem, wenn ich mich in eine andere, bessere Stimmung versetzen möchte.

Während ich das aufschreibe und mich im Geiste dort stehen sehe, muss ich schon wieder lachen: Wie ich an meiner Lieblingserle lehne und auf sie einrede. Wie ich mich in den Schneidersitz hinablasse und weine und schreie und Schimpfwörter in den milden Schatten unter ihrem Blattwerk murmele. Wie ich rede und rede und schließlich irgendwann aufhöre zu reden, weil mir einfach nichts mehr, gar nichts mehr einfallen will, was ich nicht schon drei Mal gesagt habe. Wie ich hochschaue. Wie ich den Baumgeist frage, ob ich ihn nerve. Wie ich ihm sage, dass es mir völlig Wurst sei, weil er nun mal ein Baumgeist sei, die müssten eben zuhören, dafür seien sie gemacht. Dass sei sein Pech. Mein Pech sei, dass der wunderbarste Mann, den ich kenne, just in dem Moment in eine akute depressive Episode habe stolpern müssen, als ich ihn getroffen habe. Und dass diese neunmal verfluchte akute Episode sich zu einem Dauerzustand von drei oder wahlweise fünf, sechs, sieben Jahren ausgewachsen habe. *Das* sei doch mal ein echtes Pech, da bräuchte *er* sich nicht zu beklagen. Das Pech, ein Baumgeist zu sein, hielte sich wahrlich in Grenzen gegenüber meinem. Und in der Tat, wie oft ich auch hochsah und lauschte, nie beklagte sich der Baumgeist. Wie ich endlich mit geballter Faust auf den gräserbewachsenen, weichen Boden einschlage, bis mir die Knöchel wehtun. Wie ich mich zurücklehne an den warmen, rauen Stamm in meinem Rücken und langsam spüre, dass der Druck nachgelassen hat. Dass der Kopf still geworden ist. Dass der Körper die unangenehme Spannung verloren hat. Wie ich noch eine Weile dasitze, still und zufrieden. Wie ich aufstehe, wieder hochschaue und »Danke, alter Freund« sage oder etwas in der Art und entspannt wie lang nicht mehr nach Hause zuckle.

Wie oft habe ich auf der Heimfahrt von einem solchen Baum-Rendezvous lächeln müssen, ein bisschen aus Scham, ein bisschen aus Amüsement, am meisten aber aus Stolz darauf, dass ich mir erlaubte, dass ich mir gönnte und zugestand, was mir half.

Egal, wie albern es von außen und rational betrachtet vielleicht wirken mochte. Ich hatte alle Hilfe der Welt verdient. Und ich hatte ganze Wälder voll bayerischer Baumgeister zur Hilfe. Was konnte da noch schiefgehen?

Schutzschirme außer Kraft!

Nachdem sie während des Kurses sehr zurückhaltend mit privaten Äußerungen gewesen war, sprach Ute bereits bei unserer zweiten oder dritten privaten Verabredung zum Bouldern von ihren Beziehungsproblemen. Ich freute mich zwar sehr darüber, dass sich hier eine Freundschaft anzubahnen oder doch zumindest als Möglichkeit anzudeuten schien, revanchierte mich aber, obwohl ich mir ein wenig schäbig vorkam, vorsichtshalber nicht gleich mit allzu großer Offenheit. Statt ebenfalls über meine Liebe zu sprechen, erzählte ich viel über meine Arbeit als Schriftstellerin, aber auch als Journalistin, über Fluch und Segen der Freiberuflichkeit und über meine Bücher. Natürlich erwähnte ich Jannik und gab auf Nachfrage an, dass er Webentwickler sei und eher schüchtern. Ich hatte meine Lektion, so dachte ich jedenfalls, gelernt und war in den vergangenen Jahren immer zurückhaltender geworden mit allzu offenen Einblicken in unser Leben.

Dann kam der Tag, an dem Jannik mich schließlich zum Bouldern begleitete. Er hatte sich, was keine Überraschung war, gegen die Teilnahme an einem Kurs entschieden und wollte es einfach mal ausprobieren: »Du kannst mir ja zeigen, wie's geht …«

Gegen halb zehn am Abend trafen wir ein, und es war schon recht ruhig in der Halle. Ich zeigte Jannik die Anlage, wir liehen Kletterschuhe für ihn und versuchten uns zusammen an der Wand. Und dann war ich sehr bald sehr sprachlos: Wie er sich an den Griffen anstellte, wie er die wenigen Tipps, die ich damals parat hatte, sofort umsetzen konnte, vor allem aber, wie entspannt er dabei wirkte, verschlug mir den Atem. Schon nach dem ersten kurzen Quergang an einer einfachen Stelle lächelte er übers ganze Gesicht.

Bouldern ist ein hochgradig sozialer und unaufwendiger Sport. Unaufwendig, weil man außer einem Paar Kletterschuhe eigentlich nichts dafür braucht. Sozial, weil man viel herumsteht, die von den Schraubern erdachten Bewegungsprobleme betrachtet und sie mit anderen, die dieselbe Linie probieren, bespricht. Sehr schnell bilden sich vor einzelnen Bouldern kleine Trauben von Sportlern, die sich darüber austauschen, wie dieser oder jener Zug günstiger zu bewerkstelligen wäre. Jannik, den Soziales damals ja eigentlich eher überforderte als beglückte, konnte sich auf diese kurzen, lockeren und sachbezogenen Gespräche von Anfang an sehr gut einlassen. Es waren Gespräche, von denen nichts abhing, mit Menschen, die nichts von ihm erwarteten und die er also nicht enttäuschen konnte. In der Kombination ergab das selbst für ihn kaum ein Gefahrenmoment. Außerdem machte er schnell Fortschritte und entwickelte sich zu einem technisch sauberen und für einen Späteinsteiger, immerhin war er Ende dreißig, als wir das erste Mal eine Halle betraten, durchaus vorzeigbaren Boulderer. Nach den vergangenen Jahren des unendlich mühsamen Vorankommens und der Rückschläge tat ihm diese Erfahrung unwahrscheinlich gut. Bouldern war genau das Ego-Boosting, das Jannik brauchte. Und Boulderer als lockere soziale Gruppe mit wenig Erwartungen, stellten genau die Art von Außenwelt dar, in der er sich im Moment zurechtfinden konnte. Etwas Besseres hätte ihm nicht passieren können.

Ich selbst hatte zum Glück auch anhaltend Freude an diesem neuen Sport, stellte mich zwar nicht schlecht an, brauchte aber viel länger für alles als Jannik. Was mir allerdings völlig schnuppe war: Es gab jetzt tatsächlich einen Grund, aus dem Jannik mehrmals die Woche freiwillig und sogar gern unsere Wohnung verließ. Es gab einen neuen Ort außerhalb der Wohnung, an dem er sich sicher und wohl fühlte. Es gab Menschen, außer mir und seinem Arzt, die er persönlich traf und mit denen er Zeit verbrachte. Er verabredete sich sogar manchmal ohne mich mit anderen Boulderern, legte sich also auf bestimmte Zeiten fest, zu denen er, um sie einzuhalten, ›funktionieren musste‹, und wir hatten zum ersten Mal seit undenkbar langer Zeit wieder Gespräche, in denen er mir erzählen konnte, was er draußen in der Welt erlebt hatte. Wen er getroffen, welchen Boulder er geschafft und welchen er immer noch nicht geknackt hatte. Wir hatten nun gemeinsame Bekannte, die Jannik nicht anders kannten als so, wie er jetzt war: schüchtern, still, stark, freundlich und sehr oft in der Halle anzutreffen, für die ich nicht Janniks *neue* Freundin war, sondern einfach Janniks Freundin und umgekehrt: er mein Freund.

Aus meiner Bekanntschaft mit Ute entwickelte sich in den folgenden Monaten tatsächlich eine Freundschaft, und eines Tages, nachdem sie mir sehr lang, sehr offen und ziemlich traurig über die wenig beglückende Situation mit Gerd berichtet und irgendwann gefragt hatte, ob wir, Jannik und ich, denn gar keine Beziehungsprobleme hätten, wir wirkten immer so glücklich und harmonisch, gab ich endlich ein wenig preis von der Welt, die seit mehreren Jahren die unsere war. Jannik lebe seit einiger Zeit mit einer Depression. Er sei aber in Behandlung, und es gehe ihm schon ein wenig besser. Ute war aufrichtig erstaunt. Nichts dergleichen hätte sie vermutet.

»Ich weiß«, antwortete ich, »Menschen mit einer depressiven Struktur sieht man meistens nicht an, wie es ihnen wirklich geht. Das ist Teil der Symptomatik.« Es fühlte sich gut an, Ute ein bisschen eingeweiht zu haben. Ich mochte sie, und da ich immer mehr von ihrem schwierigen Privatleben erfuhr, schien es mir beinahe unfair, sie aus meinem so ganz auszuschließen. Außerdem war sie, von allen Menschen in München, mit denen ich bis jetzt gesprochen hatte, die Erste, die mir einfach alles glaubte, die nichts infrage stellte und meine Deutung der Situation akzeptierte. Mit der Zeit erzählte ich ihr ein bisschen mehr, blieb allerdings grundsätzlich zurückhaltend. »Jannik hat heut einen schweren Tag«, sagte ich vielleicht in einer Pause zwischen zwei Versuchen an einem Boulder oder etwa: »Ach, weißt du, an manchen Tagen verliere ich ein bisschen den Mut. Aber das renkt sich schon wieder ein.« Ute hatte dann immer ein paar nette Worte auf Lager und ermunterte mich, mich aufs Bouldern zu konzentrieren, das wäre eine gute Ablenkung. Was meistens stimmte. Schwierig wurde es erst, als sie eines Tages mitbekam, dass es mir wirklich richtig schlecht ging.

Jannik und ich waren mal wieder in eine dieser Depressionsschleifen geraten, die sich in null Komma nichts in bodenlose Tiefen schraubten, die ihn in die alleräußerste Erschöpfung und mich in eine Hölle aus Verzweiflung, Schuldgefühlen, Wut, Hilflosigkeit und entsetzlicher Angst um ihn katapultierten. Wie so oft war der Anlass derart nichtig gewesen, dass ich schon am Abend nicht mehr ganz genau wusste, worum es eigentlich gegangen war. Vermutlich war ich enttäuscht gewesen, dass er nicht mit zum Bouldern kommen wollte.

Er konnte damals kaum noch arbeiten, hatte in den zurückliegenden Wochen eine ganze Reihe von langjährigen Kunden verloren und ihm war bewusst geworden, dass er zumindest für eine Weile vor dem beruflichen Aus stand. Nur hatte er mir von all dem noch kein Wort gesagt. Ich wusste also nicht, dass er immens unter Druck stand und unter großen existenziellen Ängsten und Gefühlen massiven Kontrollverlusts litt. Noch hatte er Rücklagen. Aber sie würden in sehr absehbarer Zeit aufgebraucht sein. Nach der Logik der Depression reagierte Jannik auf solch enorme Bedrängnis mit Rückzug, Sprachlosigkeit und äußerster Erschöpfung. Im Außen zeigte sich Letztere als schier nicht zu befriedigendes Schlafbedürfnis. Da ich also die Ursache der Verschlechterung seines Befindens nicht mit irgendeinem Anlass in Verbindung bringen und hier konkret als

Auswirkung der massiven Verschlechterung seiner beruflichen und finanziellen Lage benennen konnte, erfuhr ich sie, wie so oft, im ersten Moment ›lediglich‹ auf der Beziehungsebene: Ich fand ihn maulfaul, unfreundlich, träge, desinteressiert, abgewandt und erlebte ihn als abwesend, antriebsarm und wenig inspirierend, bis hin zu absolut langweilig und dröge. Es machte schlicht keinen Spaß, ihn um mich zu haben. Außerdem war ich enttäuscht. Die Boulder-Abende stellten die wenigen schönen Momente dar, die wir inzwischen wieder hatten.

Nun hatte er in der Küche gesessen, kaum reagiert, als ich gefragt hatte, wann wir loswollten, und war, als ich begann, meine Tasche für die Halle zu packen, wortlos im Schlafzimmer verschwunden. Eine halbe Stunde später fand ich ihn dort. Er hatte die Jalousien herabgelassen, sich ein T-Shirt über die Augen gelegt und die Bettdecke bis an die Nase hochgezogen, obwohl draußen der Juli ein pralles Sonnenfest feierte. Jannik fror. Er fror tatsächlich. Die Helligkeit draußen erschreckte ihn und strengte ihn maßlos an. Seine einzige Chance waren der Rückzug, die Stille und die zarte Hoffnung darauf, dass er, trotz seines auseinanderfallenden Kopfes, einschlafen könnte und nach dem Erwachen wieder ein wenig gestärkt sein würde.

Statt Mitgefühl oder Anteilnahme überschwemmte mich eine Welle aus Empörung, Ärger, Abscheu, Unverständnis und Hilflosigkeit. Aber weil ich mich noch exakt daran erinnerte, wie furchtbar schwierig die Dinge sich entwickelt hatten, als ich beim letzten Mal in einer vergleichbaren Situation ein Gespräch angezettelt hatte, statt Jannik in Ruhe zu lassen, drehte ich mich auf dem Absatz um, knallte die Tür hinter mir zu, verließ die Wohnung und fuhr in die Halle.

Ute stand vorm Eingang und unterhielt sich. Als sie mich sah, winkte sie und lief auf mich zu. Ich war auf der kurzen Fahrt von den widersprüchlichsten Emotionen gebeutelt worden, zu denen sich inzwischen auch noch, wie beinahe immer, übelste Schuldgefühle gesellt hatten: Ich hatte eins und eins zusammengezählt und jetzt endlich, viel zu spät, fahrlässig spät, die kleinen Puzzleteilchen, die Jannik während der vergangenen Wochen in Nebensätzen und Andeutungen über seine Arbeits- und Einkommenssituation versteckt hatte, zu einem immer noch löchrigen, aber aussagekräftigen Bild zusammengesetzt. Jetzt hatte ich eine Ahnung davon, woher seine neuerliche Wortkargheit, seine Düsternis und Teilnahmslosigkeit, seine schier unermessliche Müdigkeit rührten.

Warum?! Warum bist du nicht *vor* deiner albernen, egoistischen und völlig übertriebenen Rage darüber, dass er nicht mit in die Halle wollte, darauf gekommen?, schalt ich mich selbst. Warum immer erst danach? Ich war inzwischen mindestens so sauer auf mich selbst wie auf Jannik. Und fühlte mich wie eine Verbrecherin. Als ich nun sah, wie mir Ute mit offenen Armen und ihrem strahlenden Lächeln entgegenkam, zerbröselte all meine mühsam aufrechterhaltene Contenance, und ich heulte einfach los. Sie nahm mich erschrocken in die Arme, sagte liebe, kleine Dinge und versuchte mich zu trösten. Gefährlich war daran nur eins: Meine Hauptsicherung, mein inneres Alarmsystem setzte in diesem Moment vollständig aus.

Alle Schutzschirme außer Kraft! In Anlehnung an eine unserer zeitweise bevorzugten Uralt-Serien, eine von denen, in denen nichts Unvorhergesehenes geschah, in denen es immer leicht war, Gut und Böse zu unterscheiden und in denen die Guten immer siegten, brachte ich dieses Zitat gern an, wenn ich meiner Therapeutin, Paula, Rose oder Sabrina veranschaulichen wollte, dass all meine Sicherheitsvorkehrungen wieder einmal aus schierer Verzweiflung gänzlich ausgefallen waren. So, wie in diesem Moment vor der Boulderhalle mit einer freundlichen Frau, die ich zwar wirklich mochte, aber, trotz aller Annäherung, noch nicht besonders gut kannte …

Was denn bloß los sei?, wollte Ute besorgt wissen. Und ich erzählte. Einfach drauflos, wirr durcheinander und wie mir die Dinge eben gerade in den Sinn kamen. Ich redete und redete. Gerade so, als sei sie ein Baumgeist, erzählte ich und brachte dabei alle möglichen Gefühle auf genau die Weise in einem Satz unter, wie ich sie in ihrem verstörenden Neben- und Durcheinander empfand. Sämtliche sonst so mühsam unter Kontrolle gehaltenen Schleusen waren jetzt geöffnet, und alles Mögliche sprudelte heraus. Alles, was ich der Welt schon immer mal hatte sagen wollen: über Jannik und mich und diese vertrackte Depression. Alles, alles, alles.

Wie es oft der Fall ist, war die Geschichte, die Ute hörte, nicht die Geschichte, die ich, verworren, wenig zusammenhängend und gehörig achtlos, erzählte. Ich vermute, die Geschichte, die sie hörte, ging ungefähr so: Jannik hatte, mit Sicherheit zum wiederholten Mal, denn Lina wird es aus Scham vermutlich nicht zugegeben haben, wahnsinnig schlechte Laune. Deswegen behandelte er Lina, wie gewiss häufig, nicht nur schlecht, sondern wie ein Stück Dreck: Er weigerte sich, Verabredungen einzuhalten, er hatte kein Interesse daran, Quality Time mit ihr zu verbringen, er sprach nicht mit ihr, erklärte ihr nichts, zog sein Ding durch und tat, egoistisch, wie Männer nun einmal sind, worauf er Lust hatte. Statt sich mit Lina auseinanderzusetzen, verzog er sich ins Bett – hatte er vielleicht gesoffen oder gekifft? – und ließ sich nicht einmal dazu herab, ihr zu sagen, dass er daheimbleiben werde und sie, wie ja schon oft geschehen, allein zum Bouldern fahren müsse. Und überhaupt, wer weiß, was Jannik an diesem Abend in Wirklichkeit vorhatte, kaum dass Lina die Wohnung verlassen haben würde? Immerhin sah er verdammt gut aus, und es würde genug Mädels in München geben, die ihn trotz seiner Schüchternheit nicht von der Bettkante stoßen würden. Die arme, arme Lina …

Wir alle tun das. Wir hören die Dinge so, dass sie in unserer Erfahrungswelt einen Sinn ergeben. Was Ute hörte, war nicht das, was ich erzählt hatte. Es war die Geschichte, die sie vor dem Hintergrund ihrer eigenen Welt und Erfahrung aus dem von mir Vorgetragenen webte. Ute, die mich noch nicht lang und nicht besonders gut kannte. Ute, die weder über besondere Kenntnisse noch über Erfahrungen mit Depressionen verfügte, die aber nicht nur ein Lied, sondern gleich eine abendfüllende dramatische Oper singen konnte über das Zusammenleben mit einem Partner, der launisch, grob bis an die Grenzen psychischer Gewalt war und sie respektlos behandelte. Logischerweise war es auch genau diese Ebene, auf der sie reagierte und sich mit mir solidarisierte – gegen Jannik, im Grunde aber vermutlich gegen Gerd: In Utes Wirklichkeit und in der Geschichte, die sie gehört hatte, waren wir beide Opfer von Männern, die uns nicht nur nicht liebten, sondern auch unglaublich schlecht behandelten.

»Was für ein Egoist …«, sagte sie, und ich fuhr zusammen. »Wie rücksichtslos von Jannik, echt! Das brauchst du dir nicht gefallen zu lassen, Lina. Das hast du wirklich nicht verdient!«

Als sie diesen Satz sagte, hatte ich schon aufgehört zu weinen. Ihre Reaktion war äußerst ernüchternd. Ich hatte unterstellt, sie sei in der Lage, die Depression als Folie zu verstehen, als Matrix, auf der Janniks Verhalten ebenso zu lesen war wie diese Spiralen, in die wir immer wieder gerieten und die ich ein oder zwei Mal vorsichtig angedeutet hatte. Ohne darüber nachzudenken, war ich davon ausgegangen, dass sie alles, was ich sagte, aufgrund dieser Informationen richtig verstehen würde.

Aber die Depression ist ein absonderlicher Ort. Ich bin selten auf jemanden gestoßen, der ohne gründliche und langwierige Aufklärung eine angemessene Lesart solcher Situationen zustande gebracht hat und damit auch: eine angemessene Hilfestellung hat bieten können. Und selbst dann gab es noch viele, die eine solche eher differenzierte Sicht auf die Dinge schlicht ablehnten. Für sie hätte das, so wiederum meine Lesart, viel zu viel aufs Spiel gesetzt: Denn wenn

Janniks Verhalten mir gegenüber andere Ursachen als jene haben konnte, die sich ihnen im ersten Moment aufgedrängt hatten, könnte das ja möglicherweise auch ein anderes Licht auf das Verhalten ihrer unangenehmen Nachbarin, ihrer nichtsnutzigen kleinen Schwester oder sogar ihres eigenen Partners werfen.

Menschen, die in der Lage waren, eine solche Draufsicht auszuhalten, und sie sogar begrüßten, hatten entweder bereits mit Depressionen zu tun gehabt oder tiefgreifende Erfahrungen mit einer Bandbreite zwischenmenschlicher Schwierigkeiten und bevorzugt auch bereits mit Psychotherapien gemacht. Vor allem aber waren es durchweg Menschen, die sehr gut zuhören konnten und das auch wollten, die Verbindung schätzten und die bereit waren, die Verunsicherungen auszuhalten, die Verbundenheit zwangsläufig auch immer mit sich bringt.

Denn »Verbindung« bedeutet, dass wir einander nicht nur in den Punkten, in denen wir uns nahe sind, als Bereicherung erleben und gut aushalten können, sondern gerade auch in jenen, in denen wir uns fern oder sogar fremd sind: Ute wollte mich trösten und stärken. Sie tat das in ihrer Sprache und aus ihrer Gedankenwelt heraus. Es war eine Sprache der Antworten und eine Gedankenwelt der Deutungen. Geholfen hätte mir eine Sprache der Fragen und ein Verunsicherungen begrüßendes Denken. Mit dem Handrücken wischte ich über mein tränenverschmiertes Gesicht. Ich war jetzt nur noch damit beschäftigt, Ute zu beruhigen.

»Nein«, sagte ich, »nein, nein. Keine Sorge«, und erinnerte sie an die Depression. Daran, dass Jannik mich nie geringschätzig behandelte. Daran, dass ich an seiner Aufrichtigkeit überhaupt nicht zweifelte. Daran, dass das gerade gar nicht mein Problem war. »Er tut das nicht aus Ignoranz, Ute. Es liegt an der Depression, dass er nicht mit zum Bouldern kann. Er ist erschöpft. Sehr erschöpft. Also, verstehst du, er ist extrem erschöpft. Er kann wegen der vertrackten Depression ziemlich oft nicht gut kommunizieren. Das ist ein Symptom, keine Charaktereigenschaft. Es hat nichts mit mangelnder Liebe zu tun oder mit Missachtung.« Während ich eigentlich noch ganz und gar am Ende und angefüllt war mit nicht besonders positiven Gefühlen für Jannik, sah ich mich nun einerseits gezwungen, ihn zu verteidigen, und bekam andererseits ein Unterstützungsangebot, das mich in meiner akuten Not eher noch schwächte. Utes Reaktion unterstützte mich in keiner Weise dabei, mein Gefühlschaos zu ordnen und mich zu beruhigen. Die Dinge, die ich ihr zu *ihrer* Beruhigung und als Erklärung sagte, waren Dinge, die eigentlich *ich* hätte hören müssen in diesem Moment. Immerhin, indem ich versuchte, ihr Janniks Situation zu erklären, erinnerte ich mich selbst an sie. Auf eine verquere Art half das schließlich auch. Trotzdem wäre es so unglaublich entlastend gewesen, nicht auch diese Arbeit, wie so oft, allein machen zu müssen. Aber so nachvollziehbar das vielleicht sein mag, so wenig ist es etwas, das man erwarten oder fordern kann. Insbesondere nicht von Menschen, die nichts über sogenannte psychische Erkrankungen wissen. Und das heißt in der Regel: die eine Menge Informationen unterschiedlichster Qualität aus Zeitschriften, Blogs und Fernsehsendungen im Kopf haben und nicht darin geübt sind nachzufragen, auch dann nicht, wenn jemand vor ihnen steht, der Wissen aus erster Hand hätte.

Noch während ich Ute zu beruhigen versuchte, sackte ich innerlich zusammen und spürte eine unendliche Müdigkeit. Sie dagegen hatte sich inzwischen in Rage geredet und hörte mir gar nicht richtig zu. Entgegen meiner Annahme erinnerte sie sich sehr gut an alles, was ich ihr bis dahin über Depressionen erzählt hatte und darüber, was für ein gutes Team Jannik und ich angesichts der schwierigen Lage eigentlich seien. Jetzt warf sie all diese Informationen in den Topf ihrer heutigen ›Erkenntnis‹ über Jannik, in dem bereits all ihre Verbitterung über Gerd herumschwamm, rührte energisch in der Suppe herum und beharrte mit stets neuen Bekräftigungen und nicht immer sehr logisch auf ihrer Deutung meiner Situation im Moment und meiner Liebesbeziehung im Großen und Ganzen: Jannik lasse sich gehen. Depression schön und gut, aber ich, Lina, würde das ja nun schon jahrelang mitmachen! Das könne doch keiner erwarten. Ich solle mich besser nicht ausbeuten lassen. Das sei doch die ganz alte Masche, noch dazu gepaart mit solchen Unfreundlichkeiten wie denen von heute. Und wenn er jetzt auch noch aufhören würde, Geld zu verdienen, also das … Das gehe dann definitiv zu weit. Zum Glück hätten Jannik und ich keine Kinder, wie sollte ich die denn ernährt bekommen mit meinem mickrigen Künstlereinkommen? Sie machte eine kurze Pause, sah mich scharf an, offensichtlich hatte sie fest vor, mich aus meinen Illusionen wachzurütteln. Dann sagte sie: »Und weißt du, du musst dir einfach mal klarmachen, was dein Jannik da gerade tut!«

Ich sah sie ängstlich an. Mir war mehr als klar, dass, was immer sie jetzt sagen würde, erstens wehtun und zweitens vermutlich nichts Gutes für mein Bedürfnis nach Nähe, Verständnis und Angenommensein verheißen würde.

»Dein Jannik, Lina, verschwendet gerade großzügig und gedankenlos die besten Jahre seines Lebens, und damit auch die besten Jahre eurer Beziehung.«

Das Allerschlimmste an solchen Missverständnissen, an derartigen Überlagerungen von Wirklichkeiten und missglückten Gesprächen ist in all den Jahren ein Aspekt gewesen, auf den man vielleicht nicht gleich kommt. Ich nämlich machte mir all diese Gedanken von Zeit zu Zeit auch selbst. Es war ja nicht so, dass mir Sätze wie die, die Ute heute im Brustton der Überzeugung von sich gegeben hatte, nicht auch ab und an durch den Kopf gingen: Ließ ich mich ausbeuten? Reichte es jetzt nach drei, später dann vier, sechs und sieben Jahren nicht langsam mal mit dem vermaledeiten Begleiten auf der Reise durch die verdammte Depression? Wieso dauerte das alles so lang? Wie stellte er sich eigentlich seine Einkommenssituation vor, wenn er nicht langsam mal gesund würde? Und immer so weiter ... Ich war keineswegs frei von solchen Fragen, Anfechtungen, Empörungen und Zweifeln. Und die Frage nach den Kindern war eine, die ich in schwachen Momenten auch gern in eine überaus bittere Frage verwandelte: Ich war zwar eben vierzig geworden, als ich Jannik kennenlernte. Aber hätten wir nicht vielleicht, wenn er nicht unbedingt hätte depressiv werden müssen, kaum dass er sich auf mich eingelassen hatte, hätten wir nicht vielleicht doch noch ein zuckersüßes Baby in die Welt setzen oder es zumindest versuchen können? Nach Begegnungen wie dieser mit Ute wuchsen die zweifelnden Stimmen in mir zu einem wie elektrisch verstärkten Chorgesang an. Das ist die wirklich katastrophale Folge solcher Gespräche.

Was ich nämlich brauchte in solchen Situationen, war eine Rückbesinnung darauf, dass ich, erstens, freiwillig mit Jannik zusammen war und jederzeit gehen konnte. Dass ich, zweitens, jedes Recht und alle Möglichkeiten hatte, mich von Jannik abzuwenden und ihn zu verlassen, sobald der Moment gekommen war, in dem es sich richtig anfühlte. Dass ich, drittens, sowohl mir selbst als auch Jannik vertraute und keinen Grund hatte, dieses Vertrauen infrage zu stellen. Dass, viertens, Tiefs und Rückschläge wie die heutigen in einem Leben unter den Bedingungen der Depression nicht zu vermeiden waren. Und dass schließlich und fünftens Jannik und ich ein gemeinsames und lohnend erscheinendes Ziel hatten: Wir wollten uns unsere Liebe nicht durch die Depression zerstören lassen und taten beide alles, *was in unserer jeweiligen Macht stand*, um dieses Ziel zu erreichen.

Stattdessen geschah in solchen ›schiefgelaufenen‹ Situationen etwas im Grunde beinahe Entgegengesetztes: Nachdem ich eben gerade aufs Unschönste mit Jannik zusammengeprallt war, nachdem ich in der Folge damit rechnen musste, dass es ihm in einem Ausmaß schlecht gehen würde, das niemand auf der Welt verdient hat, nachdem ich wusste, dass ich dieses Leiden mit ausgelöst und zu einem Teil also auch mit zu verantworten hatte, nachdem damit zu rechnen war, dass Jannik als Partner für unbestimmte Zeit gänzlich ausfallen und sich das Grau in unserer Wohnung ebenso lang in ein tiefes Anthrazit verwandeln würde, nach all dem brachten die Stimmen des bösesten Zweifels mein inneres Gleichgewicht vollends und krachend aus dem Lot: Ich wusste selbst nicht mehr wirklich, was ich denken oder fühlen sollte.

Es tut wohl niemandem auf der Welt gut, Rat zu bekommen, der an der eigenen Notlage weit vorbeigeht und sich, vielleicht nicht ganz offensichtlich, aber de facto, auf die Probleme der Ratgebenden selbst bezieht. Es tut niemandem gut, geschieht aber ständig. Die wenigsten unter uns, und ich beziehe mich selbst mit ein, haben gelernt, wirklich gut zu kommunizieren. Als Angehörige eines depressiven Menschen ist man ungünstigerweise häufiger als gewöhnlich der Versuchung ausgesetzt, sich Trost, Stärkung und Unterstützung bei Personen zu holen, die man für Freunde oder jedenfalls für freundlich hält. Angesichts des ohnehin schon gegebenen Lavierens an der Grenze der Kraft hat man sich nicht, wie es natürlich wünschenswert wäre, stets so im Griff, dass noch ausreichend Abstand, Raum und Reflexionsfähigkeit vorhanden wären, um jedes Mal zu prüfen, ob ein solches Gespräch mit der Person, die da gerade vor einem steht, unter Umständen doch ein zu großes Risiko birgt.

Es ist dies allerdings ein Risiko, so denke ich inzwischen, das tatsächlich ebenso zum Leben unter den Bedingungen der Depression gehört wie all die anderen Tiefs. Ein Risiko, das unvermeidlich und sehr teuer, aber in aller Regel auch zu bewältigen ist – so jedenfalls meine Erfahrung. Die gute Nachricht ist immerhin, dass man, ebenso wie bei den Tiefs und Rückschlägen, die Frequenz seines Eintretens mit einer gewissen Übung halbwegs niedrig halten kann. Und trotzdem wäre das Leben unter den Bedingungen der Depression um einiges leichter, wenn Angehörigen solche regelrechten Erschwernisse wenigstens manchmal erspart bleiben könnten. Leider aber erleben wir sie eher häufig als selten.

In einem Jahr leiden 11 Prozent[23] der Erwachsenen in Deutschland an einer depressiven Störung.[24] Bedenkt man, dass zudem, laut Studien der WHO, der Weltbank und des Robert Koch Instituts, jeder sechste bis achte[25/26] deutsche Erwachsene im Verlauf seines Lebens an einer diagnostizierten Depression erkrankt, hierbei die Dunkelziffern nicht berücksichtigt sind und diese Zahlen stetig anwachsen[27], bedenkt man also, dass mindestens jeder sechste bis achte Deutsche einen oder mehrere Angehörige/n hat, die ihn auf die eine oder andere Weise in seiner Depression begleiten, dass also mindestens jeder sechste bis achte Mensch in Deutschland über einen längeren Zeitraum mit einem depressiven Menschen zusammenlebt, so drängt sich die Frage auf, ob es nicht von enormer Wichtigkeit wäre, eine tiefgreifende, sachliche und gesundheitspolitisch fundierte Aufklärung zu diesem Thema anzustreben. Eine Aufklärung, deren Ziel die Enttabuisierung und Entstigmatisierung der an Depressionen erkrankten Menschen und auch ihrer Angehörigen und Lebenslagen wäre. Gelänge sie, sie hätte eine enorme Entlastung in allen möglichen Lebensbereichen für beide zur Folge: die Betroffenen wie die Angehörigen.

23 Robert Koch Institut (2010)

24 »unter Ausschluss depressiver Episoden im Rahmen bipolarer Erkrankungen«, ebd. S. 19

25 Laux (2002)

26 Bundesgesundheitsblatt (2013)

27 Chisholm (2016)

Auch ein freier Tod ist ein Tod

Das erste Mal, dass ich bewusst dachte, Jannik könne sich umbringen oder umbringen wollen, ereignete sich während eines Gesprächs mit einem Schriftstellerkollegen, der eine Lesung im Literaturhaus in München hatte. Er hatte mich angerufen und gefragt, ob ich nicht Lust hätte, mich am Nachmittag mit ihm zu treffen und dann gemeinsam zu seiner Lesung zu gehen, die ohnehin in meinem Kalender stand.

Es war ein lauer und sehr freundlicher Frühherbsttag, etwa ein Vierteljahr nach Janniks erstem Zusammenbruch in Helsinki. Leonhardt und ich saßen im angenehm ruhigen und selbst jetzt, gegen Anfang Oktober, immer noch in ein wunderbares Akaziengrün getauchten Innenhof eines Cafés und genossen gefährlich große Tortenstücke unter freiem Himmel. Wir plauderten über die literarischen Projekte, die wir gerade verfolgten, und sprachen darüber, wie wir als künstlerisch Schreibende finanzielle Engpässe überbrückten. Ihn interessierten in diesem Zusammenhang vor allem meine journalistischen Arbeiten, mich faszinierte sein Erfolg im Theaterbereich. Erst dann erzählte er mir, dass er nur wenige Monate zuvor Vater geworden war. Noch ein sehr schönes Thema, bei dem wir eine Weile blieben, bis er freundschaftlich-direkt nach meinem Liebesleben fragte.

Wir kannten uns durch Begegnungen auf Buchmessen und Literaturfestivals schon seit vielen Jahren. Ich mochte ihn sehr gern, und das heutige Gespräch war so angenehm verlaufen, wie ich es von unseren vorangegangenen bereits kannte. Er stellte mir die Liebesfrage zu einem Zeitpunkt, als ich noch befürchtete, dass vielleicht mit Jannik und mir als Paar etwas nicht stimmte und Jannik möglicherweise zu Doro zurückwollte. Eben erst hatte ich langsam begonnen, darüber nachzudenken, ob das, was mit Jannik seit dem Abend in Helsinki los war, möglicherweise einen ganz anderen Grund und eventuell etwas mit Depressionen zu tun haben könnte.

Ich erzählte Leonhardt davon, wie wir uns kennengelernt hatten, davon, was ich alles einfach nur umwerfend an Jannik gefunden und wie intensiv ich mich als vom Leben überaus Beschenkte erlebt hatte durch diese neue Liebe. Dann aber lenkte ich das Gespräch doch auch ein wenig in Richtung der Probleme, die sich seit einigen Monaten aufgetan hatten. Ich glaube, ich war damals, also ganz zu Beginn der schwierigen Entwicklungen, wirklich verzweifelt auf der Suche nach jemandem, der mir hätte verstehen helfen können, was los war, der durch Lebenserfahrung oder vielleicht einfach nur durch einen Blick von außen ein erhellendes Licht auf unsere Situation hätte werfen können.

Vielleicht war es irrational, ausgerechnet mit Leonhardt darüber zu sprechen. Immerhin verband uns nicht viel mehr als die berufliche Bekanntschaft und große Sympathie. Aber ich kannte ihn als warmherzigen und sehr intelligenten Menschen, der gut zuhörte und mit dem mir der gedankliche Austausch immer Freude bereitet hatte. Und ich gab nicht einmal besonders viel preis. Eher versuchte ich einfach zu beschreiben, wie in den letzten Wochen eine tiefgreifende Veränderung bei meinem Geliebten eingesetzt hatte, eine, die ich mir nicht recht erklären konnte.

Leonhardt freute sich sehr für mich über die neue Liebe, lauschte aufmerksam, als mein Bericht sich problematischeren Gefilden zuwandte, nickte immer wieder, stellte ein paar Fragen, sah mich besorgt an und ließ mich in Ruhe so viel erzählen, wie ich wollte. In diesen verständnisoffenen Raum hörte ich mich plötzlich zusammenfassend hineinsagen: »Jannik ist irgendwie unglaublich dunkel in letzter Zeit. Und so still, dass ich manchmal denke, er könnte ganz und gar in dieser Dunkelheit verschwinden.«

Es war der Versuch gewesen, ein Bild zu finden, ein erklärendes, für die Atmosphäre, die Jannik neuerdings umgab. Vielleicht war es auch die Beschreibung von etwas, das ich zwar schon wahrgenommen, aber noch nicht bewusst verarbeitet hatte. Eine Ahnung. Die Möglichkeit von etwas, das noch nicht in mein Denken vorgedrungen, emotional aber schon spürbar war. Ein der Situation innewohnendes Potenzial, das in einem Ausmaß erschreckend war, von dem ich mich womöglich bis dahin instinktiv abgewendet hatte.

Während der Pause, die meinem kleinen, einigermaßen ratlosen Satz folgte, stapelte Leonhardt zu meiner Verwunderung unsere leergegessenen Kuchenteller übereinander, legte das Besteck darauf, stellte alles auf den Nachbartisch, als brauche er mehr Platz oder wolle mir etwas aufzeichnen. Er winkte der Kellnerin, bestellte zwei weitere Espressi und einen Cognac. Der war, wie sich gleich herausstellte, für mich gedacht.

Nachdem wir die Getränke serviert bekommen hatten und die Kellnerin wieder verschwunden war, erzählte er mir, während er den Cognac näher an mich heranschob, die Geschichte einer Freundin namens Eleonore. Einer ihm und seiner Frau sehr lieben Bekannten, der Ehefrau eines seiner besten Freunde, die sich umgebracht hatte. Er räusperte sich mehrmals und hatte wohl einen Kloß im Hals. Dann murmelte er etwas von einer Wochenbettdepression, die »aus dem Ruder gelaufen« sei. Die Freundin, die Tote, die Selbstmörderin habe damals, es sei jetzt etwa vier Jahre her, einen drei Monate alten Säugling und ihren Freund, den Kindsvater, hinterlassen.

»Norbert«, sagte Leonhardt, »hat damals, also wirklich sehr kurz vor ihrem Tod, fast dieselben Wörter benutzt wie du gerade. ›Lore versinkt in Dunkelheit‹, hat er gesagt. Und ich habe es mir gemerkt, weil ich den Satz noch während des Telefonats auf einen Zettel notierte. Er war so poetisch, dass ich dachte, ich würde ihn vielleicht irgendwann in einem Buch verwenden. Daraus ist dann aber natürlich nichts geworden …«

Als hätte jemand ganz oben unter der Kuppel meiner Schädeldecke einen tiefen Gong angeschlagen, tat sich mit einem Mal in meinem Kopf ein riesiger Raum auf. Er fühlte sich furchtbar real an, durch und durch körperlich und echt: ein gigantischer, vollkommen leerer, hallender Raum, der aus nichts als Entsetzen bestand.

Ich starrte Leonhardt an, stand, während ich eigentlich noch nach dem Befinden des Säuglings fragen wollte, es dann aber nicht über mich brachte, so ruckartig auf, dass der metallene Stuhl, auf dem ich gesessen hatte, hinter mir umfiel, griff nach meinem Rucksack, entschuldigte mich wirr und rannte, ohne auch nur eine Sekunde ans Bezahlen oder an eine Erklärung zu denken, zu meinem Fahrrad. So schnell ich konnte, fuhr ich nach Obergiesing zu Jannik. Wie wahnsinnig trat ich in die Pedale, hielt mir dabei das Handy ans Ohr, entschlossen, es so lange läuten zu lassen, bis er aufwachte und abnahm.

Es läutete nicht ein einziges Mal. Stattdessen erklang die mir inzwischen schon verhasste elektronische Frauenstimme, die mitteilte, dass der Teilnehmer nicht erreichbar sei und ich es ein andermal wieder probieren solle. Ich steckte derart in den Krallen einer Panik fest, dass ich nicht weinen konnte, obwohl mir sehr danach war, und ich große Mühe mit dem Atmen hatte. Das Fahrradfahren tat gut. Es weckte die angststarren Glieder auf, und ich konnte mir einbilden, das Herzrasen käme von der körperlichen Betätigung. Fahrig versenkte ich mein Telefon in der Jackentasche, fuhr noch schneller und konzentrierte mich jetzt auf den Verkehr. Alles würde nur schlimmer werden, wenn ich in einen Unfall verwickelt würde. Immerhin hatte ich jetzt wieder beide Hände für den Lenker frei …

Auf dem gesamten restlichen Weg sah ich Jannik von der Decke im Wohnzimmer baumeln, ins blutrot gefärbte Wasser seiner Badewanne gekrümmt oder mit durchschossener Stirn lang ausgestreckt auf seinem Bett liegen. Die allerschlimmste Vorstellung aber war, ich käme in seine Wohnung und statt seiner läge da ein kleines, weißes Kuvert, in dem ich einen Abschiedsbrief finden würde. Einen ohne Ortsangabe, nach dem Motto: Such mich nicht, ich will nie wieder gefunden werden.

Wieso weiß?, hab ich mich später oft gefragt. Und wieso überhaupt ein Umschlag? Ich habe keine Ahnung. Vermutlich drängen sich automatisch Reproduktionen von Filmszenen oder Beschreibungen aus Büchern ins Denken, wenn panische Angst und eine hinreichende Fantasiebegabung gemeinsam das Heft in der Hand halten. Woran auch immer es lag, ich sah genau das: einen kleinen, weißen Briefumschlag auf dem Wohnzimmertisch.

Mir war übel, mein Magen schmerzte, als hätte mir jemand Säure eingeflößt, und ich bekam immer schlechter Luft. Fieberhaft überlegte ich, wie weit es von Janniks Wohnung bis zu den nächsten Schienen war, und stellte fest, dass ich es schlicht nicht wusste. Am Haus warf ich das Fahrrad auf den Gehweg und raste die Treppen hoch. Während die alten Stufen von meinen schweren, hektischen Sprüngen ächzten, sah ich Jannik schließlich noch, wie er eben von einer Autobahnbrücke sprang.

Es war ein Albtraum.

Ich zitterte. Jeder Atemzug fiepste, als hielte mir jemand den Hals zu. Ich brauchte ewig, um den Schlüssel in die Wohnungstür zu stecken, sie anzuziehen, den Schlüssel zu drehen.

»Jannik?!« Ich raste durchs Wohnzimmer, kein Brief auf dem Couchtisch, und riss die Schlafzimmertür auf. Drin war es vollkommen dunkel. »Jannik?!«

Beim Umlegen des Lichtschalters schloss ich die Augen, aus lauter Furcht vor dem, was ich gleich sehen würde.

»Lina?«

Das war seine Stimme. Sie klang wach, ruhig, ein wenig verwundert und kam nicht vom Bett her, sondern hinter mir aus dem Bad. Ich wirbelte herum. Er trug die grüngraublaue Flanellschlafanzughose, die ich ihm kürzlich von Tchibo mitgebracht hatte. Sonst nichts. Ich weiß noch, dass ich auf eine unwirkliche Weise und wie in Zeitlupe seine knochigen Füße mit den langen Zehen wahrnahm, dass mein Blick über seinen nackten Oberkörper streifte und ich, als sei das jetzt genau der passende Moment dafür, dachte, wie unglaublich schön dieser Mann doch war. Dann knickten meine Knie ein, ich sackte auf dem Boden zusammen und schrie ihn an: »Das kannst du nicht machen! Du kannst das einfach nicht machen, Jannik! Das geht nicht!!!« Mehr brachte ich nicht hervor, weil ich hemmungslos schluchzen musste.

Jannik reagierte, wie Jannik reagiert. Er ließ die Hand mit der Zahnbürste sinken, runzelte die Stirn und sagte: »Moment mal.«

Minuten später kehrte er, ein Handtuch in der Hand und mit gespültem Mund, ins Wohnzimmer zurück, wo ich, inzwischen im Schneidersitz, auf dem Boden saß und nicht aufhören konnte zu heulen. Zwischen den Schluchzern japste ich nach Atem, wimmerte aber nur jedes Mal, wenn ich eigentlich etwas sagen wollte. Jannik setzte sich neben mich und nahm mich in den Arm.

Der Mann, den ich liebe, gehört zu den Menschen, die niemals jemanden hetzen. Und die sich immer Zeit nehmen, wenn jemand in unübersehbarer Not ist. Es ist vielleicht seltsam, aber meiner Erfahrung nach sind solche Menschen echte Raritäten und nicht leicht zu finden. So wenig Jannik seit Helsinki Raum für meine alltäglichen Nöte hatte, so wach und klar war er in diesem und in allen vergleichbaren Momenten.

Wir saßen lange dort auf dem Boden, an die Rückwand des frei stehenden Sofas gelehnt. Ich schluchzend und den Kopf auf Janniks Schulter abgelegt. Jannik still, aber präsent und stützend wie lange nicht mehr. Er fragte nichts, hielt mich nur und gab mir alle Zeit, die ich brauchte, um aus der hochgeschraubten Panik, die Leonhardts Erzählung in mir ausgelöst hatte, wieder in die Gefilde unserer Wirklichkeit zurück und zu Atem zu finden. Mein Herz wollte nicht aufhören zu rasen. Meine Haut nicht aufhören, Schweiß abzusondern. Mein Hals nicht aufhören, wie zugeschnürt zu schmerzen. Jannik saß bei mir und hielt mich, und dann war es irgendwann einfach vorbei. War ich wieder auf dem Boden. Hatte nicht nur körperlich, sondern auch emotional wieder festeren Grund unter den Füßen. Es waren, das zeigte mir ein Blick auf die Uhr, über eineinhalb Stunden vergangen, seit ich in die Wohnung gestürmt war.

»Leonhardts Lesung hat inzwischen begonnen«, sagte ich zusammenhanglos zu Jannik, der weder wusste, wer Leonhardt, noch von welcher Lesung die Rede war.

»Er wird noch mehr Lesungen geben«, murmelte er und streichelte meinen Arm, während er immer noch nicht wusste, was eigentlich los war.

Ich entspannte mich. Er hatte recht. Ich würde noch genug Gelegenheit haben, auf Lesungen von Leonhardt zu gehen. Und der würde mir meinen abrupten Abgang nicht übel nehmen. Ich würde ihn anrufen oder ihm mailen, vielleicht würden wir telefonieren. Es war gar nicht schlimm, dass ich heute Abend nicht da war, wo ich geplant hatte zu sein. Ich sah Jannik an und musste kopfschüttelnd lächeln: Er war so ungewohnt präsent.

So schön das war, war es doch auch eine absolut verrückte Sache. Auch das ist depressive Struktur in einer ihrer extremen Ausformungen, gewissermaßen in einer der Gestalten ihrer Abstrusität, wenn es um Beziehung geht: Denn natürlich kann es keine Lösung sein, immer nur dann wirklich Raum beim Partner zu bekommen, wenn es der Angehörigen ums Verrecken dreckig geht.

Vor der Zeit akuter depressiver Episoden hatte Jannik diesen – ich möchte geradezu sagen: Ort, diese schier immerwährende Bereitschaft des Daseins für andere und ihre kleinen wie großen Belange, diese weit geöffneten, starken Arme im Grunde immer im Angebot: twentyforseven, wie es neuerdings immer öfter heißt. Es war eine Haltung, eine grundsätzliche Einstellung zum Leben, die er damals ausstrahlte. Und zwar mit einer solchen Zurückhaltung und so viel Respekt vor den Grenzen des Gegenübers, dass sie etwas geradezu Paradiesisches an sich hatte. Ich denke, dass nicht zuletzt diese grenzenlose Hinwendung zu anderen Jannik – und generell jene, die nach den Gesetzen der depressiven Struktur leben – in den Augen der allermeisten Menschen, die ihn kannten, so unendlich sympathisch gemacht hat. Auch so unglaublich unkompliziert im Umgang. Und natürlich war es gleichzeitig genau diese hundertprozentige Ausrichtung auf die Bedürfnisse der anderen – bei vollständiger Ignoranz gegenüber den eigenen Notwendigkeiten –, die irgendwann geradezu zwangsläufig aus einem latenten einen vormanifesten und aus diesem schließlich einen manifesten depressiven Zustand machte.

Jannik ließ mir ein Bad ein und holte sich einen Hocker. Ich wollte, dass er dablieb. Es war die Zeit, in der wir sehr viel Alkohol tranken und beide noch rauchten. So saßen wir also, jeder eine Bierflasche in der Hand, ich in der Wanne und umgeben von nach Arnika duftendem Badeschaum, Jannik auf seinem Hocker daneben, im abendlichtdurchfluteten Bad und hörten durchs geöffnete Kippfenster die Schwarzdrosseln ihre Reviere für die Nacht abstecken. Alle paar Züge hielt Jannik mir seine Zigarette an die Lippen und wartete geduldig, bis ich ihm endlich erzählen würde, was los war. Ich aber war immer noch verfangen in der seltsamen Logik, nach der das Wichtigste, das jetzt zu sagen war, aus Anweisungen für ihn bestand. Heute weiß ich, dass sich darin der unbewusste und völlig verzweifelte Versuch verbarg, eine Situation des zumindest potenziell gänzlichen Kontrollverlusts emotional in den Griff zu bekommen und doch noch irgendwie präventiv zu dominieren. Ich wiederholte also exakt denselben Satz, den ich vor zwei Stunden mehrmals schreiend und panisch von mir gegeben hatte, diesmal allerdings immerhin leise und eher sachlich als vorwurfsvoll: »Du kannst das einfach nicht tun, Jannik.«

Er sah mich an und wartete so lange, bis ich endlich begriff, dass er keine Ahnung haben konnte, wovon ich sprach.

»Du kannst dein Handy nicht ausschalten. Das geht einfach nicht. Oder es zu laden vergessen. Und meine Anrufe nicht beantworten. Du kannst das einfach nicht tun, wenn ich Angst haben muss, dass du dich vielleicht umbringst!«

Jetzt war es raus. Alles zusammen. Alles in einem Atemzug. Und ich hatte weder zu heulen begonnen noch einen Erstickungsanfall bekommen. Das war genau, was ich hatte sagen wollen. Und mir wurde jetzt erst bewusst, dass es mehr als nur ein Sachverhalt war, den ich damit benannte.

»Was?« Jannik wirkte konsterniert.

»Du musst erreichbar sein, wenn ich Angst habe, dass du dich vielleicht umbringst.« Ich war weit davon entfernt, auch nur annähernd wahrzunehmen, wie absurd dieser Satz eigentlich war. Aber er öffnete uns die Tür zu den richtigen Fragen.

»Du denkst, ich will mich umbringen?« Jannik klang ungläubig und irgendwo weit im Hintergrund meiner Aufmerksamkeit bemerkte ich, dass ich das sehr beruhigend fand.

»*Willst* du dich umbringen?«, antwortete ich mit einer Gegenfrage. »Denkst du darüber nach, dich umzubringen? Hast du es vor? Planst du es?« Ich überlegte, ob es noch eine weitere wichtige Variante derselben Frage geben könnte. Eine, die noch ein anderes Suizidpotenzial abdecken würde. Unbedingt wollte ich auf Nummer sicher gehen.

»Nein.« Jannik hatte nicht lang nachdenken müssen. Er klang sehr klar, sehr eindeutig, sehr überzeugt und nicht minder überzeugend.

»Bist du dir sicher?« So leicht war ich nach der eben erst überstandenen Angst nicht zu beruhigen. Ein kleines Wort und all meine Sorgen sollten sich auflösen? »Ich meine, wirklich ganz sicher?«

Bis heute bin ich Jannik dankbar dafür, dass er in diesem Moment weder zynisch noch ärgerlich wurde. Er verstand, dass die Frage wichtig war. Und er begann vermutlich zu verstehen, dass sie vielleicht nicht ganz so absurd war, wie sie ihm im ersten Moment erschienen sein musste. Er nickte mehrmals, eher nachdenklich als zustimmend. Eher so, als wolle er mir zeigen, dass er verstand, worum es mir ging, und dass es in Ordnung war, es zur Sprache zu bringen.

»Im Moment gibt es beschissen viele Tage, an denen ich nicht mehr weiß«, sagte er, »warum ich weiterleben sollte.« Er zog lange an der Kippe. »Aber das ist etwas ganz anderes, als sich umbringen zu wollen.«

Der Unterschied leuchtete mir sofort ein, und jetzt war ich es, die nickte.

»Ich denke nicht über Selbstmord nach. Habe ich bis jetzt nicht und werde ich auch in Zukunft nicht«, sagte er.

Ich glaubte ihm, was die Vergangenheit anbelangte. »Was die Zukunft angeht, können wir nicht so sicher sein, wer da was tun wird«, gab ich zu bedenken.

»Stimmt«, fand Jannik, »aber ich glaube nicht, dass das für mich ein Thema sein wird.«

Neun Jahre später sagt er das immer noch und sagt es genau so: ruhig, überzeugt und mit großer Gewissheit. Bis jetzt hat es sich bewahrheitet. Trotzdem denke ich, dieselben neun Jahre später, auch immer noch bei jedem der nur noch sehr seltenen Rückfälle, dass er jetzt vielleicht doch endgültig die Schnauze voll hat. Dass er es jetzt einfach nicht mehr aushält. Dass er jetzt vielleicht einfach nicht mehr ertragen kann, was die Depression mit ihm und aus ihm macht. Dass er, sobald er wieder ein wenig zu Kräften gekommen sein wird, Schluss machen wird mit diesem Leben am äußersten Rand der Erschöpfung, mit diesem Leben am äußersten Rand seiner selbst und am äußersten Rand der Gesellschaft, der er sich sein Leben lang bemüht hat anzugehören.

Meistens werde ich nicht mehr panisch. Meistens ermahne ich mich, sachlich zu bleiben, ihm zu vertrauen, seiner Aussage und meiner Erfahrung zu vertrauen. Jedes Mal, wenn es ihm sehr schlecht geht und ich wegmuss, frage ich ihn äußerst penetrant, ob das noch steht: dass er nicht vorhat, sich umzubringen. Und ob ich mich drauf verlassen kann, dass er mich anruft oder seine Therapeutin oder jemand anderen, dem er vertraut, falls er anfängt, Gedanken in diese Richtung zu denken. Und ob sein Handy geladen, angeschaltet und in seiner Hörweite ist.

Obwohl es Jannik inzwischen viel, viel besser geht, obwohl sein Zustand nicht mehr annähernd zu vergleichen ist mit jenem aus dem ersten Jahr unserer Liebe, in welches auch das Gespräch mit Leonhardt fiel, und obwohl er inzwischen und schon lang eine sehr kompetente Psychotherapeutin, eine verlässliche und tatkräftige Sozialarbeiterin und einen kleinen, aber stabilen Kreis von neuen Freunden hat, die ihm alle Halt geben, und trotz der Tatsache, dass solche Zusammenbrüche oder Rückfälle sich kaum noch ereignen, schüchtern sie mich weiterhin unendlich ein und verängstigen mich jedes Mal zutiefst.

Es lohnt sich, wie ich finde, sich mit dem Thema Suizid gründlich auseinanderzusetzen. Mir ist es zuerst im Studium begegnet, als ich begann, mich tiefergehend für die Geschichte meiner Familie während des Nationalsozialismus und für die Überlebenden seiner Vernichtungspolitik und -maschinerie zu interessieren. Dabei bin ich über den Umweg einer Essaysammlung auf Texte von Autorinnen und Autoren wie Améry, Borowski, Kertész, später auf Klüger und Aaron[28] gestoßen, die nachhaltig und prägend zu meinem Verständnis der mit dem Thema Freitod einhergehenden Fragen und Überlegungen beigetragen haben. Jetzt waren sie mir in der Auseinandersetzung mit einem möglichen Suizidpotenzial bei dem Menschen, den ich liebte und mit dem ich mein Leben teilte und auch weiterhin teilen wollte, eine große Hilfe. Natürlich findet sich außerdem in nahezu jedem Buch zum Thema Depression ein Abschnitt über Suizid, so auch respektvoll und sehr einfühlsam bei Giger-Bütler[29].

Suizid ist ein großes, vielschichtiges Thema, das nicht im Zentrum dieses Buches steht. Im Rahmen von Fragen rund um Depressionen ist es für mich als Angehörige sehr wichtig gewesen zu verstehen, dass die Entscheidung, den Tod dem Leben vorzuziehen, nicht selten ein letzter Versuch und, unter den je gegebenen Umständen, nicht selten sogar die einzige Möglichkeit für den betreffenden Menschen darstellt, seine Selbstachtung und sein Gefühl von Würde (wieder) herzustellen: Lebt jemand in einem nahezu alle Lebensbereiche und Wahrnehmungsmöglichkeiten umfassenden Gefühl von Fremdbestimmtheit, aus dem es trotz langjähriger und intensiver Mühen kein Entrinnen zu geben scheint – und das tun Menschen, die unter dem Diktat einer ausgeprägten depressiven Struktur leben –, kann es sein, dass sich ihnen der Akt des Sich-des-Lebens-Beraubens als einzige Möglichkeit darstellt, überhaupt noch Eigentümer dieses Lebens zu sein und darüber bestimmen zu können, etwa in dieser Art: ›Mich zu töten erscheint mir als die einzige Art, selbst über mein Leben zu verfügen.‹ Das ist unglaublich bitter. Aber es ist eben auch wahr. Für

28 Welzer (1997), Améry (2005), Borowski (1946), Kertész (2002a) und (2002b), Klüger (1992), Aaron (2003)

29 Giger-Bütler (2012), S. 154ff., und (2014), S. 137

mich folgte aus diesem Wissen immerhin eine sehr einfache und sehr klare Prämisse. Mein Fokus würde nicht darauf liegen, Jannik davon abzuhalten, sich umzubringen, sondern darauf, ihn in allem zu unterstützen, das ihm selbst dabei half, Herr in seinem eigenen Leben zu sein.

Eine leichte Übung wäre das gewesen, wenn ich zuvor damit beschäftigt gewesen wäre, ihn zu dominieren, wenn er also, andersherum gedacht, durch mich weitgehend fremdbestimmt gewesen wäre – wie es ja eine Reihe seiner Freunde dachte. Dann nämlich hätte ich einfach damit aufhören können und schon wären wir das Problem los gewesen. Und in dem Fall, in dem ich nicht bereit gewesen wäre, damit aufzuhören, hätte es gereicht, dass er sich von mir trennte. Was ihm, im Übrigen, in dem Fall ja auch nur zu raten gewesen wäre.

Nun bin ich sicher nicht frei davon, mich gern einmal durchzusetzen, und ganz bestimmt gelingt es mir auch nicht immer, die Grenzen meines Gegenübers angemessen wahrzunehmen und sie durchgehend zu respektieren. Trotzdem bin ich weit davon entfernt, irgendetwas daran angenehm oder gar in Ordnung zu finden, und pfeife mich zurück, sobald ich es bemerke. Im Übrigen wünsche ich mir, ganz im Gegenteil, einen Partner, der Profil zeigt. Berührung und Reibung, auch angenehme, entstehen schließlich nur an Grenzen. Wo immer ausschließlich Nachgiebigkeit herrscht, wo nie etwas ausdiskutiert und nie ein Kompromiss gefunden werden muss oder darf, kann im Grunde auch nie Verbundenheit gelebt werden.

Janniks umfassendes Gefühl der Fremdbestimmtheit war nicht der Tatsache geschuldet, dass ich oder andere tatsächlich über ihn bestimmen wollten – zumindest nicht im Hier und Jetzt. Es wurzelte in der depressiven Struktur, die ihn zwang, stets damit beschäftigt zu sein, was andere brauchen, benötigen, wollen könnten, und ihn im Sinne der bestmöglichen Erfüllung dieser ›Aufgabe‹ so weit wie möglich von seinen eigenen Wünschen, Bedürfnissen und Absichten, eben seiner Selbst-Bestimmung fernzuhalten.

In der Begegnung mit diesem Umstand waren drei Sorten von Gesprächen absolut hilfreich: zum einen häufige und wiederkehrende Gespräche zwischen uns beiden darüber, was Jannik zu einem bestimmten Moment gerade wollen und wie ich ihn dabei unterstützen könnte, es herauszufinden. Alle Gespräche mit Janniks fachkundiger Psychotherapeutin. Und nicht zuletzt die gruppentherapeutischen Begegnungen und Auseinandersetzungen, die er mit vielen, vielen anderen Menschen hatte. Menschen, die mit vergleichbaren Schwierigkeiten auf einem vergleichbaren Weg waren wie Jannik.

Zu den beiden Letztgenannten kann ich wenig sagen, außer, wie deutlich ich spüren konnte, dass sie immens stärkend für ihn waren. Von unseren Gesprächen dagegen kann ich berichten, wie enorm viel sie, wenn auch erst in der zweiten oder dritten Draufsicht, eher mir als Jannik gebracht haben. Das lag vor allem daran, dass das Thema Suizid für Jannik de facto keines war, dass aber meine Angst davor, es könne eines werden, zumindest theoretisch durchaus ihre Berechtigung hatte und von vielen, in nachgerade jedem einzelnen Ratgeber zitierten Statistiken zu Depressionen gestützt wurde. So trugen unsere Gespräche vor allem dazu bei, mich auf dem Laufenden zu halten darüber, wo Jannik sich bezüglich der Frage des Freitods gerade befand. Da die Antwort gleichbleibend desinteressiert ausfiel und Menschen unter dem Diktat der depressiven Struktur absolut nicht dazu neigen, zu lügen oder auch nur zu flunkern, trugen unsere Gespräche immer wieder zu einer größeren Entspannung für mich bei. Ein Zustand, der mir in jenen Jahren kontinuierlich kostbarer wurde.

Bevor solche Gespräche aber überhaupt als ein Prozess einsetzen konnten, auf den ich vertraute, musste ich erst einmal begreifen, in welchem Ausmaß Jannik *tatsächlich nicht wusste*, was *er für sich wollte*, also nicht Herr seines Lebens war – und zwar insbesondere, wenn irgendjemand außer ihm selbst involviert war. Das zeigte sich bei den alltäglichsten Gelegenheiten. Diese allerdings fielen mir erst auf, nachdem ich über die Möglichkeit eines Freitods nachgedacht, viel zum Thema gelesen und mich vor diesem Hintergrund mit Jannik über sein Gefühl der Selbstbestimmung ausgetauscht hatte.

Eines Tages standen wir beispielsweise im Supermarkt vor dem Joghurtregal. Jannik nahm keinen heraus, sondern wartete, bis ich es tun würde. Ohne zu ahnen, was ich da tat, lief ich aber bereits zum Gemüse hinüber, in der irrigen Annahme, er würde sich einen Joghurt schnappen und nachkommen. Nun wurden die Dinge kompliziert. Nach sieben Minuten bei den Frischwaren, während derer ich vier verschiedene Gemüse- und drei Obstsorten ausgewählt, abgewogen und in den Wagen gelegt hatte, kam ich zurück und fand Jannik unverändert vor dem Kühlregal. »Alles okay?«, fragte ich verdattert.

»Ja, ich hab nur …« Er brach ab.

»Was denn?«

»Ich war mir nicht sicher, welchen Joghurt du haben möchtest«, sagte er.

»Ach egal, nimm doch einfach irgendeinen«, lächelte ich und zog weiter zu den Getränken. Als ich auch die eingeladen hatte und Jannik weiterhin nicht auftauchte, wurde ich ungeduldig. Wo blieb er denn? Sollte ich den ganzen Einkauf allein machen?

»Jannik?« Er stand immer noch dort, wo ich ihn zuletzt verlassen hatte, und war vertieft in die Inhaltsangaben der unterschiedlichen Naturjoghurtsorten.

»Der hier«, sagte er, »hat 3,5 Prozent Fettanteil und der hier 3,8.« Jannik strahlte plötzlich tiefe Müdigkeit aus und wirkte schrecklich angestrengt und unglücklich.

»Ist doch piepegal, also wirklich! Nimm einfach den billigeren«, gab ich gereizt zurück, ohne lang nachzudenken. Als er daraufhin begann, Preise zu vergleichen, und auch das sich in die Länge zog, dämmerte es mir endlich …

»Welchen hättest *du* denn gern?«, fragte ich vorsichtig.

»Weiß nicht«, antwortete er, ohne sein Studium der sieben verschiedenen Naturjoghurtpreise zu unterbrechen.

»Soll ich einen auswählen?«, schlug ich schließlich vor, weil ich merkte, dass es ihm wirklich nicht gut ging. Sein Ja kam so schnell, dass es mir den Hals zuschnürte. Da stand dieser große, kluge, schöne und gut gebaute Mann in den besten Jahren bleich, und ich hätte wetten können: mit Magenschmerzen, vor dem Joghurtregal eines Supermarkts, weil er allergrößte Sorge hatte, er könne eine Entscheidung treffen, die nicht auf meine Zustimmung stieße. Und dabei ging es nicht einmal um Unterwürfigkeit: Es ging darum, dass Jannik in diesem und in allen vergleichbaren Momenten außer dem Kriterium meiner Zufriedenheit keines zur Verfügung hatte. Das ist depressive Struktur at its ›best‹, um nicht zu sagen: worst.

Das Ausmaß der Selbst-Ferne und gefühlten Fremd-Bestimmtheit, mit dem Jannik jeden einzelnen der Tage seines Lebens überlebte, wurde mir an solchen banalen und alltäglichen Situationen langsam bewusst. Es verschlug mir geradezu den Atem. Richtig schlimm wurde es, wenn ich nicht verstand, was da in ihm vorging. Dann nämlich nervte er mich nur mit seiner ›Umständlichkeit‹, seinem ›Rechenwahn‹, seiner Unfähigkeit, mal eben eine ›kleine Entscheidung‹ zu treffen, und seiner Fixierung auf Details, die mir vollkommen unwichtig waren. Ich wollte möglichst bald aus diesem gekühlten Alucontainer raus und in die Sonne. Ich wollte schnell nach Hause, um das, was wir gekauft hatten, in ein leckeres Mahl zu verwandeln. Ich wollte so schnell wie möglich alles im Kühlschrank verstauen und dann einen ausgiebigen Spaziergang machen. Für mich war der Einkauf zwischen der Bibliotheksrecherche und dem Feierabend nichts weiter als ein kurzes, technisches Intermezzo, bis es mit dem richtigen Leben weiterging.

Für Jannik war er eine entsetzliche Qual. Ganz besonders, seit er wieder mit jemandem zusammenlebte, also auch für jemand anderen einkaufte. Vor allem, solange er die Gewohnheiten und Vorlieben dieser neuen Person in seinem Leben noch nicht genau kannte oder wenn diese sich änderten. In Janniks Wirklichkeit war jeder Einkauf nur eine weitere leidvolle Prüfung am Tag.

Wenn ich es richtig verstanden habe, dann hat er auch lange vor den manifesten Episoden innerlich genau so vor den hier als pars pro toto verwendeten Joghurtregalen gestanden, wenn er nicht nur für sich selbst einkaufte. Früher hatte er es nur besser überspielen können, vielleicht war es ihm auch öfter gelungen, gar nicht erst in die Situation zu kommen – was ihm frühere Lebenspartnerinnen mit an Sicherheit grenzender Wahrscheinlichkeit vorgehalten haben werden. Je klarer mir das Ausmaß dieser immer wiederkehrenden und alles beherrschenden Struktur wurde, je deutlicher ich sie, nachdem sie einmal durchschaut war, beinahe überall in unserem Zusammenleben erkennen konnte, desto klarer wurde mir, wie langwierig der Weg hinaus aus dieser Lebensfalle sein würde. Und es war offensichtlich, dass ein aufmunterndes »Sag doch einfach, was *du* willst«, nicht Teil der Lösung sein würde. Eher noch ginge von einem solchen Satz und der Haltung dahinter eine zusätzliche Komplikation aus. Im Würgegriff der depressiven Struktur hatte Jannik nahezu vollständig verlernt, etwas zu wollen, ja auch nur annähernd zu fühlen, was er möglicherweise wollen könnte. Er lebte in einer Enge der Spielräume und einer gleichzeitigen völlig überfordernden Unendlichkeit der Optionen, die für mich kaum vorstellbar war. Er konnte nicht einfach sagen, was er wollte, weil er keine Ahnung davon hatte, was er wollen könnte, oder, um es noch extremer zu setzen, weil er keine Ahnung mehr davon hatte, *dass* er etwas für sich wollen könnte.

Die verstörende Auseinandersetzung mit möglichen Hintergründen für Suizide auf einer allgemeinen Ebene brachte mich wieder zurück auf die Spur eines zentralen Umstands: Für mich und meinen Wunsch, noch viele, viele Jahre mit Jannik zu leben, war es von größter Wichtigkeit, ihn auf seinem Weg zurück ans Ruder seines eigenen Lebens, wann immer möglich, tatkräftig zu unterstützen und ihm, wo mir das nicht möglich war, zumindest nicht im Weg zu stehen. Das Ganze natürlich, denn ich war nicht so anmaßend zu denken, ich allein könne Hilfe genug sein, dringend flankiert von einer kompetenten Psychotherapie. Und natürlich würde auch diese nur dann eine Chance haben, wenn Jannik selbst willens war, sich für die harte Arbeit und die vielen tiefgreifenden Veränderungen, die sie mit sich bringen würde, zu öffnen. Diese Einstellung und mein Bemühen darum, sie immer weiter aktiv einzuüben, würde zwar vermutlich nur ein kleiner, aber eben ein in meiner Macht stehender Beitrag sein zu den kommenden Entwicklungen und zur Vermeidung der Gefahr, dass Jannik eines Tages vielleicht doch nur mehr den eigenen Tod als Beweis dafür empfinden konnte, Zugriff auf sein eigenes Leben zu haben.

Leider sollte es, von diesem Tag des ersten Schocks über einen möglichen Freitod des Mannes, den ich liebte, noch ein paar Jahre dauern, bis Jannik endlich eine gute Therapeutin fand.

Frau Kämmerer wurde ihm empfohlen und entpuppte sich als großer Glücksgriff: Jannik hatte die Gespräche mit Herrn Pohl irgendwann beendet und auch die Medikamente, die dieser ihm verschrieben hatte, abgesetzt. Eine Zeit lang testete er, ob er nun wieder eigenständig auf die Beine käme und arbeiten könnte. Als das überhaupt nicht gelang, konsultierte er eine Psychiaterin, Frau Eibner. Sie verschrieb ihm ein gänzlich anders wirkendes Medikament, das vor allem gegen die Antriebsarmut und das schwere Hochkommen am Morgen sehr gut half. Frau Eibner ermutigte Jannik, noch einmal einen Versuch mit einer Psychotherapie zu starten, und empfahl ihm eine junge Psychotherapeutin, die eben erst dabei war, ihre

Praxis hier in München zu eröffnen. Das Beste aber war, dass Frau Eibner Jannik nicht nur die Telefonnummer, sondern auch die E-Mail-Adresse der Therapeutin auf einem Zettel notierte. Für uns ergab sich daraus eine große Erleichterung!

Ich verfasste einen Text. Wir gingen ihn gemeinsam durch und änderten, was Jannik gern anders formulieren wollte. Dann schickte Jannik das Ganze von seiner E-Mail-Adresse ab. Schon am übernächsten Tag antwortete Frau Kämmerer. Jannik wurde ihr erster Klient. Und obwohl Frau Kämmerer noch ganz am Anfang ihrer Laufbahn als niedergelassene Psychotherapeutin stand, war sie von Beginn an eine tatkräftige, überaus kompetente und wunderbare Begleitung für Jannik.

Ich bin inzwischen überzeugt davon, dass bezüglich der Qualität von Psychotherapien keine verallgemeinerbaren Aussagen möglich sind. Manche Fachleute sind gut, weil sie schon lange dabei sind, andere sind aus demselben Grund miserabel. Manche sind besonders gut, weil sie noch ganz neu sind, sich sehr viel Mühe geben, regelmäßig zur Supervision und enthusiastisch zu Werke gehen. Andere sind einfach Naturtalente. Manche sind ihr gesamtes Therapeutinnenleben lang hervorragend, manche nur in bestimmten Phasen. Am Ende läuft es stets darauf hinaus, dass Psychotherapeuten, wie Ärztinnen und Ehemänner und Busfahrerinnen und Lehrer und Eltern, auch nur Menschen sind. Und das heißt, dass uns nichts anderes bleibt, als aufmerksam zu prüfen, ob wir uns mit einer Psychotherapeutin menschlich wohlfühlen und ob der Prozess, den wir mit einem Psychotherapeuten machen, dazu führt, dass es uns vielleicht langsam und in kleinen Schritten, aber doch: besser geht oder nicht.

Für mich und inzwischen auch für Jannik sind diese beiden Punkte wichtige und verlässliche Anzeichen dafür, dass die psychotherapeutische Begleitung, die wir gewählt haben, eine gute, eine hilfreiche ist. Da sich sehr schnell zeigte, wie gründlich beides bei Frau

Kämmerer gegeben war, atmete ich, was die Frage nach einem möglichen Suizid anbelangte, zunächst einmal auf. Schon die Tatsache, nicht mehr Janniks alleinige Begleitung zu sein, war eine enorme Unterstützung. Aber auch dafür, nicht zu oft und nicht zu schnell die Helferin zu geben, sondern Jannik seinen Weg gehen zu lassen und darauf zu bauen, dass er viel bessere Hilfe woanders bekam: Für den Moment schien mir die akute Gefahr eines möglichen Freitods gebannt.

Was aber, wenn es nicht gelänge? Was, wenn Jannik nicht zurückfände ans Ruder seines Lebens? Auch wenn er mit den vielen Jahren, die folgten, immer mehr lernte, sich zu spüren, auf sich zu hören, für sich zu sorgen, sich von anderen abzugrenzen und sie infolgedessen wieder näher an sich heranlassen zu können, und auch wenn sie immer milder wurde, je länger die Depression sich hinzog, desto häufiger hörte ich während akuter Episoden zwei gleichbleibende Sätze aus seinem Mund: »Ich kann nicht mehr. Ich halte das einfach nicht mehr aus.« Was, wenn er sich eines Tages, nach einem weiteren solchen Tief, einem weiteren entsetzlich aufzehrenden Einbruch, wo eigentlich schon nichts mehr aufzuzehren war, nur noch aufrappeln würde, um der scheinbar endlosen Schleife aus Kraftlosigkeit und Zusammenbrüchen, der Hölle aus Fremdbestimmung, emotionaler Taubheit und Selbst-Ferne ein für alle Mal ein Ende zu setzen?

Wenn ein Mensch sich ernsthaft das Leben nehmen möchte, körperlich dazu in der Lage und in Freiheit ist, wird ihn, davon bin ich überzeugt, schlussendlich niemand davon abhalten können, es zu tun. Ich persönlich halte es zudem für ein Menschenrecht, diese Entscheidung treffen zu dürfen: Es gibt keine Pflicht, unter allen Umständen zu leben. So traurig, so entsetzlich und furchtbar ein Suizid für die Zurückbleibenden ist, es steht niemandem zu, einen Menschen zu verurteilen, der im Weiterleben nicht nur keinen Sinn mehr, sondern eine sich gefühlte Ewigkeiten lang hinziehende Quälerei ohne Linderung sieht. Keine Einzelperson, keine übergeordnete Instanz und schon gar keine Religion hat in meinen Augen ein solches Recht. Ich bin auch überzeugt davon, dass Menschen, die diesen Schritt tun, ihn in aller Regel gewissenhaft durchdacht haben und nicht nur, wie so oft abfällig gemutmaßt wird, »mit der Aufmerksamkeit kokettieren«. Wolfgang Herrndorfs[30] in Teilen öffentlich geführte Auseinandersetzung mit seiner Entscheidung, sich selbst angesichts der gesundheitlichen Lage, in der er sich befand, zu töten, ist ein hochkarätiges, anschauliches und sehr lesenswertes Beispiel aus jüngerer Zeit für das bis hierher Gesagte.

Im Gegensatz zur Situation von Menschen mit unheilbaren Krankheiten, bei denen es im fortgeschrittenen Stadium hauptsächlich um die Linderung von Schmerzen und Ängsten und die Vorbereitung auf das Loslassen des Lebens geht, lassen sich Depressionen, auch wenn sie schon lange bestehen, sehr oft noch erfolgreich behandeln, oder deutlicher gesagt: Auch wenn sich die Transformation der depressiven Struktur in eine lebensbejahende und selbstliebende im fortgeschrittenen Stadium von Depressionen langwieriger gestaltet, ist sie bei kompetenter psychotherapeutischer Begleitung durchaus noch möglich. Insofern lässt sich sagen, dass es zumindest im Falle von Depressionen extrem lohnend ist, so lange Zeit zu gewinnen, bis der suizidale Mensch erneut bereit ist zu überprüfen, ob sich an seinen Umständen und ihren Auswirkungen auf ihn nicht doch noch Entscheidendes ändern lässt.

Die Dinge waren so einfach wie niederschmetternd und außerhalb meiner Kontrolle: Ich hoffte, dass Jannik doch immer wieder eine Lösung für sich finden und eine Entscheidung *für* sein Leben treffen würde. Und ich steckte alle Energie darein, alles zu tun, um die Wahrscheinlichkeit dafür zu erhöhen. Meine Devise war also nicht, Jannik den Tod zu verbieten, sondern ihn darin zu unterstützen, viele

30 Herrndorf (2013)

gute und auch für ihn spürbare Gründe zu entwickeln, sein Leben und sein Weiterleben, sein Da-Sein auf der Welt, sein Hier-Sein im eigenen Leben sinnvoll und aushaltbar zu finden.

Der ganze Rest aber, der damit *nicht* abgedeckt war, die Möglichkeit, dass meine Hoffnungen sich nicht erfüllen würden, dass die Begleitung durch seine Therapeutin nicht früh genug in diese Richtung wirksam werden könnte, dass meine Begleitung und die von Freunden nicht genug dazu beisteuern könnten, dieser ganze elende Rest bedeutete leider auch weiterhin immer nur: Mit-Leiden, diese dunkle, beängstigende Zeit mit-durchstehen. Auch die Angst der Angehörigen vor dem Freitod des Menschen, den sie lieben, gehört zur Wirklichkeit der Depression dazu.

Als der Fußballer Robert Enke sich das Leben nahm, lagen mein Gespräch mit Leonhardt, meine wahnwitzige Fahrradfahrt durch München und der Abend, an dem ich in der Badewanne gelegen und Jannik daneben auf dem Hocker gesessen und mit mir gesprochen hatte, gerade einmal drei Wochen zurück. Damals kursierten Bilder von seiner Frau Teresa, die mir den Hals zuschnürten. Natürlich sah sie elend aus. Aber das war es nicht, was mich so erschütterte. Ich dachte die ganze Zeit darüber nach, ob auch sie manchmal mit ihrem Mann in Abwärtsstrudel geraten war, wie es Jannik und mir neuerdings passierte, und ob ihr Mann dann auch so zusammengebrochen war und ob sie sich dann auch so schuldig gefühlt hatte. Es war ein egoistisches Draufschauen auf diese Fotos, wie unsere Teilhabe am Leben Prominenter über die Medien fast immer eine egoistische ist: Mit allergrößtem Entsetzen sah ich mich selbst in ihr. Wie würde ich mich fühlen, wenn einer unserer Abwärtsstrudel Jannik das allerletzte Fünkchen Glauben an sein Leben nehmen und er sich danach umbringen würde? Ich habe nicht die geringste Ahnung, ob es bei den Enkes so oder ähnlich gewesen ist. Und ich habe natürlich auch nicht die leiseste Ahnung davon, was in Teresa Enke vorging, als diese Bilder von ihr geschossen wurden. Ich weiß nur eins – was nämlich, beim Anblick dieser Fotos, mein erster, mein zweiter und mein dritter Gedanke gewesen ist: Ich werde mich abgrundtief mitschuldig fühlen, wenn Jannik sich umbringt!

Zwei Jahre später, im November 2011, wählte Gary Speed, ein walisischer Fußballer und Trainer der walisischen Nationalmannschaft, den Freitod. Die Boulevardzeitung *Blick* titelte nur wenig später: »Wüster Streit mit Ehefrau am Vorabend seines Selbstmordes«. Ich musste mich fast übergeben – und zwar keineswegs nur aus Empörung angesichts dieser Art von Journalismus. Die Schlagzeile fasste meine allergrößte Angst zusammen. Die Angst, die noch größer war, als jene davor, dass Jannik sich töten könnte. Es war die Angst davor, mitschuldig zu werden an seinem Suizid. Und natürlich auch: für mitschuldig gehalten zu werden.

Ich sah sie alle vor meinem inneren Auge entlangflanieren: Janniks Eltern, seine Freunde Max und Jonathan und natürlich Doro, aber auch Paula und Sabrina und sogar Rose. Sie alle sahen mich vorwurfsvoll an und zeigten mit dem Finger auf mich: Du warst es. Du hast ihn so weit getrieben.

In der Psychologie nennt man solche Vorstellungen »Omnipotenzfantasien«. Eine Person denkt, sie habe Macht über alles – in diesem Fall Macht über die Entscheidung eines Menschen, sein Leben zu beenden oder nicht. Ich kannte diesen Begriff und das Konzept dahinter. Aber es half nicht. Zumindest nicht gleich. Denn selbst wenn ich mir klarmachte, dass ein solcher Streit, ein solcher Abwärtsstrudel nur dann zu einem Suizid führen konnte, wenn vorher endlos viele andere Dinge zusammengekommen waren, endlos viele Dinge, die mit mir nichts zu tun hatten, selbst dann also, wenn mir bewusst war, dass ein solches Ereignis bestenfalls der letztendliche Auslöser für eine Entscheidung zum Freitod sein könnte, musste ich zugeben, dass mir jeder andere Auslöser lieber gewesen wäre. Sollte Jannik sein Leben beenden wollen, wollte ich weder der Grund noch ein Auslöser dafür sein. Ich wollte gar nichts damit zu tun haben!

Da Jannik damals aber im Grunde mit niemandem außer mir einen persönlichen und nahen Kontakt lebte, war ich gleichzeitig die einzige Person, mit der er überhaupt, und natürlich nur, wenn es eben gar nicht anders ging, Konflikte lebte. Aus demselben Grund war ich auch die Person, die an vielen seiner Zusammenbrüche in irgendeiner Weise beteiligt war und alle seine Zusammenbrüche begleitete. Sollte er also nach einem solchen Vorfall eine Suizidentscheidung treffen, so lag die Wahrscheinlichkeit, dass ich in irgendeiner Weise damit zu tun haben würde, die Entscheidung vielleicht sogar ausgelöst haben würde, zumindest in meiner Lesart, bei satten 99,9 Prozent. Meine Hochachtung für Teresa Enke, für die Witwe von Gary Speed und alle anderen Menschen, die nach einem solchen Vorfall in der Öffentlichkeit stehen und nicht vollkommen zusammenbrechen, stieg damals ins Unermessliche.

Es gibt ein schönes Interview mit Susan Schneider[31], der Witwe des Schauspielers Robin Williams, in dem sie sagt, dass sie ihm nicht die geringsten Vorwürfe mache wegen seines Freitods. Er war schwer krank und litt entsetzlich. Ich mochte es sehr, wie warm und verständnisvoll sie über die Entscheidung ihres Mannes sprechen konnte, obwohl sie lange gebraucht hatte, um damit klarzukommen. Die Angst vor dem Freitod des Menschen, den wir lieben, und auch die Angst davor, für die Ausweglosigkeit, die dazu führte, mitverantwortlich zu sein, diese weitere Zumutung der Depression gehörte auch zu meinen Beweggründen, mir therapeutische Begleitung zu suchen. Angesichts der mit dem Thema »möglicher Suizid des geliebten Menschen« einhergehenden Fragen und Ängste eine angemessene Distanz, aber auch eine angemessene Nähe und nicht zuletzt kompetenten Rat zu finden war mindestens ebenso hilfreich wie die Tatsache, dass Jannik und ich das Thema immer wieder offen angesprochen haben.

31 Schneider (2015)

Damals in der Badewanne, mit der vierten gemeinsamen Kippe und dem dritten Bier, nahm ich Jannik das Versprechen ab, sich bei mir oder einem anderen Menschen seines Vertrauens zu melden, wenn er doch irgendwann konkret und ernsthaft über einen Suizid nachdenken sollte. Er gab es mir in der Überzeugung, dass ihm das ohnehin nie passieren würde.

Eine solche Absprache kann vielerlei sein oder werden: von der Seite der Angehörigen her und rückwirkend betrachtet war sie in erster Linie ein Mittel, das meiner eigenen Beruhigung diente. Und zwar durch ein recht irreales Gefühl zumindest geringfügig erhöhter Kontrolle: Wenn ich darauf vertraute, dass Jannik mir Bescheid gäbe, hätte ich eventuell noch einen Einfluss auf den Ausgang der Dinge. Könnte ich vielleicht noch Hilfe holen. Könnte ich ihn vielleicht noch umstimmen. Könnte ich möglicherweise eine andere Tür aufstoßen. Und das stimmte auch.

Allerdings, und es war eminent wichtig, das nicht zu vergessen, wäre damit das *zugrundeliegende* Problem noch nicht gelöst. Jannik musste wieder Herr im eigenen Leben werden, und es musste ihm gut gehen mit diesem Umstand. *Das* war die Lösung. Ob er, wir beide, wir alle, die wir beteiligt waren und sind, ihn bis dahin so stärken könnten, dass der Ausweg Suizid nicht doch irgendwann der einleuchtendste sein würde, blieb abzuwarten.

Und damit bin ich bei einer weiteren, so schmerzhaften wie kostbaren, Lektion angelangt, die mich meine Reise mit Jannik durch seine Depression gelehrt hat: Dass wir nämlich wahrhaftig frei sind. Dass wir einander wirklich nicht festhalten können. Dass wir immer nur so lange miteinander leben, wie wir miteinander leben, und dass daher jeder Tag, an dem wir es tun, umso kostbarer ist. Und dass schließlich Versuche, in Liebesdingen etwas erzwingen zu wollen, weil wir Ängste ans Ruder gelassen haben, in aller Regel zum Scheitern verurteilt sind, ja, die Situation im Zweifelsfall nur verschlimmern.

Ich weiß nicht, ob Jannik sich überhaupt noch an die Vereinbarung erinnert, die wir damals getroffen haben. Wir haben sie nie schriftlich fixiert, wie häufig vorgeschlagen wird. Ich weiß auch nicht mehr genau, was ich von ihr halten soll – obwohl sie eine der Maßnahmen ist, die in vielen Ratgebern empfohlen wird.

Meine Praxis sah schließlich über all die Jahre so aus, dass ich, wann immer ich große Angst hatte, Jannik könne vielleicht Gedanken in diese Richtung haben, einfach zu ihm gegangen bin und ihn ganz direkt danach gefragt habe. Wenn er dann sagte – und das hat er bis jetzt immer –, dass er, egal, wie schlecht es ihm gerade ging, nicht vorhabe, sich das Leben zu nehmen, entschloss ich mich jedes Mal, dieser Aussage voll und ganz zu vertrauen und meinen Tag möglichst weiterhin so zu gestalten, wie ich es ursprünglich vorgehabt hatte.

Was ich getan hätte, wenn er »Ja, ich will mich umbringen« gesagt hätte, weiß ich nicht. Ich vermute, ich hätte ihn um die Erlaubnis gebeten, seine Therapeutin anzurufen. Und ich bin mir sehr sicher, dass ich ihn gebeten hätte, noch ein bisschen durchzuhalten, auch wenn es saumäßig schwer sei, und mit mir gemeinsam zu überlegen, wen wir fragen könnten, um ganz sicher zu gehen, dass das die beste Lösung wäre. Sicher wäre ich im schlimmsten Fall auch nicht vor dem Anruf bei der Polizei oder in einer Klinik zurückgeschreckt, will mir aber lieber gar nicht erst ausmalen, was das für Spuren in unserer Liebe hinterlassen hätte.

Der Therapeut Eckhard Roediger hat eine ausführliche und gut verständliche Übersicht zur Einschätzung der Suizidgefahr bei Menschen, die mit einer Depression leben, und einem aus psychotherapeutischer Sicht angemessenen und sinnvollen Umgang damit im Allgemeinen, aber auch in der ganz konkreten Gefahrensituation zusammengestellt.[32] Bei Giger-Bütler finden sich ebenfalls sehr kon-

32 Roediger (2008), S. 199 ff.

krete Überlegungen bezüglich der Angehörigen[33] im Falle einer Suizidgefahr beim depressiven Partner.

Ich kann nur sagen, dass ich keine Worte dafür habe, wie dankbar ich bin, bis jetzt niemals in diese Situation gekommen zu sein. Und wie inständig ich hoffe, dass das auch niemals geschehen wird.

33 Giger-Bütler (2014), S. 137

Mother’s Little Helpers

Meine Geschichte mit dem Alkohol- und Zigarettenkonsum beginnt erst irgendwo zwischen dem achtundzwanzigsten und einunddreißigsten Lebensjahr. Vorher hatten mich weder diese noch andere Drogen jemals interessiert. Warum, kann ich nicht sagen. Es war einfach so. Mit Ende zwanzig hatte ich dann plötzlich das Gefühl, dringend mein bis dahin allzu braves und angepasstes Image abstreifen und ein paar Jugendsünden nachholen zu müssen. Also begann ich, als die meisten um mich herum bereits zum dritten Mal mit dem einen oder dem anderen aufzuhören versuchten, sowohl zu rauchen als auch regelmäßig zu trinken. Damit ist aber auch schon alles Absonderliche an meinem Werdegang in Sachen Nikotin und Alkohol berichtet. Denn ich lag, vom späten Einstiegsalter abgesehen, was die flüssige Seite der Dinge anging, viele Jahre lang ziemlich gut im Schnitt der zahlreichen Deutschen, die laut der Deutschen Hauptstelle für Suchtfragen[34] zwar nicht alkoholkrank, also keine Alkoholiker sind, deren Alkoholkonsum jedoch missbräuchlich, gesundheitsgefährdend und von einem deutlichen Suchtpotenzial geprägt ist.[35] Oder anders gesagt: Wie sehr viele Menschen um mich herum trank ich viel zu regelmäßig viel zu große Mengen Alkohol. In meinem Fall hieß das konkret, dass ich über einen Zeitraum von etwa zwei Jahrzehnten hinweg täglich zwei oder drei kleine Bier trank. Das

34 DHS: Daten/Fakten – Alkohol

35 Viel Lesenswertes zu diesem Thema findet sich im Alternativen Drogen- und Suchtbericht des akzept e. V.

entspricht einem Liter nach deutschem Reinheitsgebot zusammengebrauten Hopfen und Malzes pro Abend, an fünf bis sieben Tagen in der Woche. Wein trank ich eigentlich auch sehr gern, nur war es schwierig, so viel davon zu trinken, wie ich gern wollte, weil selbst ein leichterer Tropfen erheblich mehr Umdrehungen aufweist als ein zünftiges Pils. Aus einem überaus pragmatischen Grund fiel meine Wahl also sehr schnell auf Bier: Ich konnte davon schlicht mehr zu mir nehmen, bevor ich betrunken war.

Mein Einstieg ins Rauchen von Tabak verlief erst dezidiert quälerisch, dann aber schlagartig leichtfüßig, schnell und intensiv: Während einer meiner frühen journalistischen RechercheREISEN, die mich, einsam und unsicher, in ein winziges Dorf in Westfalen führte und bei der es um den Erhalt von Fachwerkhäusern im Teutoburger Wald ging, schnorrte ich im Verlauf von mehreren Stunden zunächst bei meinen Interviewpartnern nach und nach drei Zigaretten, kaufte mir dann aber kurz vor Geschäftsschluss des winzigen Tante-Emma-Ladens im vier Kilometer entfernten Hauptort meine erste Packung. Nach jedem Lungenzug wurde mir furchtbar schlecht. Ich aber befand mich wenn schon nicht auf der Überhol-, so doch zumindest auf der Nachholspur meiner Adoleszenz und ließ mich auch nicht vom übelsten Würgereiz davon abhalten weiterzuqualmen. Als das erste Päckchen nach drei Tagen aufgeraucht war, revoltierte mein Körper nicht mehr gegen das Nervengift und war vor allem, wie ich viel später in Erfahrung brachte, schon längst abhängig davon. Wenige Monate danach war ich bereits zur Kettenraucherin avanciert, und nur die Tatsache, dass das Rauchen mir, zwar in großen Abständen, aber sehr verlässlich immer wieder furchtbare Cluster-Kopfschmerzen verursachte, brachte mich mehrmals dazu, es doch wieder aufzugeben. Zuletzt vor immerhin fünf Jahren.

Als Jannik und ich ein Paar wurden, waren Rauchen und Trinken etwas Wunderbares. Beides war mit Ritualen verbunden, die unser Zusammengehörigkeitsgefühl im Endorphinrausch noch erhöhten, und beides hatte, rational oder irrational, etwas von Fliegen, Freiheit und Unvernunft, das hervorragend zum Zustand des Verliebtseins passte. Und beides, Trinken und Rauchen, war für mich später, als es Jannik nach Helsinki so schlagartig schlecht ging, hilfreich, wenn es darum ging, mich zu beruhigen, meiner Nervosität einen Ausdruck zu verschaffen und sie – zumindest kurzfristig und eher fantasiert als real – von mir weg und irgendwo ins Nichts zu leiten. Außerdem schwächte beides mein Gefühl des scheinbar ewigen Wartens ab, an das ich mich nur allzu bald gewöhnen musste.

Als es ihm weiterhin schlecht und schließlich sogar zunehmend schlechter ging, als infolgedessen meine Sorgen um Jannik wuchsen, während meine Beziehungszufriedenheit stetig und rapide sank und Tiefen erreichte, die ich für unmöglich gehalten hatte, war es die sedierende Wirkung des Alkohols, die mir dabei half, Angst, Schmerz, Trauer und Enttäuschung auszuhalten, während das Rauchen mich vor allem dabei unterstützte, meinem zunehmend massiv unterdrückten Ärger ein Ventil zu geben.

Das ging so lange halbwegs gut, bis aus den allfälligen Cluster-Kopfschmerzattacken infolge extremer Raucherei in Kombination mit Alkoholkonsum eine Art Kopfschmerz-Dauertortur mit kurzen Unterbrechungen geworden war und ich nachts vom eigenen Raucherhusten aufwachte: Von einem Tag auf den anderen rührte ich die Zigaretten irgendwann nicht mehr an, angeekelt davon, wie sehr ich mich selbst malträtierte – noch dazu in einer Situation, in der ich es eigentlich doch schon schwer genug hatte. Das ist nun, wie gesagt, mehrere Jahre her, und ich kann mir inzwischen nicht mehr vorstellen, jemals wieder eine Zigarette anzuzünden. Da ich Vergleichbares aber früher schon genau so erlebt und das Rauchen doch wieder angefangen habe, bin ich auf der Hut, mich nicht in allzu großer Sicherheit zu wähnen.

Jannik rauchte ab diesem Tag nur noch auf dem Balkon und achtete peinlich darauf, sich Gesicht und Hände, nicht selten auch die

Haare, zu waschen, wenn er nach durchgearbeiteter Nacht neben mir ins Bett kroch. So unangenehm es ihm allerdings war, mich mit den, wie ich damals gern scherzhaft sagte, »Schmauchspuren« seiner zum Tag gemachten Nacht zu belästigen, so wenig gelang es ihm selbst, das Nikotin aufzugeben.

Nicht lange nach meinem erfolgreichen Nikotinentzug stellte sich allerdings heraus, dass der Alkohol die bei Weitem härtere noch zu knackende Nuss war. Jedenfalls für mich, denn: Bald beschloss Jannik seinerseits, mit dem regelmäßigen Trinken aufzuhören.

»Ich komm eh schon so dermaßen schlecht hoch morgens«, erklärte er mir, »da ist die Sauferei nur noch ein Schlag mit der Keule obenauf.«

Damit hatte er natürlich recht. Fortan trank er nur noch ein ganz spezielles alkoholfreies Hefeweizen, das ihm besonders gut schmeckte, und kam tatsächlich morgens zwar immer noch erheblich langsamer als der vermutete Durchschnitt der Bevölkerung, aber doch signifikant schneller als vorher aus den Federn und in Gang.

So waren wir also beide *ein* Laster losgeworden – zumindest für den Moment. Im Zuge all dieser über viele Monate hinweg sich ereignenden Veränderungen unterhielten wir uns zum ersten Mal intensiv über unsere Drogenvergangenheiten, und ich erfuhr erstaunliche Dinge …

Jannik nämlich hatte in seinen Zwanzigern zwar nicht alle, aber doch schon enorm viele Drogen ausprobiert und eine Zeit lang intensiv gekifft, war schließlich aber, wie viele andere auch, an den legalen Substanzen hängen geblieben. Der Konsum von Gras, aber auch der von Dope sei ihm überhaupt nicht bekommen. Bereits nach dem ersten Jahr sei er ihn, von gelegentlichen »Nutella- und Laberflashs« mit Jonathan und Max abgesehen, eher dazu verleitet, sich sehr zurückzuziehen, noch mehr Zeit vor dem Rechner und noch weniger Zeit mit anderen Menschen, in der Natur oder mit dem Joggen zu verbringen. Im Übrigen habe das Kiffen ihn nach ein paar Jahren dazu gebracht, endlos herumzugrübeln. Das wiederum habe ihn oft sehr unglücklich gemacht. Zudem konnte er sich ein Leben ohne die Mobilitätsgarantie, die ein Führerschein mit sich brachte, einfach nicht vorstellen, was ein zusätzliches, nicht zu verachtendes Motiv darstellte, kritisch über den Konsum von Tetrahydrocannabinol nachzudenken: dem Bestandteil des Cannabis, aus dem die wesentliche Rauschwirkung beim Konsum dieser Droge gewonnen wird. Das Thema »Cannabis, Gras und Dope« war für Jannik mit Mitte zwanzig endgültig abgeschlossen gewesen.

Der Nutzen, den er dagegen anhaltend aus dem Konsum von Alkohol und Tabak zog, lohnte, wie sich herausstellte, einer genaueren Betrachtung. Die hatte Jannik selbst auch noch nie vorgenommen, und so taten wir es nun gemeinsam. In zahlreichen Gesprächen begaben wir uns auf Erkundungsreise und stellten fest, dass insbesondere das Rauchen für ihn viele wichtige Funktionen übernahm. Funktionen, deren Effekte er in seinem eigenen Leben aufgrund der depressiven Struktur nur schwer auf andere Weise gewährleisten konnte. Auf den Alkohol traf das zwar auch zu, allerdings nicht so umfassend.

Die Kippe zwischendurch verschaffte Jannik, wie vielen anderen, Pausen, die er sich sonst nie gegönnt hätte. Sie gab ihm auch immer wieder die Gelegenheit, sich für eine Weile aus Situationen, die er als anstrengend erlebte und vielleicht sogar lieber vermieden hätte, zurückzuziehen und in der sprichwörtlichen Raucherecke entweder mit anderen Menschen über andere Dinge zu sprechen oder einfach abzuschalten und sich nicht nur körperlich, sondern auch energetisch und gedanklich aus der misslichen Lage hinauszubegeben. In Bezug auf die depressive Latenz bedeutete das vor allem, eine Option zu haben, den ohnehin schon unter Dauerbeschuss stehenden Kopf und genau genommen den gesamten Organismus zu entspannen – auch wenn das Nikotin selbst tatsächlich die exakt gegenteilige Wirkung auf den Körper hat, ihn nämlich, unter vielem anderem durch die Ausschüttung von Adrenalin, enorm unter Stress setzt. Es waren das Ritual und die Rückzugsmöglichkeit, die hier auf der psychischen Ebene handfeste Erleichterung nicht nur versprachen, sondern verschafften. Das hieß, wie uns langsam dämmerte, aber auch, dass der Druck auf der psychischen Ebene erheblich größer war als der auf der physischen. Eine Zigarette zu rauchen war also durchaus auch gleichbedeutend mit einer von Jannik selbst und seinem beruflichen wie persönlichen Umfeld akzeptierten Form des Rückzugs. Ein wahres Geschenk für jemanden, der nicht Nein sagen kann und in bestimmten Situationen dringend auf Abstand angewiesen ist, weil der Weg hinein in den Konflikt ihm vollkommen versperrt und zudem extrem angstbesetzt ist.

In Gruppensituationen wie Partys war die Zigarette etwas, mit dem Janniks Hände beschäftigt sein konnten, und etwas, das er ›zu tun hatte‹. Oder anders gesagt: Die Zigarette half ihm, seine Unsicherheit in Gruppensituationen zu überspielen. Eine Unsicherheit, die ihm vor Helsinki nie jemand angemerkt hatte. Auch das ist verbreitet und gilt sicher nicht nur für Jannik. Da für ihn aber Gruppensituationen mit enormem Stress und nicht nur mit ein wenig Unsicherheit am Anfang verbunden waren, war die Wirkmächtigkeit des Rauchens im Bereich der Rückversicherung und der Stabilisierung auch hier sehr hoch – und eben wieder viel mehr auf der psychischen als der physischen Ebene.

Die für mich frappierendste Funktion, die das Rauchen für Jannik innehatte, war aber der Aufschub. Häufig trat sie in Aktion, wenn es Spannungen zwischen uns gab. Ein über viele Jahre immer wiederkehrendes Beispiel dafür waren Konflikte ums Ins-Bett-Gehen: wenn es nämlich schon sehr spät war und ich nicht nur selbst ins Bett wollte, sondern mir auch wünschte, dass Jannik sich schlafen legte. Dafür gab es mehrere in einer Art Kausalkette zusammenhängende Gründe. Zum einen war mir extrem daran gelegen, dass sein Tag-Nacht-Rhythmus nicht noch weiter aus dem Lot geriet. Das nämlich bedeutete immer auch, dass sich dieser Rhythmus noch weiter von meinem entfernte. Wann immer das geschah, war aber auch ich in Gefahr, meinen eigenen Rhythmus weiter in die Umkehrung gleiten zu lassen. Außerdem war Janniks so extrem verschobener Wach-und-Schlaf-Rhythmus ein signifikantes Zeichen seines gesundheitlichen Zustands: Je schlechter es ihm ging, desto angenehmer war es ihm, später schlafen zu gehen und aufzustehen.

»Ich geh jetzt schlafen, kommst du mit?« war demnach über einen langen Zeitraum hinweg eine Frage, die uns beide in eine Art inneren Alarmzustand versetzte. In unseren Drogengesprächen wurde deutlich, dass das Zigarettenrauchen für Jannik hierbei eine zentrale und sehr hilfreiche Rolle spielte. Übrigens ganz unabhängig davon, ob ich selbst noch rauchte oder schon frei davon war: Hatten wir uns, was eher selten, aber doch ab und an vorkam, nach dem üblichen auf die Frage folgenden, meist sehr gereizten Hin und Her darauf geeinigt, nun tatsächlich gemeinsam ins Bett zu gehen, endete die Situation unweigerlich damit, dass Jannik, während ich schon zur Badezimmertür ging, sein Päckchen Zigaretten vom Tisch nahm und zur Balkontür ging. »Ich rauch noch schnell eine«, pflegte er zu sagen, »dann komm ich.«

Und obwohl er in solchen Situationen nie mehr als diese eine angekündigte Zigarette rauchte, konnte der Gang auf den Balkon sich locker über eine Dreiviertelstunde oder sogar Stunde erstrecken. Jannik ließ sich Zeit mit dem Anzünden der Kippe, rauchte wie immer sehr langsam und ruhig, räumte dann gern noch den Aschenbecher auf dem Balkontischchen mehrmals von rechts nach links und betrachtete dabei, was immer mitten in der Nacht von seinem Balkon aus zu betrachten war.

Das Interessante an dieser Aufschubfunktion war, dass sie einem zwar hilflosen und indirekten, aber unter den Umständen der depressiven Struktur recht effektiven Versuch gleichkam, ein Stück

Selbstbestimmung herzustellen. Denn so viel stand fest: Wäre ich nicht da gewesen, wäre Jannik in keiner einzigen dieser Nächte zu jenem Zeitpunkt ins Bett gegangen. Dabei bestand das Problem wie immer nicht darin, dass er nicht willens war, Kompromisse in der Beziehung zu suchen, zu finden und umzusetzen. Vielmehr lag es darin, dass er angesichts seiner Unfähigkeit, Nein zu sagen, sich abzugrenzen, eigene Bedürfnisse zu spüren und für sie einzustehen, davon überzeugt war, dass er ohnehin »immer alles tun musste, was Lina wollte« – so hat er es mir vielfach erklärt. Natürlich hätte er das rational niemals so gesehen. Aber emotional war es damals noch die Grundlage seines Handelns und natürlich zentraler Bestandteil der depressiven Struktur. Zwangsläufig ergab sich aus dieser Wahrnehmung ein Gefühl ärgerlicher und eigentlich sogar empörender Fremdbestimmung. Zuzustimmen, aber sich das Recht herauszunehmen, diese Zustimmung nur deutlich verzögert in die Tat umzusetzen, kam einer mehrfachen Botschaft gleich.

Einer, die sich nach innen richtete und besagte, dass er ja wohl gefälligst immer noch selbst bestimmen konnte, wann er schlafen ging. Einer weiteren, die sich ebenfalls nach innen richtete und ihm, im Sinne eines »Mach mal halblang, mein Lieber, und reg dich nicht auf«, die Möglichkeit gab, sich zu entspannen oder, psychologischer ausgedrückt, herunterzuregulieren, seinen Verdruss abklingen zu lassen, bevor er sich neben mich legte. Aber dann gab es da auch noch die dritte Botschaft. Sie richtete sich an mich und umfasste, so haben wir es zusammen rekonstruiert, meist ein ganzes Konglomerat an Informationen: Ich möchte, dass es dir gut geht, deswegen tue ich, was du willst. Aber ich versuche auch irgendwie dafür zu sorgen, dass es mir selbst gut geht. Das ist eine Art Menschenrecht, und du kannst es mir nicht absprechen. Anders als auf diese indirekte Weise kann ich dafür allerdings nicht sorgen. Außerdem bin ich stinksauer, weil du über mich bestimmst. Aber auch das kann ich dir nicht sagen, weil ich so etwas nicht über die

Lippen bringe. Deshalb zeige ich es dir, indem ich nicht gleich mitkomme.

Als wir das einmal herausgefunden hatten, wurden zahlreiche Alltagssituationen sehr viel erträglicher für uns beide. Wenn Jannik Anstalten machte, sich vermittels Zigarette einen solchen Aufschub zu verschaffen, konnte ich jetzt oft direkt nachfragen, ob er vielleicht doch eigentlich etwas ganz anderes wolle und ob wir nicht besser noch eine Runde länger überlegen sollten, was wir jetzt tun würden. Häufig konnten wir in dem Fall außerdem noch einmal abgleichen, ob mir mein Anliegen wirklich so wichtig war. Wir konnten zudem gut klären, dass es mir keineswegs darum ging, über ihn zu bestimmen, sondern darum, dass ich mich um mich selbst, um ihn und um uns sorgte. Das wiederum konnte Jannik eigentlich gut nachvollziehen und fühlte sich dann meist nicht mehr so fremdbestimmt. In der Folge fanden wir bessere Kompromisse und taten, was immer wir schließlich beschlossen, mit einem besseren, vor allem mit einem Wir-Gefühl, und nicht als Gegner. Es war etwas kompliziert. Und es dauerte immer ein bisschen. Aber es war tausendmal besser, als verzankt ins Bett zu gehen und unglücklich nebeneinanderzuliegen.

Dass wir inzwischen, und das sage ich, ohne im Geringsten zu erröten, Meister in Sachen »Erkunden, was wirklich hinter der Oberfläche eines Konflikts liegt« geworden sind, hat seinen allerersten Ursprung in diesen Gesprächen um unseren Umgang mit Drogen, Nikotin und Alkohol. Und auch Letzterer hatte, wie wir herausfanden, ganz bestimmte, über lange Zeit hinweg wichtige Funktionen in unserem Paarleben mit der Depression.

Sowohl für Jannik als auch für mich bot der Alkohol in erster Linie wohl die gleichen Vorteile wie für die allermeisten anderen Menschen auch: Er beschwingte, er löste die Zunge, er dämmte die Schüchternheit ein und er schenkte ein Gefühl der Leichtigkeit.

Ein wesentlicher Unterschied lag allerdings darin, dass wir uns in einer extrem belastenden Situation befanden – und zwar chronisch. Für Jannik galt das, durch die vielen Jahre der depressiven Latenz vor Helsinki, noch verstärkt. Andersherum ausgedrückt ließe sich sagen, dass wir uns, sowohl als Paar als auch als Einzelne, über lange Jahre hinweg in einer großen inneren Not befunden hatten. Das aber bringt einen erhöhten Bedarf an Hilfsmitteln mit sich, die unterstützend gegen diese Not wirken können.

Jannik, der, wie wir heute wissen, spätestens seit der Adoleszenz, wahrscheinlich aber schon viel, viel früher auf die depressive Struktur hin ausgerichtet war oder unter ihrem Diktat lebte, davon allerdings jahrzehntelang nichts wusste, sondern sein inneres Empfinden und das damit einhergehende Leid als normal ansah, bediente sich unbedarft, aber zielstrebig an der gleichzeitig stimulierenden wie beruhigenden legalen und überall für wenig Geld erhältlichen Droge. Dringend brauchte er beides: Entspannung und Antrieb. Ein bisschen mehr Kontrollaufgabe und ein bisschen weniger innere Tortur. Ein bisschen mehr Lustempfinden und ein bisschen weniger vom bitterbösen inneren Kritiker. Ein bisschen mehr Risikobereitschaft und ein bisschen weniger Angst. Das sind genau die Effekte, die der Alkohol, ganz sachlich betrachtet, mit sich bringt: Entspannung, Kontrollverlust, Gelöstheit und Angstverminderung.

Ich benutzte den Alkohol während der Jahre der Depression ganz einfach, um den immensen Verzicht auf der Beziehungsebene nicht immer so überdeutlich zu spüren. Außerdem half er mir, unaufwendig ein bisschen Leichtigkeit und in Ermangelung wirklicher Freude zumindest Ausgelassenheit herzustellen in der Monotonie und Erlebnisarmut unseres damaligen Alltags – und zwar ohne dafür jedes Mal aus dem Haus und in Gesellschaft gehen zu müssen. Denn das konnte, wie beschrieben, durchaus auch sehr schiefgehen.

Am Ende eines Tages, den ich am Schreibtisch, im Zug, vor Publikum, im Verlag, in der Redaktion, in der Bibliothek und durchaus auch mit oder für Jannik auf Ämtern, bei Ärzten oder Beratern verbracht hatte, war der Alkohol mein bester Feierabendfreund. Denn daheim oder jenseits des Schreibtisches wartete nicht viel auf mich, worauf ich mich hätte freuen können: Über viele Jahre hinweg schlief Jannik entweder noch, wenn ich mit der Arbeit fertig war. Oder es ging ihm schlecht. Oder es ging ihm zwar ein wenig weniger schlecht, aber dann stand er unter enormem Druck, seine immer länger werdende berufliche To-do-Liste abzuarbeiten. Vergnügungen generell und aushäusige im Speziellen waren nichts, was ich damals mit ihm hätte teilen können. Und außerdem warteten nach Feierabend ja auch noch der Haushalt, der Einkauf, die Steuererklärungen und so weiter, die damals niemand außer mir erledigen konnte.

Der Gedanke an das kühle Bierchen, das ich mir gleich öffnen und das mir mit großer Wahrscheinlichkeit dabei helfen würde, Haushalt, Steuer und Einkauf zum Teufel zu jagen und stattdessen einfach nichts zu tun – was meistens gleichbedeutend damit war, drei bis sieben Episoden einer Serie zu schauen –, war ein angenehmer und hilfreicher Gedanke. Dass ich über das viele Biertrinken und Serienschauen lange kein Buch mehr in die Hand nahm und das Lesen ganz verlor, bemerkte ich zwar schmerzlich, wusste mir aber trotzdem nicht anders zu helfen. Mein Kopf war viel zu voll, um in die Gedankenwelt anderer Menschen einzutauchen, sei sie auch noch so eloquent formuliert. Manchmal reichte es noch für einen Krimi, aber selbst das nur selten.

Vielleicht ist es wichtig, in diesem Zusammenhang zu erwähnen, dass für mich das Lesen nicht wirklich vom Schreiben zu trennen ist. Zeiten, in denen ich nicht lesen kann, sind beinahe automatisch immer auch Zeiten, in denen ich nicht schreiben kann. Es war nicht der Alkohol, sondern der ungute Kreislauf aus Überlastung, Überforderung, Hilflosigkeit, Sorge, Pflege, Unterstützungsmangel und entsetzlich zäh sich hinziehender Zeit, der dazu führte, dass ich keine Kapazitäten, keine inneren Räume, keine Stille und Ruhe mehr fand und also nicht mehr lesen und schreiben konnte. Der Alkohol trug sein Scherflein dazu bei, dass ich diesen Kreislauf ein bisschen besser aushalten konnte. Gleichzeitig belastete er meinen Körper zunehmend und machte mir so das Leben auf einer anderen Ebene schwerer. Je schlechter es aber meinem Körper ging, desto schlechter war schließlich auch meine psychische Verfassung …

Zieht man zudem in Betracht, was die traditionelle chinesische Medizin zum Thema Alkohol zu sagen hat, ergibt sich eine noch grundlegendere Einordnung sowohl meines als auch Janniks Alkoholkonsums während dieser Zeit. Sehr vereinfacht und schematisiert gesagt, geht die TCM davon aus, dass der Genuss von Alkohol, und dabei insbesondere des Bestandteils Hopfen, häufig einer Art Selbstmedikation von Patienten mit bestimmten Symptomen gleiche. Dabei handele es sich um Menschen, die, aus welchen Gründen auch immer, Probleme mit Emotionen wie Zorn, Enttäuschung, Ärger, Eifersucht, Überforderung, Überarbeitung und Wut aufweisen. Gemäß der TCM gerät hier das sogenannte Leber-Qi aus dem Lot. Das Resultat seien zu wenig Entspannung und Gelöstheit sowie ein deutlicher Mangel an Ausgeglichenheit und Harmonie. Explizit werden übrigens Depression, Reizbarkeit, Wutausbrüche, Stimmungslabilität und Erschöpfung bis hin zur Fatigue als Folgen genannt. Liegt laut TCM eine solche Pathologie vor, greift der Patient möglicherweise intuitiv zum Alkohol: Denn dieser verschaffe Entspannung und ein Gefühl der Harmonie, ermögliche also genau jene innere Verfassung, die dem Patienten fehle. Und das neuronale Belohnungssystem unseres Gehirns merke sich diesen Effekt sofort. Von Harmonie und Entspannung kann natürlich nur so lange die Rede sein, wie der Alkohol in Maßen genossen wird. Und das Maßhalten ist leider für die allermeisten Menschen das ganz große Problem mit dieser wie mit vielen anderen Drogen auch.

So nachvollziehbar es also war, dass Jannik und ich dem Alkohol unter den jeweils gegebenen Umständen viel abgewinnen konnten, so sehr waren wir eben auch gefährdet, unsere Situation durch übertriebenen Konsum noch zu verschlimmern und uns darüber hinaus selbst zu schädigen – und zwar nicht gerade auf harmlosem Niveau.

Zum Glück gibt es viele Alternativen, die Zustände der Entspannung, Gelöstheit und Ausgeglichenheit herstellen können. Sie alle funktionieren hervorragend, ohne dass dafür auch nur ein Zug Nikotin inhaliert oder ein Schluck Alkohol getrunken werden müsste. Solange Jannik und ich aber den tieferen Zusammenhang nicht verstanden hatten, der die Rauchpause und das Feierabendbierchen so unendlich kostbar erscheinen ließ, lag es nahe, dass wir trotz der gesundheitlichen Gefahren keine Alternativen suchten. Im Verlauf unserer Drogengespräche begannen wir schließlich irgendwann, uns sehr für jene unter diesen Alternativen zu interessieren, die uns zur Verfügung standen. Im Repertoire hatte Jannik ja schon immer das Joggen gehabt, zeitweise versuchten wir uns im Fahrradfahren und Schwimmen, blieben aber beide nachhaltig begeistert vom Bouldern und ich von Yoga.

Später, im Rahmen eines sehr hilfreichen Reha-Aufenthalts, nahm Jannik an einem kostenlosen Einführungskurs ins Meditieren teil. Meine ersten Erfahrungen damit fanden, ganz unerwartet, bei der wunderbaren Hausärztin statt, die ich mittlerweile gefunden hatte: Sie hat sich unter anderem auf Palliativmedizin spezialisiert und bietet regelmäßig Meditationskurse an. Die gesundheitlichen Auswirkungen der Entspannung des Gehirns, die diese in nahezu allen Kulturkreisen seit Jahrtausenden bekannte Praxis zur Folge hat, sind inzwischen von wissenschaftlicher Seite so überzeugend dokumentiert, dass es Jannik und mir geradezu töricht erschien, sie nicht zu nutzen.

Mir fiel schließlich zum Thema Entspannung noch etwas ganz anderes ein, das ich während meiner Jahre in Schweden lieben gelernt hatte: das Saunieren. Es war alles andere als schwer, diese Gewohnheit sofort wieder aufzunehmen, und ich fragte mich verwundert, wie sie mir überhaupt aus dem Sinn hatte fallen können. Mindestens einmal wöchentlich schlenderte ich, versorgt mit Wasser, Obst und einem Buch, das ich dann doch nicht las, bevorzugt alleine und am Damentag, in eine wunderbare Sauna, die sich ganz bei mir in der Nähe befand, die ich aber nie zuvor bemerkt hatte. Es ist immer frappierend und eigentlich auch sehr traurig, wie wir in Krisenzeiten dazu neigen, vor lauter Stress und Panik naheliegende Ressourcen zu übersehen. Umso wunderbarer ist es, wenn sie uns eines Tages dann doch wieder ins Auge springen.

Auch Licht gehörte zu den Hilfsmitteln, die wir entdeckten. Für Jannik, der damals nicht gern aus dem Haus ging, besorgten wir eine Tageslichtlampe. Solche Lampen entfalten ihre Wirksamkeit, wenn ihr Licht auf die Netzhaut fällt, ohne dass man direkt hineinschaut. Also brachten wir unsere an der Wand neben Janniks Bildschirm an. So konnte er stundenlang ausgiebige Lichtduschen nehmen, während er arbeitete. Lichttherapien bieten eine sanfte, bei regelmäßiger Anwendung aber nachhaltige Wirkung gegen innere Düsternis und Antriebslosigkeit. Als ich merkte, wie schnell sich Jannik nach seinen Lichtduschen zu sehnen begann und wie gut sie ihm taten, begann ich selbst auch darauf zu achten, mich, wann immer möglich, eine halbe Stunde lang im Park oder auf einer Waldlichtung in die Sonne zu legen. Bei längeren Schlechtwetterphasen ging ich sogar ab und an ins Solarium. Das hatte zwar nicht dieselbe Wirkung, tat aber trotzdem gut.

Dass unsere beiden Psychotherapeutinnen massiv zu innerer Entspannung beitrugen, versteht sich, wie ich oben dargelegt habe, zwar überhaupt nicht von selbst, war nun aber wunderbarerweise gegeben. Auch diese Quellen der Unterstützung nutzten Jannik und ich gewissenhaft und sehr regelmäßig.

Schließlich fanden wir, wenn auch erst ein wenig später, dafür gänzlich unerwartet und umso beglückender, eine weitere, absolut großartige Quelle der Entspannung und Genesungsunterstützung:

die intensive Beschäftigung mit Haustieren, insbesondere kuschelfähigen. Darauf komme ich später noch zu sprechen.

Ich bin zu dem Schluss gekommen, dass Jannik und ich ›unsere‹ Drogen nutzten, um unsere über lange Zeiten hinweg schwer belasteten Leben aushaltbar zu machen. Da ihre Wirkung in größeren Mengen leider sowohl physisch als auch psychisch ins Gegenteil umkippte, da sie also unser Leben unterm Strich tatsächlich noch erschwerten, bin ich glücklich, dass wir sie mittlerweile weitestgehend durch ebenso wirksame andere Hilfsmittel ersetzen konnten, die uns weniger oder sogar gar nicht schädigen.

Allerdings haben wir schnell festgestellt, dass vieles auf die eine oder andere Art schädlich wird, wenn es übertrieben eingesetzt wird. Zu viel bouldern überlastet Sehnen, Muskeln und das Knochengerüst. Zu viel laufen ebenfalls, nur an anderen Stellen. Und nach Verletzungen ist das Jammern groß, denn: Ein wesentliches Mittel des Wohlfühlens und der emotionalen Stabilität bricht damit für eine ganze Zeit weg. Ob man zu viel Licht duschen oder meditieren kann, weiß ich nicht. An eine solche Grenze sind zumindest wir nie geraten. Vielleicht allerdings nur, weil wir beides nicht ganz so intensiv betrieben haben wie das Laufen und das Bouldern.

Tatsächlich habe ich, von Silvester, unseren Geburtstagen und ähnlichen Momenten einmal abgesehen, das Alkoholtrinken inzwischen einfach aufgegeben – ob für immer, weiß ich nicht und finde es auch nicht wichtig. Wichtig ist mir nur, dass ich mir mit den Dingen, die ich tue oder einnehme, um mein Leben zu verbessern, unterm Strich tatsächlich helfe und sie nicht so anwende, dass sie mich schlussendlich doch nur wieder schädigen.

Während unserer Drogengespräche fiel Jannik und mir irgendwann auf, mit welcher Selbstverständlichkeit wir Nikotin, Alkohol, Gras, Koks oder Speed und Ähnliches als »Drogen«, Kopfschmerztabletten, Tropfen gegen Übelkeit und Antidepressiva dagegen als »Medikamente« bezeichneten. Außerdem zogen wir zwischen diesen beiden Gruppen eine Grenze, auf deren einer Seite sich die schlechten, auf deren anderer die guten Substanzen fanden. Nie zuvor hatten wir über diese Aufteilung tiefergehend nachgedacht. Das taten wir jetzt, und damit hatte sich ein letztes sehr wichtiges und überaus interessantes Feld für unsere Fragen und Überlegungen zum Thema eröffnet. Um es einzuführen, möchte ich ein wenig weiter ausholen.

Nach etwa drei Jahren Liebesbeziehung mit Jannik, die, mit nur wenigen Monaten Abzug, für uns beide auch identisch waren mit drei Jahren Leben unter den Bedingungen seiner schweren, rezidivierenden Depression, trat ich ein Aufenthaltsstipendium an.

Für uns beide war das ein einschneidender Moment, denn es bedeutete, dass Jannik nun für einen Zeitraum von zwei Monaten seine Belange selbst regeln und dass ich aushalten musste, nicht zur Stelle zu sein, wenn er Hilfe benötigen oder vielleicht sogar suizidal werden würde. Außerdem, denn meine Zeit bei Rose lag bereits hinter uns, lebten wir inzwischen nicht mehr in Obergiesing, sondern in meiner Wohnung, und die stand voll mit Pflanzen. Als wäre das nicht genug, verfügte sie auch noch über einen geräumigen, als Bienenweide angelegten Südwestbalkon, angesiedelt auf einem begrünten Garagendach, der gerade jetzt im Frühsommer täglich Pflege benötigte. Und, um das Maß auch wirklich voll zu machen: Ich hing sehr an meinem Ersatzgärtchen drinnen und draußen. Jannik würde also, wenn er nicht meine Nachbarin täglich in der Wohnung haben wollte und obwohl er sich selbst kaum vernünftig versorgen konnte, über all mein lebendes Grün und Bunt zu wachen und es sehr regelmäßig zu wässern, teils auch zu düngen haben. Eine Tätigkeit im Übrigen, mit der er sich in diesem Leben noch nie befasst hatte.

Trotz dieser Aussichten drängte er mich, das Stipendium auf jeden Fall anzutreten. So reichlich gesät waren solche Förderungen, noch dazu für Kinderbuchautorinnen, nun wirklich nicht. Die Auszeichnung würde sich gut in meiner Vita machen und die Auszeit käme, davon war er überzeugter als ich, auch meinem Schreiben sehr zugute. Jannik war es ohnehin ein Gräuel, wie sehr meine Arbeitsfähigkeit und Karriere durch seine Situation in Mitleidenschaft gezogen worden waren. Also flog ich und verbrachte acht Wochen im Ausland. Acht Wochen, in denen wir zwar halbwegs regelmäßig telefonierten oder skypten, sonst aber wenig voneinander mitbekamen. Denn in dieser Zeit verschob sich Janniks Tagesrhythmus wieder ganz nach hinten, während meiner sich eher normalisierte und ich meist schon gegen halb acht auf den Beinen war.

Was das Arbeiten während des Stipendiums anbelangte, hatte Jannik unrecht: Ich konnte nicht einfach mal eben auf Knopfdruck und wegen ein paar Tausend Kilometern Abstand wieder schreiben. Ganz hervorragend dagegen gelang mir immerhin das Lesen wieder. Für mich kam das sowohl einer Befreiung als auch einem viel zu lang entbehrten Genuss gleich. Vonseiten des Gastgebers gab es zahlreiche Angebote, an Tagungen teilzunehmen, Vorträge vor Studenten zu halten und wichtige Leute aus dem dortigen Literaturbetrieb kennenzulernen. Das war zwar absolut freundlich gedacht und auch sehr im Sinne der Förderung, aber ich schlug, teils zum offenen und bis heute andauernden Ärger der Veranstalter, fast alles aus: In der Ruhe, die mich hier umgab, traf mich die Wucht der vorangegangenen Belastung erst einmal wie ein Vorschlaghammer. Statt inspiriert zu schreiben, ein Blog über meinen Aufenthalt zu betreiben, Verlegerinnen und Übersetzer zu treffen, Lesungen zu besuchen, Kolleginnen und Kollegen kennenzulernen und eifrig Networking zu betreiben, setzte ich mich mehrmals in der Woche frühmorgens in den Überlandbus, fuhr etwa eine Stunde zu den Steilfelsen, die dem steten Anlanden des nahen Ozeans trotzten, und unternahm stundenlange Wanderungen durch eine so raue wie vor Lebenskraft strotzende Landschaft.

Während der ersten zwei Wochen weinte ich unendlich viel. Dafür brauchte ich keine Anlässe. Morgens kochte ich mir meinen Kaffee, setzte mich aufs Sofa und musste plötzlich weinen. Oder ich ging durch die Stadt, um mir eine Ausstellung anzusehen, ein Stück Kuchen in einem der wunderbaren Cafés zu gönnen oder in einem Park herumzuschlendern, und musste ohne jeden erkennbaren Grund mit den Tränen kämpfen. Auch auf den Wanderungen durch Ginster, Wollgras und Wind rollten sie mir immer wieder übers Gesicht, ohne dass ich vorher irgendetwas Bestimmtes gedacht hätte. Ich nahm es hin als Ausdruck einer tiefen Erschöpfung und gewöhnte mir, sehr pragmatisch und ohne groß darüber nachzudenken, einfach an, immer und überall viele Tempotaschentücher dabeizuhaben. Vielleicht verschafften mir die zwei Monate im Ausland zum ersten Mal ausreichend Raum, um die Enttäuschung und die Trauer wirklich fühlen zu können, die ich in mir trug. Der bittere Schmerz und die heftige Ernüchterung über den unerwarteten Verlauf, den diese große Liebe nach ihrem überschäumenden Beginn so plötzlich und so radikal genommen hatte, waren bis dahin vermutlich irgendwo in den Tiefen meines Unterbewusstseins vergraben gewesen, um angesichts der Umstände weiter funktionieren zu können. Jetzt durften sie sich endlich offen zeigen.

Es ist schon verrückt: Wie viele Paare beginnen den kurzen oder langen Weg in die Trennung, wenn nach dem himmelhoch jauchzenden Anfang die ersten unangenehmen Momente einsetzen, wenn sich die Vollkommenheit, die zu Beginn versprochen schien, als endorphininduzierte Täuschung entpuppt und der Partner zwar immer noch mehr oder weniger nett und mehr oder weniger gut anzuschauen ist, nun aber doch sehr klar wird, dass er vor allem ein ganz normaler Mann mit ganz normalen Ecken und Kanten und Stärken, aber eben auch Schwächen ist – oder eine solche Frau. Das war bei uns ja keineswegs anders. Durch den Donnerschlag der Depression, der unsere Liebe so unglaublich früh erschüttert hatte, ereignete sich dieser Moment der Ernüchterung nur viel früher als gewöhnlich, nämlich schon nach wenigen Monaten. Zu einem Zeitpunkt also, an dem es vermutlich noch erheblich leichter gewesen wäre, sich irritiert und kopfschüttelnd abzuwenden. Tatsächlich aber verband uns damals schon ein wie selbstverständlich anmutendes Zusammengehörigkeitsgefühl. Bis heute sagt er, das sei eben so, wenn man die Richtige treffe. Ich dagegen wundere mich über diese Erfahrung immer noch so sehr, wie ich mich über sie freue. Sie hat mein Verständnis von Liebe tiefgehend verändert. Auf eine Weise, die ich zwar nicht erklären, dafür allerdings umso glücklicher zur Kenntnis nehmen kann.

Wohin nun aber mit den unangenehmen Gefühlen, wenn man sich *nicht* trennt? Wie sind sie zu transformieren? Und welchen Sinn können wir ihnen geben? Wie sie einbinden in das Geflecht aller Gefühle, die wir in der Liebe haben, statt ihnen die Deutungshoheit über die Situation zu geben und aus dieser dann Handlungsmaximen abzuleiten?

Während der Wochen in meiner kleinen, gemütlichen und sehr stillen Klausur schien mir, als sei die Antwort mehr als einfach, als sei das Wichtigste auch gleichzeitig das Einfachste: Es ging schlicht und ergreifend darum, dass auch diese Gefühle existieren durften. Dass sie nicht unter den Teppich gekehrt oder unter eine Decke des Verdrängens geschoben werden mussten, sondern ihren angestammten Platz im Reigen *aller* Gefühle haben durften, die die Situation in mir auslöste. Kurz: nirgendwohin mit diesen Gefühlen.

»Gefühle sind zum Fühlen da«, sagte ich mir selbst immer wieder, »also fühl sie!« Bislang hatte ich das ganz offensichtlich noch nicht in ausreichendem Maße getan. Ich hatte die Zähne zusammengebissen. Ich hatte organisiert. Ich hatte funktioniert. Ich hatte mich informiert. Ich hatte geholfen oder es zumindest versucht. Ja, gestritten hatte ich auch und gezankt, gewütet und gedroht. Getrauert aber hatte ich noch nicht.

Dabei war doch tatsächlich etwas Wunderschönes und Vielversprechendes zerplatzt wie eine Seifenblase. War aus sonnigen Höhen abgestürzt und wenn schon nicht am Boden zerschellt und zersplittert, so doch immerhin mit schrecklichem Getöse und vielen Blessuren niedergegangen. Die rosarote Wolke war weder verschwunden und durch eine neue mit jemand anderem ersetzt worden, noch war sie, wie es verdammt noch mal ihre Pflicht gewesen wäre, über Wochen und Monate hinweg kaum merklich immer weißer und dünner geworden und irgendwann, vielleicht ein bisschen rumplig, aber doch eher sanft und sicher inmitten einer schönen, breiten Beziehungswiese gelandet, auf der ein paar Baustellen für die Zukunft angelegt werden konnten: Baustellen vielleicht für ein Haus, das viele, viele Jahre lang halten würde. Nichts von alledem war geschehen. Stattdessen hatte es anhaltendes und furchtbares Erschrecken gegeben, große Verwirrung, mindestens ebenso große emotionale Entbehrungen, irrsinnige Ängste und sehr viel Einsamkeit. Welch eine Enttäuschung und wie unendlich traurig.

Dass es uns schließlich gelingen würde, vor dem Hintergrund auch dieses Erlebens wichtige, bereichernde Erfahrungen zu machen, die wir beide heute nicht mehr missen wollen, war in den ersten Jahren keineswegs absehbar. Es gab sehr viel Grund für Trauer. Und es gab guten Grund, enttäuscht zu sein. Also wäre ausgiebiges Weinen im Grunde mehr als überfällig gewesen. Aber da war etwas, das die Tränen immer wieder zum Versiegen brachte, und zwar entweder durch die Apathie oder durch die Müdigkeit oder durch den Rausch, den er auslöste: der Alkohol.

Am fünften Tag meines Stipendienaufenthalts hörte ich auf, mir für den Abend Bier zu kaufen, und nach ungefähr zehn Tagen ebbten die unvermutet einsetzenden Weinanfälle ab, bis sie schließlich ganz aussetzten. Ich hatte mich offensichtlich ausgeweint. Ich schlief so gut wie ewig nicht mehr. Ich las und ich wanderte und nichts drückte mich nieder.

Noch etwas Erstaunliches geschah während dieser Zeit. Eines Abends lief ich in der mir noch vollkommen fremden Stadt entlang eines langgezogenen Teichs mit weißen und roten Seerosen, Enten und laut quakenden Fröschen durch einen Park und blieb ruckartig stehen. Etwas fehlte! Ich brauchte ein paar Momente. Aber dann wusste ich, was es war: das diffuse Gefühl, ununterbrochen zurückgehalten und ausgebremst zu werden. Ein Gefühl, als sei ich vorher in Zaumzeug gelaufen und jemand habe ununterbrochen die Zügel extrem stramm gehalten. Fast wäre ich losgerannt, so ungehemmt fühlte sich mein Körper an, so frei und unbelastet.

Immer wieder bin ich erstaunt, ja zutiefst beeindruckt darüber, wie unser Körper ausdrückt, was mit uns los ist. Warum nur hatte ich das Ausgebremstwerden vorher nicht gespürt? Oder es sehr wohl gespürt, aber nicht wahrgenommen? Vermutlich, dachte ich mir, weil ich nicht wirklich etwas daran hätte ändern können. Mit einem akut depressiven Menschen zusammenzuleben ist beinahe gleichbedeutend damit, ein Stück weit ausgebremst zu leben. Das nicht so deutlich wahrzunehmen hilft sicherlich dabei, die Verlangsamung besser annehmen zu können – wenn man doch ohnehin kaum etwas an ihr ändern kann.

Während ich also nicht schrieb, nicht trank, viel las, viel weinte, viel wanderte und mich so frei und unbeschwert wie lange nicht mehr fühlte, kam Jannik zu Hause zwar nur unter Aufbringung großer Mühe und mithilfe sehr vieler Kompromisse, aber im Ergebnis eigentlich doch ganz gut zurecht.

Wie schon gesagt, lebte er jetzt wieder ganz in der Nacht. Außerdem ernährte er sich hauptsächlich von Tiefkühlpizzen und Bier, die er sich vom nahen Nachtimbiss liefern ließ. Aber keins meiner Möbelstücke und auch keine einzige meiner Pflanzen nahm irgendeinen Schaden. Im Gegenteil, sie gediehen prächtig. Außerdem vereinfachte die Tatsache, dass Jannik sich ganz nach sich richten konnte und, von ein paar Telefonaten abgesehen, acht Wochen lang im Grunde genommen nicht ›in Beziehung funktionieren musste‹, sein Leben: Der Stress, mir so viel wie möglich recht machen zu ›müssen‹, hatte mit meinem Abflug schlagartig ausgesetzt. Zwar vermisste er mich und spürte jetzt noch deutlicher als gewöhnlich, was alles und wie viel ich ihm im Alltag abnahm und für ihn organisierte. Aber er wusste ja, dass es sich um einen begrenzten Zeitraum handelte, und hatte beschlossen, sich auf die gegenwärtig positiven Seiten der Erfahrung zu konzentrieren.

Auch er fühlte sich also viel freier als vorher: Er ging schlafen, wann er wollte, und zwar ohne schlechtes Gewissen. Er stand auf, wann er wollte, und zwar ohne schlechtes Gewissen. Er trank und rauchte, so viel er wollte, er arbeitete so lange am Stück, wie er wollte, und ernährte sich so bequem, wie er es eben gerade angenehm fand. Und dann zog er sich eine fiese Sommergrippe zu.

Ich hörte beinahe eine Woche lang nichts von ihm. Er beantwortete meine Anrufe und Nachrichten nicht und ich drehte in mehreren Tausend Kilometern Entfernung, wie man so schön sagt, gehörig am Rad. Dahin war die wunderbare, neu gewonnene Ruhe, und sofort stand wieder ein Bier auf meinem Sofatisch. Endlich ertönte aber mein Skype-Signal!

Jannik sah müde aus und mitgenommen. Er sprach leise. Trotzdem war er, für seine Verhältnisse, ziemlich guter Laune. Er entschuldigte sich, weil er mich so lange ignoriert hatte, und ich riss mich furchtbar zusammen, ihm deswegen keine Vorwürfe zu machen. Meine Ängste vor einem Suizid hin oder her, Jannik war ein erwachsener Mann und bei klarem Verstand. Da er keine Kinder hatte, hieß das auch, dass er nichts und niemandem, also unbequemerweise auch nicht mir, darüber Rechenschaft schuldig war, wie er seine Zeit verbrachte und wann oder warum er anrief oder nicht.

Dann aber platzte er, fast ein wenig aufgeregt, mit einer Neuigkeit heraus. Das war an sich schon bemerkenswert, denn da Jannik damals normalerweise das Haus so gut wie nicht verließ und mit kaum jemandem außer mir Kontakt hielt, konnte er so gut wie nie mit Neuigkeiten aufwarten. Auf sie war in jener Zeit *ich* abonniert. Aber siehe da: Ich war viereinhalb Wochen weg, und Jannik hatte nicht nur so einiges zu erzählen darüber, was er bei seinen Gießgängen auf meinem Balkon von den Nachbarn mitbekommen und bei seinen seltenen nächtlichen Einkäufen im Supermarkt erlebt hatte, sondern er hatte etwas wirklich Überraschendes zu berichten.

Er habe so hohes Fieber gehabt, erzählte er, und sich so dermaßen elend gefühlt, dass er beschlossen habe, und zwar ohne Rücksprache mit dem damals noch aktuellen Herrn Pohl, die Antidepressiva abzusetzen.

»Was?!«

Ich war alarmiert. Nicht nur waren wir mehrfach und von verschiedener Seite gewarnt worden vor einem plötzlichen Absetzen der Medikamente, nicht nur stand diese Warnung auch deutlich und unmissverständlich auf dem Beipackzettel, sondern ich hatte damals noch die größten und völlig irrigen Hoffnungen, dass die Serotoninwiederaufnahmehemmer, die Jannik täglich zu sich nahm, ihn schließlich wieder in einen Zustand versetzen würden, der ihm ein depressionsfreies Leben und uns beiden wieder einen beglückenden Beziehungsalltag bescheren würde.

Als Erklärung für seine Entscheidung, über die er, wie sich herausstellte, schon lang vor meinem Abflug nachgedacht hatte, sagte er dann einen Satz, den ich viele Jahre später beinahe wörtlich als Überschrift eines hervorragenden Artikels[36] über den Langzeitgebrauch von Antidepressiva wiederfand: »Ich muss einfach wieder wissen, wer ich bin, wenn ich diese Dinger *nicht* nehme.«

Es gelang mir nicht gleich, ihm zu folgen. Jannik fuhr sehr ruhig, sehr sicher und anhaltend beschwingt fort: »Ich weiß nicht, ob das, was und wie ich fühle, wirklich das ist, was ich fühle, oder ob es durch die Tabletten kommt. Ich weiß nicht, woher meine Träume kommen, seit ich sie nehme. Ich weiß nicht, ob meine Gedanken

36 Edemariam (2017)

meine Gedanken sind oder infolge einer durch die Tabletten veränderten Gemütslage entstehen. Ich weiß nicht, ob meine Grundstimmung meine Grundstimmung ist oder ob sie durch die Medikamente hervorgerufen wird.« Er wirkte weiterhin sehr klar und unaufgeregt, stellte ich fest und beruhigte mich langsam. »Wie soll ich an meiner Verfassung etwas ändern können, wenn ich nicht weiß, ob meine Verfassung überhaupt meine Verfassung ist?«

Das war derart einleuchtend, dass ich nichts dagegen einwenden konnte und, im Gegenteil, spürte, wie eine große, schwere Tür in meinem Denken aufgestoßen worden war. Eine, die ich bislang nicht einmal bemerkt hatte.

Als Jannik das Medikament etwa zwei Jahre zuvor einzunehmen begonnen hatte, waren es wochenlang nur die sogenannten Nebenwirkungen gewesen, von denen er etwas merkte: Ihm war dauernd schwindlig und übel, er schwitzte noch mehr als vorher, fühlte sich rundum erschlagen und litt unter Albträumen. Das bisschen Antrieb, das er manchmal noch hatte aufbringen können, war gänzlich dahin. Zudem hatte Herr Pohl weder abgefragt noch bedacht, dass die Kombination der Antidepressiva mit Janniks Heuschnupfenmittel, einem gängigen Antihistamin-Präparat, zu massiven Kreislaufeinbrüchen führen konnte: Die Serotoninwiederaufnahmehemmer nahm Jannik morgens, die Heuschnupfentabletten nur bei Bedarf. Das heißt, als sich so ein Kollaps zum ersten Mal ereignete, stellte sich für uns Laien auch nicht sofort ein Zusammenhang zwischen Janniks wie wild revoltierendem Kreislauf und der Kombination der beiden Medikamente her. Infolgedessen geriet Jannik anfangs mehrmals ziemlich in Panik, und ich mit ihm. Er »wusste nicht, wie ihm geschah«, fühlte sich den Vorgängen, die da mit einem Mal in seinem Körper stattfanden, völlig ausgeliefert und konnte sie sich nicht erklären. Lebt man gerade ohnehin am äußersten Rand seiner Kraft, sind medikamenteninduzierte Schwächeanfälle so ungefähr das Letzte, was man gebrauchen kann …

Als ich ihr Jahre später von diesen Vorfällen berichtete, reagierte meine Psychotherapeutin besorgt. Es gebe, sagte sie stirnrunzelnd, in Deutschland den Berufsstand der Psychiater. Dabei handle es sich um Frauen und Männer, die jahrelang ein Studium absolviert hätten. Eines, in dem es über weite Strecken um die Zusammensetzung, Kombination und (Wechsel-)Wirkung von Medikamenten gehe. Immer wieder sei es ihr ein Rätsel, wieso einige Hausärzte Antidepressiva verschrieben, statt ihre Patienten zu den Fachleuten zu schicken. Sie halte diese Praxis für problematisch. Ihre Vermutung war, dass die betreffenden Kollegen aus Sorge um die Patienten so handelten, denen sie schnelle Abhilfe verschaffen wollten. Bei einer Depressionsdiagnose bestehe sie selbst grundsätzlich darauf, dass ihre Klientinnen oder Klienten zur medikamentösen Versorgung eine Psychiaterin oder einen Psychiater aufsuchten.

Für Jannik und mich war das eine späte, aber sehr hilfreiche Information, vor deren Hintergrund wir schließlich Frau Eibner aufsuchten, die Jannik dann später an Frau Kämmerer, seine zweite Psychotherapeutin, verwies. Bei Frau Eibner bekamen wir innerhalb von nur zwei Wochen einen Termin, was sehr ungewöhnlich war und daran lag, dass sie in einer der psychiatrischen Institutsambulanzen Münchens, den sogenannten PIAs, arbeitete. Wie der Name schon sagt, sind sie unter anderem zuständig für eine zeitnahe und ambulante Erst- und/oder Übergangsversorgung im psychiatrischen Bereich. Dort war es zu meiner großen Erleichterung auch überhaupt kein Problem, dass ich den Termin für Jannik vereinbarte.

Jannik erhielt hier ein neues Antidepressivum, das aus anderen Komponenten zusammengesetzt war und gänzlich anders wirkte. Es half ihm enorm. Zu unserem Jubel spürte er keine nennenswerten Nebenwirkungen, und statt, wie das erste Mittel, noch größere Müdigkeit zu verursachen, verstärkte es seine Antriebskraft deutlich. Das hatte eine erhebliche Verbesserung unserer Lebensqualität zur Folge.

Während meines Aufenthaltsstipendiums und seiner heftigen Sommergrippe hatte Jannik nun also sein, damals noch von Herrn Pohl verschriebenes, erstes Arzneimittel von einem auf den anderen Tag eigenständig und unbegleitet abgesetzt.

»Ich habe mich so grottenelend gefühlt«, erklärte er mir, »dass ich dachte: Jetzt kommt es auch nicht mehr drauf an, was geschieht, wenn ich die Medikamente absetze.« Und tatsächlich konnte er später nicht sagen, welche der vielen Misslichkeiten während der zehn Grippetage der Krankheit und welche dem Entzug von den Medikamenten zuzuschreiben gewesen wären.

Laut Duden ist eine Droge »ein pflanzlicher, tierischer oder mineralischer Rohstoff für Heilmittel, Stimulanzien oder Gewürze, ein Arzneimittel oder ein Rauschgift«. Nicht nur sind Arzneimittel, und unter ihnen Antidepressiva, demnach Drogen, sondern viele Medikamente erzeugen, wie illegale Drogen, durchaus auch Rauschzustände und leichte bis sehr schwere Abhängigkeiten. Antidepressiva gehören zu jenen Drogen, die zahlreichen Depressionserkrankten helfen. Liest man Erfahrungsberichte von Patienten, die über lange Zeit Antidepressiva eingenommen haben, erfährt man allerdings auch, dass sie sehr vielen Menschen nicht nur *nicht* helfen, sondern ihnen enorme Schwierigkeiten bereiten. Für beide sehr gegensätzlichen Erfahrungen gibt es zahlreiche Zeugnisse.[37]

Anti-Depressiva machen, entgegen landläufiger Meinung, sehr wohl auch abhängig. Warum sonst müsste man sie ausschleichen, wenn man sie absetzen will? Sie bescheren dem Konsumenten die Abhängigkeit lediglich, ohne ihm vorher einen Kick oder Rausch verursacht zu haben, und eignen sich daher nicht für den Betäubungsmittelschwarzmarkt.

Ebenso haben Antidepressiva, wie viele sonstige Drogen, andere als

37 Edemariam (2017)

nur die erwünschten Wirkungen. Darunter auch massive und solche, die manchmal erheblich stärker auftreten als die, um derentwillen das Medikament eingenommen wird. Jene, die meines Wissens am weitesten verbreitet sind und am häufigsten auftreten, reichen von Schwindelgefühlen über Blutdruckschwankungen, häufiges und verstärktes Schwitzen, Übelkeit bis hin zu Brechreiz, Magenkrämpfen, Verdauungsstörungen, gelegentlichen bis chronischen, teils heftigen Kopfschmerzen, Müdigkeit, Albträumen und Schlafstörungen sowie Appetitmangel oder Zunahme des Gewichts und teils massiven sexuellen Funktionsstörungen wie beispielsweise dem vollständigen Aussetzen der Libido, Erektionsproblemen und Orgasmusschwierigkeiten. Viele Patienten berichten[38] darüber hinaus, dass gerade die sexuellen Funktionsstörungen sich teilweise noch Jahre nach dem Absetzen der Antdepressiva hartnäckig halten, was für die Betroffenen und ihre Partnerinnen und Partner nach überstandener Depression eine fortgesetzte extreme Einschränkung der Lebensqualität und Beziehungszufriedenheit mit sich bringt. Hierbei handelt es sich also um Langzeitwirkungen, die zu Beginn der Behandlung nicht absehbar und, soweit ich es überprüfen konnte, auch auf keinem Beipackzettel zu finden sind.

Der Einsatz jedweder Droge, sei sie von einem Arzt verschrieben, im Supermarkt oder bei einem Dealer gekauft, zu diesem Schluss sind Jannik und ich gekommen, hat Vor- und Nachteile, und es ist im Grunde unmöglich, pauschale Aussagen darüber zu machen, bei wem was genau wann genau wie genau eher hilft oder schadet. Für uns hat sich eine sehr banale Maxime ergeben: So kompliziert die fachlichen Dinge auch sein mögen, sie ändern nichts daran, dass die Person, die eine Droge zu sich nimmt, selbst entscheiden muss, in welchem Umfang ihr damit geholfen ist und in welchem Ausmaß die positiven und erwünschten Wirkungen die negativen sogenann-

38 Edemariam (2017)

ten Nebenwirkungen für sie aufwiegen. Bei dieser Entscheidungsfindung war es für Jannik hilfreich und in der Folge für mich sehr entlastend, die kompetente und verlässliche Begleitung durch eine Psychiaterin zu haben.

»Medikamente machen den Alltag erträglicher, sie verhelfen den Betroffenen aber nicht, aus der Depression auszusteigen. […] Sie unterbrechen […] den depressiven Zirkel und die Muster der Überforderung *nicht.*«[39] Was Janniks Depression ganz im Sinne dieser Sätze von Giger-Bütler schließlich den Garaus gemacht hat, waren keine Substanzen: weder legale noch illegale, weder verschreibungspflichtige noch frei erhältliche. Jannik hat sich aus der Sklaverei der depressiven Struktur befreit, indem er jahrelang gründlich und mühevoll mit einer kompetenten psychologischen Psychotherapeutin zusammengearbeitet hat. Mit die wichtigste Erfahrung war für ihn während dieser Zeit außerdem die Gruppentherapie im Rahmen seines vierwöchigen Aufenthalts in einer Rehaklinik. Die Begegnung und der Austausch mit vielen anderen depressiven Menschen dort gaben ihm nicht nur ein Gefühl großer Verbundenheit und umfassenden Verstandenwerdens, sondern machten ihm zum ersten Mal sehr konkret bewusst, dass er bei Weitem nicht allein war mit seinen Erfahrungen, Schwierigkeiten und – nicht zuletzt auch – Chancen. Indem es ohne gravierende Nebenwirkungen seinen Antrieb stärkte und ihn so dabei unterstützte, ausreichend Kraft aufzubauen, um sich der langwierigen und tiefgehenden Arbeit in der Psychotherapie und der intensiven Arbeit in der psychosomatischen Klinik stellen zu können, hat ihm, bevor er auch dieses absetzte, zwei Jahre lang *auch* ein Medikament gute Unterstützung geleistet.

39 Giger-Bütler (2012), S. 159

III

VON WIDERHAKEN BIS WAIT-A-WHILE

Und wer bin ich jetzt?

Und dann wurde irgendwann alles ein bisschen leichter, einfacher, heller und weniger anstrengend. Ich kann nicht mehr sagen, wann genau diese Veränderung einsetzte, und es gab mit Sicherheit ohnehin nicht die eine herausragende Situation, nach der alles anders gewesen wäre. Deutlich spürbar gab es aber Momente, die ich gern als »Quantensprünge« bezeichne. Denn sie fühlten sich immer an wie ein plötzlicher, mal etwas größerer, mal etwas kleinerer Sprung auf eine höhere Ebene des Wohlbefindens, der Lebensqualität und der vorhandenen Optionen und Spielräume – für uns beide. In der Regel bemerkte ich diese positiven Veränderungen sogar vor Jannik. Er traute ihnen nicht oder war, verfangen in der depressiven Struktur, so fokussiert auf alles, was *nicht* ging, auf alles, was ihm das Leben schwer machte, und auf die scheinbar vollkommene Ausweglosigkeit seiner Situation, dass kleinere Sonnenflecken ihm schnell entgingen. Dann war es an mir, seine Aufmerksamkeit auf diese Verbesserungen zu lenken. Auch wenn das manchmal keine allzu leichte Aufgabe war.

Verglichen mit der alles überwuchernden Düsternis und Schwere, in der er sich befand, erschienen ihm die tanzenden Lichter der Leichtigkeit, die manchmal auftauchten, als kaum erkennbar und nicht der Rede wert. Sicher würden sie gleich wieder verschwinden. Sicher waren sie nicht beständig. Sicher waren sie nur die Spiegelung einer Spiegelung der Spiegelung eines Lichtreflexes irgendwo da draußen in der Welt der Glücklichen und Starken. Mich frustrierte diese depressionsbedingte Innenschau natürlich, dieser extrem geringe Wahrnehmungsradius, dieser Mangel an Zuversicht. Aber sie sind integraler Bestandteil des ›Krankheitsbildes‹, und es ist alles andere als hilfreich, dem Frust, den sie auslösen, nachzugeben. Viel besser und vor allem auch überaus wirksam in Richtung Jannik war eine andere Strategie: Im Gegensatz zu ihm konnte *ich* die intensivierte Helligkeit, die erhöhte Leichtigkeit und die größeren Spielräume mühelos und deutlich spüren. Ich konnte sie auch mühelos und ausdrücklich genießen. Je mehr ich meine Aufmerksamkeit auf sie richtete, je mehr ich die Freude, den Genuss und die Zuversicht, die sie mir bereiteten, feierte, desto besser ging es mir, desto besser wurde meine Grundstimmung, desto leichter fühlte ich mich, desto öfter lief ich mit einem tief empfundenen Lächeln durch die Wohnung. *Das* aber war etwas, das direkt und unverschlüsselt in Janniks Welt eindrang. Die Wahrnehmung »Lina geht es offensichtlich gerade sehr gut« übersetzte sich für ihn in eine intensive Empfindung von Erleichterung und Entspannung. Die Rückkoppelung, die das wiederum auslöste, war ein erheblich verbessertes Grundgefühl bei ihm. An guten Tagen konnte sie sich für eine Weile tatsächlich in echte Zuversicht und wirkliches Wohlbefinden steigern.

Einer der ersten dieser Quantensprünge ereignete sich direkt im Anschluss an die allererste Stunde bei der neuen Psychotherapeutin, Frau Kämmerer. Jannik fuhr allein hin und kam stabil und ziemlich ausgeglichen zurück. Aber nicht sofort. Er schickte eine Nachricht, dass er noch kurz einkaufen gehen würde.

Ich habe diesen einfachen Satz damals bestimmt sieben Mal gelesen. Dann musste ich weinen. Ich konnte mich, wie sehr ich mich auch anstrengte, nicht daran erinnern, wann Jannik das letzte Mal ganz von sich aus und einfach so beschlossen hatte, einkaufen zu gehen. Einkaufen gehen bedeutete immerhin, eine Zeit im Außen zu verbringen. Es bedeutete, auf andere Menschen zu treffen, mit ihnen kommunizieren zu müssen. Es bedeutete auch, Entscheidungen zu treffen: Wo stelle ich den Wagen ab? Welchen Joghurt kaufe ich? Wie komme ich schnell wieder hier raus, wenn ich merke, dass ich es nicht aushalte, und so weiter. Nach nur einem ersten Gespräch mit Frau Kämmerer hatte er sich also offensichtlich stark genug gefühlt, in einer solchen Situation zu agieren. Mich erfüllte das mit einer unglaublichen Zuversicht, was seine Zusammenarbeit mit dieser Therapeutin anbelangte. Und wie sich später herausstellte, war das absolut angebracht.

Dieser winzige Moment, der alles an Hoffnung und Optimismus in sich trug, was ich mir damals vorstellen konnte, ereignete sich etwa fünf Jahre nach dem Abend in Helsinki. Mit der eisernsten Willenskraft, die mir in diesem Moment zur Verfügung stand, beschloss ich, mich nicht in Grund und Boden zu ärgern, dass wir erst jetzt auf eine Begleitung wie die von Frau Kämmerer gestoßen waren. Es brachte nichts. Es würde nur die Freude und Hoffnung vergiften, die bei dem achten, neunten und zehnten Blick auf mein Handydisplay und Janniks kurze Nachricht immer noch um mich herumsprudelten wie die glucksenden und kichernden Tropfen eines warmen, sonnenbeschienenen Wasserfalls.

Jannik kam ein paar Stunden später heim, hatte frisches Gemüse und Getränke besorgt, sich aber auch neue Saiten und einen Kopfhörer für seine E-Gitarre gekauft! Sie muss jahrelang im Keller in Obergiesing gestanden haben, und ich wusste von ihrer Existenz nur, weil ich sie beim Umzug in meine Wohnung die Treppe hinaufgetragen hatte.

Natürlich kam Jannik in der darauffolgenden Zeit nicht nach jeder Therapiestunde als glücklich herumspringendes und stetig Ebenen wechselndes Quant zurück. Im Gegenteil, erst mal passierte weiter überhaupt nichts Aufregendes, Neues oder Ungewöhnliches mehr. Aber er spielte, vor allem nachts, wenn er Einschlaf- oder Durchschlafschwierigkeiten hatte, immer häufiger und ganz versunken auf seiner Gitarre. Dabei saß er auf dem Verstärker, hatte die Kopfhörer auf und hielt meist die Augen geschlossen. Seine Gesichtszüge schienen in diesen Momenten sehr gelöst und beinahe durchscheinend. Als ich ihn das erste Mal so sah, schnürte es mir den Hals zu vor Freude.

Alle vierzehn Tage fuhr Jannik nun zu Frau Kämmerer und schaffte es konsequent, diesen Weg allein zu bewältigen. Nicht ein Mal musste ich ihn hinfahren oder abholen. Wenn er, was nur sehr selten vorkam, absagen musste, tat er auch das eigenständig. Frau Kämmerer hatte ihm angeboten, er könne ihr Nachrichten aufs Handy schicken oder auch E-Mails senden, wenn das für ihn einfacher sei. Die Absprache funktionierte hervorragend und bedeutete für mich eine unglaubliche Entlastung. Für Jannik waren es die ersten nachhaltigen Bewältigungserfahrungen: Er konnte das. Es war anstrengend, aber er hatte genug Kraft dafür. Er musste sich danach ausruhen, aber er hatte es sich vorgenommen, und er hatte es hinbekommen. Je öfter ihm das gelang, desto stärker wurde er. Je häufiger er die Erfahrung machte, dass er das, was er geplant hatte, auch bewältigen konnte und dass es okay war, einen Plan abzuändern und anzupassen, wenn er merkte, dass er sich zu viel vorgenommen hatte, desto mehr konnte er sich vornehmen und desto stabiler konnte er seine Vorhaben umsetzen. Zum ersten Mal im Leben lernte Jannik, das, was er sich zumutete, mit dem, was ihm an Kraft zur Verfügung stand, abzugleichen. Je besser ihm dieser Abgleich gelang, desto besser ging es ihm, desto seltener erlebte er Rückfälle, desto nachhaltiger lud sein ›Akku‹ wieder. Und desto kürzer gestaltete sich der Weg zurück ins Licht, wenn er doch mal einen Rückfall erlebte.

Das Problem beim Aufbau dieser Bewältigungserfahrungen lag nicht so sehr in diesem Abgleich. Vielmehr fand es sich in der enormen Schwierigkeit, die Jannik damit hatte zu akzeptieren, dass sein Energiereservoir ein endliches war. Sein Leben lang hatte er an der Vorstellung gehangen, ihm stünde endlos Kraft zur Verfügung, und alle gegenteiligen Signale seines Körpers ignoriert, bis er vollkommen ausgebrannt zusammengebrochen war. Jetzt hinnehmen zu müssen, dass er nicht der Herkules war, von dem er sein Gefühl der Lebens- und Daseinsberechtigung abgeleitet hatte, war eine schwere Aufgabe. Sie glich einerseits einer enormen narzisstischen Kränkung und bedeutete andererseits eine unglaubliche Verunsicherung: Wer sollte er bloß sein, wenn nicht Herkules persönlich?

Diese Fragen konnte er nun mit Frau Kämmerer angehen. Ich hätte sie nicht mit ihm klären können. Die Stunden bei der Psychotherapeutin hatten, was mich betraf, eine mehr als angenehm stabilisierende Wirkung, denn ich konnte mich eigentlich auf eines verlassen: Jannik kam beinahe immer vergnügt – oder was eben damals bei ihm vergnügt war – von diesen Sitzungen zurück und strahlte dabei eine ungewohnte und sehr angenehme Leichtigkeit aus. Vor allem aber wusste ich, dass Jannik jetzt jemanden zum Reden, zum Nachdenken, zum Vorankommen und zum Entwickeln von Plänen für seine Transformation hatte. Und diese Person war erheblich kompetenter, als ich es in diesen Dingen je sein würde. Die Zusammenarbeit der beiden gelang auch längerfristig so gut, dass es mir vorkam, als hätte sich mein innerer Raum um das Doppelte erweitert.

Immer die Starke zu sein ist unglaublich anstrengend. Aber es ist auch ein unglaublich tolles Gefühl. Selten im Leben habe ich mich als so kraftvoll, fähig, geschmeidig und belastbar erlebt – und zwar anhaltend – wie in der Zeit, in der es Jannik am schlechtesten ging, in der er so schwach und so wenig belastbar war wie nie zuvor. Erschöpft? Ja, auch. Aber unendlich stark. Wie gefährlich verführerisch das sein kann, habe ich erst bewusst wahrgenommen, als es Jannik wieder besser ging. Und dass genau dieses Erleben nun auch mich selbst in Gefahr brachte, in eine schwere Überlastung abzurutschen, erfasste ich ebenfalls erst nach und nach. Immerhin fußt die depressive Struktur unter anderem genau auf dieser Illusion unbegrenzter Energie und einer scheinbar endlosen Fähigkeit, für die Belange anderer da sein zu können.

Als Jannik aus der Reha zurückkam, hatte er eine Information für mich, die mich jubeln ließ: Er würde sich von nun an wieder selbst um all seine Belange kümmern.

»Um alle?«

»Ja, ich habe es fest vor.« Er nickte ernst. »Mir geht es ein bisschen besser. Und ich werde nur wirklich wieder gesund, wenn ich die Zügel meines Lebens auch wieder selbst in die Hand nehme.« Er würde sich freuen, wenn er mich ab und an noch einmal um Hilfe oder Unterstützung bitten könnte. Ganz generell bräuchte ich aber ab jetzt nichts mehr für ihn zu regeln.

Ich war begeistert! Und zwar genau so lange, bis der nächste Termin für Jannik vereinbart werden musste. Ihm war beim Essen ein Stück Zahn abgebrochen. Er hatte Schmerzen, konnte nicht mehr richtig kauen und musste zum Arzt.

»Ich mach dir schnell einen Termin aus«, sagte ich und lief aus der Küche, um mein Handy zu holen.

Jannik kam mir hinterher, hielt sich die rechte Gesichtshälfte und sagte: »Ich mach das selbst, danke.«

Ich fürchte, ich habe ihn erstaunt, aber auch sehr verwirrt angeschaut: »Du rufst selbst an?«

»Ja.«

»Beim Zahnarzt?«

»Ja.«

Aha. Ich schluckte. Okay. Prima. War ja toll. Zögerlich legte ich mein Handy auf den Schreibtisch zurück, und wir gingen wieder in die Küche. Jannik setzte seine Mahlzeit mit schmerzverzerrtem Gesicht fort.

»Willst du nicht anrufen?«, wollte ich wissen.

»Doch.« Er nickte und kaute weiter.

»Soll ich dein Handy holen?«, schlug ich vor.

»Mein Handy?« Er sah mich stirnrunzelnd an und verzog schon wieder das Gesicht. Was immer da abgebrochen war, es hatte eine sehr empfindliche Stelle freigelegt. »Wozu?«

»Womit willst du denn sonst beim Zahnarzt anrufen? Ich denke, du willst einen Termin vereinbaren.«

»Ja«, nickte er. »Jetzt esse ich aber erst mal zu Ende.«

Ich zog die Augenbrauen in die Höhe, zuckte mit den Schultern und aß auch weiter.

»Ach komm, ich mach das eben«, rief ich drei Löffel später und sprang auf. »Geht doch ganz schnell«, murmelte ich und war schon aus der Küche verschwunden.

»Lina …« Als ich, das Telefon schon am Ohr, wieder zurückkehrte, sah Jannik mich angestrengt und müde an. »Ich mach das selbst, okay? Ist lieb von dir. Aber ich mache es selbst.«

Ich fühlte mich wie vor den Kopf gestoßen. Na bitte, dachte ich schnippisch. Dann mach's eben selbst. Kannst du haben. Ist mir doch egal. Mir war der Appetit vergangen. Ich war beleidigt. Und ich war erstaunt. Und ich war verwirrt. Und ich konnte es kaum aushalten, dass Jannik nicht sofort beim Zahnarzt anrief.

Was folgte, war eine erste Lektion in Sachen »Jannik macht die Dinge auf seine Weise«. Eine verdammt harte Lektion, wie sich herausstellte, denn er brauchte noch weitere drei Tage, bis er sich innerlich gewappnet fühlte, beim Zahnarzt anzurufen. Da er aber nicht klarmachte, unter welchen Schmerzen er litt, musste er noch weitere fünf Tage warten, bis er endlich von seinen Qualen befreit wurde.

»Du hättest schon längst einen Termin, wenn du mich hättest anrufen lassen!«, versetzte ich bereits am zweiten Abend nach dem Malheur. Immer noch war ich diffus beleidigt, auch wenn ich nicht verstand, warum. Und immer noch war ich ziemlich verwirrt und wusste, trotz Janniks klarer Ansage, nicht, was ich jetzt zu tun hatte.

»Wahrscheinlich«, antwortete Jannik sehr ruhig. »Aber dann würde ich auch nicht lernen, es wieder selbst zu machen.«

Rums. Das fühlte sich an wie ein Schlag in die Magengrube. Immerhin hatte ich jetzt verstanden, wie ernst es ihm war.

Eigentlich halte ich mich nicht für einen übergriffigen Menschen. Ich bin auch keineswegs eine Betriebsnudel, der es Freude bereitet, anderer Leute Belange zu regeln oder Dinge für sie zu entscheiden. Im Gegenteil, ich sitze gern in Ruhe an meinem Schreibtisch, denke mir schöne Geschichten aus und bin froh, wenn mich dabei möglichst nichts und niemand stört. Durch die vielen Jahre der Depression, die Janniks Reha vorangegangen waren, war ich aber, als er aus der Klinik zurückkam, noch völlig verfangen in der Selbstverständlichkeit, mehr oder weniger alles für ihn regeln zu müssen. Zumindest befand ich mich in einer Dauerbereitschaft, alles zu übernehmen und ihm so viel wie möglich abzunehmen: auf Kosten meiner Zeit, meiner Gesundheit, meines beruflichen Vorankommens und meines sozialen Lebens außerhalb der Beziehung.

Aber, und das spürte ich jetzt besonders deutlich, ich hatte auf mehreren unterschiedlichen Ebenen durchaus davon profitiert: Zum einen erlebte ich mich, wie oben beschrieben, als enorm stark und kompetent. Außerdem entsprach dieser unterstützende Liebeseinsatz den Werten, nach denen ich lebte: dem anderen gegenüber loyal zu bleiben und ihn nicht hängen zu lassen, erst recht nicht, wenn es ihm besonders schlecht geht, für den anderen da zu sein, wenn er Unterstützung braucht, und nicht nur die jubelleichten Traumzeiten, sondern eben auch Herausforderungen und Schwierigkeiten gemeinsam durchzustehen. So schwer sich das streckenweise gestalten konnte, so deutlich erhielten meine Entscheidungen und mein Verhalten in meiner inneren Welt eine dezidiert positive Bewertung: Ich war einverstanden damit, weil ich lebte, wie ich es gut und wertvoll fand.

Zum anderen gab es, neben diesen emotionalen und ehtischen, auch ganz pragmatische Gründe für den Profit, den ich durch diese Einstellung erzielte. Die Organisation meines Alltags verlief durch meine ständige Einsatzbereitschaft erheblich geschmeidiger: Die vielen Dinge, die für Jannik getan werden mussten, erledigte ich meist sofort. Damit waren sie unter Dach und Fach, und also hatte ich ein weiteres Häkchen hinter einem der schier unzähligen Punkte auf meiner damaligen To-do-Liste. Außerdem war Jannik dadurch mit zumindest so vielem versorgt, wie ich jeweils bestenfalls bereitstellen konnte. Und weil er dadurch weniger litt, ging es auch mir besser: Ich war weniger bedrückt, machte mir weniger Sorgen, hatte einen Partner, der minimal ›besser drauf‹ war, und hatte meine für Eigenes reservierten Zeitfenster durch die schnelle Erledigung erfolgreich verteidigt.

Eine meiner neuen Aufgaben bestand nun darin auszuhalten, dass Jannik die Dinge in *seinem* Tempo erledigen musste. Es war ein Tempo, das es ihm erlaubte, sich nicht zu überfordern. Und *das* war der einzige Weg hinaus aus der depressiven Struktur: der chronischen Selbstüberforderung wieder und wieder ein Ende bereiten. Natürlich gelingt dieses Vorhaben nicht, wenn jemand anderes die Dinge für einen erledigt. Das Einzige, was damit dauerhaft erreicht wird, ist eine massive Abhängigkeit. Übrigens und selbstredend für beide. Sobald also Jannik endlich genug Kraft dafür hatte, überhaupt etwas selbst zu tun, war es von eminenter Wichtigkeit, dass er diese Arbeiten auch wieder selbst übernahm.

So aber hatte ich zum Beispiel in Kauf zu nehmen, dass Jannik neben der Grundverstimmung durch die Depression auch noch tagelang mit Zahnschmerzen durch die Wohnung lief, weil es bis zum Termin noch so lang hin war. Das trug selbstverständlich nicht dazu bei, dass sich seine Stimmung aufhellte. Das Gegenteil war der Fall. Und entsprechend unangenehm war das Zusammenleben mit ihm während dieser Tage. Oder ich musste es aushalten, dass er, nachdem er irgendwann bei der Krankenkasse ausgesteuert war und also kein Krankengeld mehr erhielt, wegen der Beantragung des Arbeitslosengeldes bis zum allerletzten Tag, an dem er noch über seine Kasse versichert war, damit wartete, sich bei der Agentur für Arbeit zu melden, die als nächste Behörde ›für ihn zuständig‹ war. Das aber hatte zur Folge, dass er eine Woche vorher bereits furchtbar bedrückt und mit Magenschmerzen herumsaß. Das Ausfüllen der Formulare, die Recherche dazu im Netz, das Zusammensuchen der beizubringenden Unterlagen und so weiter waren für ihn – wie für die meisten Menschen – ein Albtraum. Nur dass *er* mit einer Art inneren Lähmung darauf reagierte und mit allen Symptomen der schweren Depression: Schlaflosigkeit bei entsetzlicher Müdigkeit, großen Ängsten, darunter natürlich Existenz- und Absicherungsängsten, und einem wie irre sich drehenden Gedankenkarussell samt übelster Selbstverachtung und schweren Magen- und Darmproblemen.

Für mich war es schier unerträglich, nicht bei der Agentur anrufen zu können; die sieben Seiten Formular nicht mal eben schnell ausfüllen zu können und ihm dann unterschriftsreif vorzulegen; nicht mit ihm zur Beraterin beim Arbeitsamt zu fahren: Wie viel leichter hätte er es und – es gibt keine selbstlosen guten Taten! – wie viel leichter hätte *ich* es in der Folge haben können. Wie viel schneller wäre alles gegangen, wie viel reibungsloser, wenn ich die Dinge für ihn erledigt hätte.

Nachdem ich meine anfängliche Kränkung über Janniks anhaltende Verweigerung meiner Unterstützung verdaut hatte, nachdem ich mich damit zurechtgefunden hatte, dass ich in Zukunft eine neue Rolle in der Beziehung zu spielen hatte – ich wagte noch nicht an die durch nichts ergänzte Rolle der Liebespartnerin zu denken –, nachdem ich mir schließlich auch noch meine Ängste vor diesem Experiment – denn wer garantierte mir, dass das Ganze gut gehen würde? – eingestanden und sie als verständlich, aber extrem wenig hilfreich eingestuft hatte, geschahen ein paar erstaunliche Dinge.

Es war für mich sehr wichtig, mit Jannik darüber zu sprechen, wie er die Rolle, die ich jetzt aufgeben sollte, rückblickend bewertete. Sehr verletzend wäre es wohl gewesen, hätte ich erfahren, dass er jetzt, da es ihm besser ging, mein zurückliegendes Verhalten als Kontrollversuche und dominantes Gebaren einstufte, gegen das es nun galt, sich zur Wehr zu setzen. Zum Glück war das nicht der Fall. Im Gegenteil, Jannik nahm sich mehrmals viel Zeit, mir von seinen Erfahrungen während der Reha und seinem Austausch mit anderen Patienten dort zu erzählen. Immer wieder versicherte er mir zudem, dass er sehr glücklich sei über die umfassende Hilfe, die er von mir bekommen habe. Er konnte auch nachvollziehen, dass ich jetzt nicht auf ein Fingerschnippen aus dieser Rolle herauskonnte und, genau wie er, eine Karenzzeit benötigen würde, während der ich auch mal wieder in sie zurückfallen konnte, ohne dass er es mir übel nahm.

Nachdem das geklärt und ich sehr erleichtert darüber war, dass Jannik nicht alles umdeutete, was für mich bis zu dem Zeitpunkt wie eine zwar enorm belastete, aber gute Beziehung ausgesehen hatte, entspannte ich mich. Statt einmal ging ich nun zweimal die Woche zum Yoga. Bei strahlendem Wetter fuhr ich für zehn Tage mit Freunden zum Bouldern nach Frankreich. Ich besuchte Paula in Kassel, wo Sabrina zu uns stieß und wir, nach langer Zeit, ein Wochenende miteinander verbrachten.

Natürlich hätte ich all das und Ähnliches auch schon vorher tun können. Aber mir hatte der innere Raum dafür gefehlt. Das Wissen darum, im Zweifelsfall blitzschnell vor Ort sein zu müssen, hatte lange verhindert, mich für solche Unternehmungen frei genug zu fühlen. Jetzt, da Jannik mir Tag für Tag zeigte und ja sogar darauf bestand, dass er mal besser, mal schlechter, aber durchgehend ohne mich zurechtkam, breitete sich ein regelrecht tiefenentspanntes Seufzen in mir aus. Es fühlte sich an, als lehne sich meine Seele zurück und atme dabei genussvoll auf.

Es war eine Zeit, in der ich mich so leicht fühlte wie schon sehr, sehr lange nicht mehr. Eine, in der ich so oft aus ganzem Herzen lachte und so gut schlief wie seit gefühlten Ewigkeiten nicht. Und Jannik, in seiner stillen, zurückhaltenden Art, freute sich an meinem Wohlergehen. Immer wieder versicherte er mir, wie sehr es ihn stütze, zu sehen, dass es mir besser gehe, wie viel Kraft er für sich daraus ziehe und wie sehr ihm meine neu gewonnene Leichtigkeit spiegele, dass er auf einem guten und stabilen Weg sei.

Ein paar Monate nach dem Einsetzen all dieser erfreulichen Veränderungen trafen wir zwei weitere wichtige Entscheidungen, die erheblich dazu beitragen sollten, dass sich das, was wir jetzt schon als schwebende Leichtigkeit und hohe Lebensqualität empfanden, um ein Vielfaches verbesserte.

Dadurch, dass Jannik jetzt stark genug war, Gespräche auch mit Fremden zu führen, eröffneten sich neue Horizonte. Wir konnten also jetzt gemeinsame Termine wahrnehmen, und der erste fand bei der Sozialberatung statt. Dort trafen wir eine hinreißende und kompetente Mitarbeiterin an, mit der wir Möglichkeiten der Unterstützung besprachen. Nach den ersten zehn Minuten hörte ich eigentlich nur noch zu. Jannik vereinbarte Einzeltermine mit Frau Lange und nahm sie sehr regelmäßig wahr. Sie unterstützte ihn sowohl bei der Vorbereitung der vielen Telefonate mit Ämtern und Behörden, die in den nächsten Wochen und Monaten anstanden, als auch beim Erledigen von Überweisungen, beim Sortieren seiner Unterlagen in die Ordner, die ich während der vergangenen Jahre für ihn angelegt hatte, und bei der schriftlichen Korrespondenz, bei der es um Anträge, Kündigungen und Vergleichbares ging.

Für Jannik war das einmal alle drei Wochen ein zweistündiger Termin, bei dem er alles Unangenehme eigenständig, aber begleitet erledigte. Das hieß vor allem, dass er während der gesamten Zeit vorher und nachher keinen Gedanken an diese Dinge verschwenden musste. Sie waren untergebracht, sie würden erledigt werden, sie brauchten ihn außerhalb der Sozialberatung nicht zu belasten. Die Arbeit der Beraterin bestand in der Hauptsache darin, ihn zu ermutigen und da zu sein, wenn er sich nicht sicher war, wie er vorgehen sollte. Sie half ihm auch, indem sie ihn darin unterstützte, auf seine

Grenzen zu achten und beispielsweise per Mail oder durch einen Anruf um eine Fristverlängerung für etwas zu bitten: für Jannik eine vollkommen neue und sehr entlastende Erfahrung.

Für mich bedeuteten Janniks Besuche bei Frau Lange eine weitere enorme Verbesserung. Nun musste ich nicht einmal mehr als Backup funktionieren. Und in der Tat habe ich, seit die beiden zusammenarbeiten, keinen Brief mehr für ihn geschrieben, keinen Anruf getätigt und kein Papier mehr abgeheftet. Abgesehen von meinem sich vergrößernden inneren Raum schlug sich das auch zeitlich in einem Ausmaß nieder, das mich wirklich erstaunte. Mir war vorher gar nicht bewusst gewesen, wie viele Stunden in der Woche ich über Jahre hinweg und ganz konkret mit dieser Art von Tätigkeit für Jannik zugebracht hatte. Umso großartiger war nun das Geschenk, dass ich die Zeit wieder zurückbekam: jede einzelne dieser Stunden ganz allein zu meiner eigenen, freien Verfügung!

Die andere große Neuerung ergab sich aus einem alten Wunsch, der erst jetzt in Erfüllung gehen konnte. Schon Jahre zuvor hatte ich immer wieder angeregt, eine Paarberatung in Anspruch zu nehmen. Davon hatte ich mir vor allem versprochen, dass es einen Raum gäbe, in dem Jannik es besser aushalten würde, seinerseits über schwierige Beziehungsthemen zu sprechen. ›Besser aushalten‹ meinte dabei eine Vermeidung von Abwärtsstrudeln und Rückfällen, die wir durch solche Gespräche häufig genug ausgelöst hatten. Bislang war es nicht möglich gewesen, eine solche Beratung zu nutzen, weil Jannik mit seiner Psychotherapie, dem Reha-Aufenthalt und der sich über die Reha-Zeit hinaus noch erstreckenden Gruppentherapie mehr als ausreichend beschäftigt war. Später kamen dann noch die Stunden bei Frau Lange und viele, für seine Gesundung und seinen beruflichen Werdegang meist kaum nutzbringend und daher überaus ärgerliche Termine bei der Agentur für Arbeit hinzu, die er einhalten musste, um das Arbeitslosengeld II zu erhalten.

Für Jannik waren all diese Termine, insbesondere zu Beginn, als er überhaupt wieder in der Lage war, solche Verabredungen einzuhalten, mit einer großen Belastung verbunden: Er musste für sie das Haus verlassen. Er musste dem Druck, den jede Verpflichtung damals noch bei ihm auslöste, standhalten. Er musste Menschen treffen, die er nicht kannte, und teilweise mit Personen, die ihm unangenehm und nicht immer wohlgesinnt waren, um seine Belange verhandeln. Unterm Strich alles überaus mühsam und zehrend. Vor jeder dieser Verabredungen ging es ihm schlecht. Meist plagten ihn Magen- und Kopfschmerzen, in der Regel hatte er während der vorangegangenen Nacht sehr schlecht geschlafen, war angespannt und reizbar, auch wenn er es zu verbergen versuchte. So erging es ihm leider auch vor den Psycho- und Gruppentherapie-Stunden. War die Sitzung überstanden, ließen alle Symptome nach, meist verschwanden sie sogar gänzlich, und er kam gut gelaunt und deutlich gestärkt zurück. Allerdings musste er sich dann gleich hinlegen, weil seine Kräfte in den vergangenen Stunden vollständig aufgebraucht worden waren. Auf all das noch eine Paarberatung, womöglich sogar mit zwei Paartherapeuten, also gleich zwei unbekannten Menschen, aufzusatteln und Gespräche über schwierige Beziehungsthemen zu führen, wäre lange einfach nicht möglich gewesen, hätte nur zu weiteren Überforderungen, Einbrüchen und Rückfällen geführt und also, auch für mich, keinerlei Erleichterung oder Verbesserung zur Folge gehabt. Ich weiß das so sicher, weil Jannik, konstruktiv, wie er ist, sich kurz vor seiner Reha schon einmal auf eine Paarberatung eingelassen hatte. Wir sind zwei Mal dort gewesen und dann nicht mehr hingefahren. Es war schlicht zu viel, und ich musste mich einfach noch gedulden. Immerhin konnte ich mich in dieser Zeit schon ausgiebig daran erfreuen, was Jannik inzwischen alles wieder hinbekam, selbst erledigte und regeln konnte und wie viel er mittlerweile auch im Haushalt wieder regelmäßig und sehr verbindlich übernahm.

Im achten Jahr der Depression, nach mittlerweile drei Jahren Psychotherapie mit Frau Kämmerer, dem Reha-Aufenthalt, der abgeschlossenen Gruppentherapie, den zu diesem Zeitpunkt seit zwei Jahren regelmäßig stattfindenden Treffen mit der Sozialarbeiterin, Frau Lange, und dem Absetzen auch des zweiten Antidepressivums, war es endlich so weit: Wir konnten die Unterstützung einer Paarberatung nutzen, wenn auch selbst finanziert.

Der Fokus der Paartherapie liegt auf der Interaktion des Paares und bietet somit die Gelegenheit, in einem geschützten Raum über für das Paar heikle Themen zu sprechen und Hintergründe für Einstellungen der beiden Beteiligten offenzulegen, die bislang noch nicht verstanden und deshalb nicht befriedigend adressiert werden konnten. Konkret hatte das für Jannik und mich beispielsweise zur Folge, dass sich unser gegenseitiges Verständnis und die Qualität unserer Kommunikation erheblich verbesserten. Eine enorme Entlastung für uns beide. Außerdem gelang es vor allem Jannik nun sehr viel besser, mir mitzuteilen, was ihm großen Stress verursachte und weswegen er oft aus Gesprächen aussteigen musste. Ein solcher Aspekt war die Geschwindigkeit, in der ich sprach. Ein anderer war die Anzahl der innerhalb eines einzigen Gesprächs angerissenen Themen. Dabei musste es noch nicht einmal um Problemgespräche gehen.

Wir saßen vielleicht am Abend zusammen, ich erzählte ihm von dem neuen Kapitel, an dem ich arbeitete, schwenkte dann, weil er nicht zu reagieren schien und ich annahm, dass ihn das Thema nicht interessiere, zu einer kleinen Szene mit der Tochter unserer Nachbarn über, die sich am Morgen ereignet hatte, und dachte schließlich laut darüber nach, was ich einer Yoga-Freundin zum Geburtstag schenken sollte. Wenn ich dann nach zehn Minuten konsterniert fragte, ob ihn denn *gar nichts* von dem, was ich zu erzählen hätte, interessiere und wieso *er* denn dann nicht mal etwas erzähle, da *mich* nämlich *durchaus* interessieren würde, was in *seinem* Kopf so vor sich gehe, konnte Jannik in absolute Kraftlosigkeit kippen. Er nämlich war noch damit beschäftigt gewesen, über mein neues Kapitel nachzudenken und seine Reaktion darauf in Worte zu fassen, hatte gleichzeitig versucht, meinen Ausführungen erst über das Nachbarsmädchen, dann über das Geburtstagsgeschenk zu folgen, und fühlte sich daher jetzt, nachvollziehbarerweise, obendrein noch angegriffen und ungerecht behandelt. Nur hatte ich von seinen Mühen keine Ahnung gehabt, weil er von ihnen nichts nach außen hatte dringen lassen. Und das ist nur ein harmloses Beispiel, bei dem es nicht um ›gefährliche Themen‹ ging.

In der Paartherapie lernte Jannik, wie er mir es mitteilen konnte, wenn er nicht hinterherkam und wenn ich, obwohl ich keine explizite Viel- oder Schnellrednerin bin, für ihn zu schnell war und zu vieles auf einmal verhandelte. Und ich, die ich ja eigentlich schon gelernt hatte, langsamer zu werden in Gesprächen, häufigere und längere Pausen einzulegen, verstand mehr und mehr, wie viel Mühe Jannik sich gab, Schritt zu halten, und wie ich selbst dazu beitragen konnte, satter zu werden: Ich musste ihm ›einfach nur‹ (noch viel) mehr Zeit geben für seine Antwort.

Zudem bot die Paartherapie einen Raum, in dem endlich auch mal meine Gefühle und Bedürfnisse zur Sprache kamen. Die Paartherapeutin sorgte dabei für einen Rahmen, der Jannik nicht überforderte und mir ausreichend Raum bot. Der Entspannungseffekt, den das, einmal eingeübt und zur Routine geworden, für uns beide hatte, lässt sich kaum beschreiben. Es war umwerfend. Die Häufigkeit unserer Reibereien und gegenseitigen Enttäuschungen reduzierte sich drastisch.

Wenn man bedenkt, dass mittlerweile mehrere ernstzunehmende Studien nachweisen, dass Paartherapien nicht nur eine wesentliche Alternative, sondern auch eine hervorragende Ergänzung zu Einzeltherapien bei Depressionen darstellen, wenn man zudem bedenkt, dass die Rückfallquote, die bei alleiniger Psychotherapie zwischen 43 und 63 Prozent liegt, bei Hinzunahme einer Paartherapie aber auf erstaunliche 29 Prozent sinkt[40], ist es vollkommen unverständlich, dass die Kosten für diese Form der Psychotherapie beim Vorliegen von Depressionen in Deutschland nicht zusätzlich zur Einzeltherapie von den Kassen übernommen werden.[41]

Die Paarberatung brachte endlich auch Bewegung in die defizitären Bereiche unseres Liebeslebens. Nach den ersten Jahren, in denen ich immer wieder gegen das Ausbleiben unseres Sexlebens rebelliert und sehr gekränkt darauf reagiert hatte, hatte eine Zeit eingesetzt, während der ich in unregelmäßigen Abständen und eher sehr nüchtern darüber nachgedacht hatte, was ich eigentlich tun würde, wenn Jannik nie wieder Begehren empfände.

Die Antwort fiel mit steter Regelmäßigkeit identisch aus und ergab sich immer nach nur wenigen Minuten: ›Nie wieder‹ war eine absurde und nicht hilfreiche Kategorie. Sie wäre höchstens dann in Betracht zu ziehen, wenn Jannik dramatische organische Veränderungen oder Einbußen erlitten hätte. Das war aber de facto nicht der Fall. Nicht einmal seine Erektionsfähigkeit war in irgendeiner Weise eingeschränkt. Das wusste ich zwar leider nicht aus lauschigen gemeinsamen Nächten, aber immerhin aus Gesprächen mit ihm.

Obwohl Jannik und ich ausgesprochen schamfrei und offen über alles Mögliche sprechen konnten, blieb das Thema Sex, solange er nicht stattfand, eines, über das wir uns überraschend zurückhaltend unterhielten. Woran das bei ihm lag, habe ich ihn nie gefragt. Bei mir lag es daran, dass ich ihn nicht in Bedrängnis bringen und ihm nicht das Gefühl geben wollte, seine Männlichkeit stünde auf dem Prüfstand. Außerdem schwankte ich lange Zeit hin und her zwischen dem Bedürfnis, Jannik meinen Frust und Ärger über unser nicht vor-

40 Bodenmann (2009), S. 100 ff.

41 Telefonische Auskunft der Techniker- und der Securita-Krankenkasse am 4.9.2017

handenes Sexleben an den Kopf zu werfen einerseits, und dem beinahe entgegengesetzten, ihm in diesem intimen Bereich nicht durch Unachtsamkeit noch mehr Probleme aufzuhalsen oder womöglich sogar Verletzungen zuzufügen andererseits.

Die Paarberatung wurde zu einem sehr guten Ort für dieses Thema. Ebenso gut war unsere über die Jahre gewonnene Erkenntnis, dass die allermeisten Probleme, die sich uns durch die Depression in extrem verstärktem Maße stellten, im Kern ganz normale Beziehungsprobleme waren. Und tatsächlich gibt es fundierte Studien[42], die nicht nur belegen, dass regelmäßig praktizierter Sex in der überwiegenden Zahl aller Beziehungen ohnehin mit der Zeit nachlässt, sondern auch, dass in erstaunlich vielen vermeintlich unbelasteten Beziehungen *gar kein* Sex mehr stattfindet. So betrachtet hatten wir nichts weiter als ein weitverbreitetes und ›stinknormales‹ Beziehungsproblem. Eines, über das viele andere Paare kaum je freizügig sprachen. Eines, das wir bisher nur unter dem Gesichtspunkt der Depression betrachtet hatten, weswegen wir, oder zumindest ich, durchaus in eher ungewöhnlicher Offenheit mit einigen Menschen außerhalb der Beziehung darüber gesprochen hatten. Leider häufig mit den beschriebenen und eher frustrierenden Ergebnissen. Unterstützt durch die Paartherapie beschlossen wir, im Moment einfach davon auszugehen, dass wir für dieses ganz normale Problem ganz normale Lösungen finden könnten. Und die gibt es tatsächlich.

Wie das Sexualleben eines Paares wiederbelebt werden kann, ist in zahlreichen Büchern[43] nachzulesen und auch sehr gut mit einer kompetenten Paar-, Psycho- oder Sexualtherapeutin zu besprechen.

Nach einigen Sitzungen, in denen es um Erwartungen, Verletzungen, Hoffnungen, Wünsche, Ängste und Befürchtungen rund um das Thema Sex ging, beschlossen wir, uns sehr langsam wieder einen

42 Roediger et. al. (2013) S. 140 ff.

43 Roediger et. al. (2013), S. 140 ff. und Thiel (2015)

gemeinsamen erotischen Raum und eine gemeinsame erotische Praxis aufzubauen – oder es zumindest zu versuchen. Miteinbezogen war auch die Möglichkeit, es könnte, ob nun depressionsbedingt oder aus anderen Gründen, vielleicht nicht klappen. Das wohl Wichtigste an diesem neu und wieder zu erschaffenden Ort bestand in der Absprache, dass in ihm Sex möglich, aber nicht zwingend notwendig war.

Anfangs fühlte sich das Unterfangen ausgesprochen seltsam an, und häufig mussten wir uns schlapplachen über die eigenartig anmutende, weil so ungewohnte Körperlichkeit, die nun nicht mehr nur auf Nähe, Wärme, Rückversicherung und Wohlergehen, sondern durchaus auch wieder auf Erregung und Begehren abzielte. Nach den langen Jahren, in denen ich so viel über Langsamkeit gelernt hatte, war ich darauf eingestellt gewesen, dass sich die Auferstehung unseres Sexlebens über einen langen Zeitraum hinziehen würde. Dass das dann gar nicht der Fall war, überraschte uns beide. Jannik vielleicht noch mehr als mich.

Was dann folgte, war eine Art großzügiges Verwöhnaroma des Lebens: Nach den schier endlosen Entbehrungen begann so etwas wie ein zweiter Frühling für uns. Der spezifische Genuss und die besondere Intimität und Verbundenheit, die durch die Sexualität wieder wirksam wurden, trugen, so haben wir es beide erlebt, auch enorm zu einem stabileren Selbstwertgefühl bei Jannik und damit ganz grundlegend zu seiner allgemeinen Stärkung und außerdem zu einem Gutteil der Wiederkehr von Spaß in sein Leben bei. Was mich anbelangte, so schwebte ich viele Wochen lang nur noch strahlend und grinsend durch die Gegend – die Zeichen für großen und anhaltenden erotischen Genuss standen hervorragend, und wir hatten immerhin sehr, sehr viel nachzuholen.

Figuren des Nicht-Tuns

Vielleicht gibt es einen innersten Kern der Liebe, den wir nicht erklären können. Der einfach da ist. Der sich der Rationalität entzieht. Und den es im Grunde nur immer wieder freizulegen gilt. Für den wir uns nur einfach immer wieder entscheiden müssen. Vielleicht ist die Liebe, so gesehen, größer als wir selbst. Und vielleicht müssen wir sie einfach nur machen lassen. Ihr folgen. Uns nicht von ihr abbringen lassen, ganz egal, was die Leistungs- und Selbstverwirklichungsgesellschaften, in die wir geboren werden und die wir immer weiter aufrechterhalten, uns an Gegenteiligem vermitteln. Vielleicht ist dies eins der großen Geschenke, die die Depression als Phänomen und depressive Menschen als seine Repräsentanten unserer Zeit machen: die gelebte Erfahrung, dass sich wirkliche Verbundenheit nicht über Leistung, Funktionalität und Anpassung einstellt, sondern darüber, dass wir endlich einmal innehalten und einander, Gewaltfreiheit immer vorausgesetzt, so annehmen, wie wir eben geraten sind, auch nämlich in all unserer Dysfunktionalität, Schwäche und Bedürftigkeit nach Stille, Pausen, Ineffizienz[44] und sogar Lange-Weile. Dass wir einander also ganz konkret nicht nur mit all jenem annehmen, was wir dem je anderen an Gutem und an Befriedigung geben können, sondern eben auch mit all dem, was wir zeitweise, vielleicht sogar grundsätzlich *nicht* geben können.

44 Handke (1992)

Anschaulich beschreibt Byung-Chul Han depressive Menschen als unverzichtbare Figuren des »Nicht-Tuns«[45] in unseren Leistungsgesellschaften. Letztere riefen durch ihre »systemische Gewalt [...] psychische Infarkte«[46] wie die Depression hervor, während Erstere das aufzeigen, einbringen und beitragen, was immer mehr an den Rand gedrängt und entwertet werde: das Nicht-Tun als Gegensatz zum Stets-tätig-Sein und zur anhaltenden Produktion eines Dauernd-zu-viel.

Derjenige, mit dem ich mich über diese und ähnliche Gedanken am besten austauschen konnte, besser noch als mit Jannik, war Leonhardt. Kurz nachdem ich ihn – Jahre zuvor – so plötzlich im Café hatte sitzen lassen, völlig verschreckt von der Angst vor einem möglichen Suizid in Obergiesing, hatte er mich angerufen. Wir hatten lange gesprochen, uns gegenseitig mehrmals entschuldigt und gegen die Stirnen geschlagen. Ich fand, ich hätte völlig überreagiert. Er fand, er sei furchtbar unsensibel gewesen. Beides stimmte sicherlich ein bisschen, traf aber, bei genauem Hinsehen, nicht in der Härte zu, in der wir uns jeweils selbst kritisierten. Was folgte, war dagegen eine unerwartet schöne, luftig-leichte, kluge und nicht abreißende Korrespondenz in Form von Mails und richtigen, altmodischen Briefen. Vor allem aber waren es Postkarten, die wir uns schrieben.

Leonhardt schickte sie aus seinen Urlauben, von Lesereisen und Aufenthaltsstipendien. Ich schickte sie sämtlich von daheim in München, denn ich fuhr ja kaum noch weg. Manchmal bekam ich Versandtaschen, in die er ganze Leporellos aus zusammengeklebten Postkarten gesteckt hatte. Sie erzählten fantasievolle Bildergeschichten und auf ihren Rücken befanden sich unterschiedlich lange Texte oder Fragmente, die er mit »Berichte eines Fahrenden in deutschen Landen, anno 2011« (2012, 2013 etc.) überschrieb und mit fort-

45 Han (2010) S. 22, 57, 60
46 Han (2011), S. 20

laufenden Nummern versah. Ich dagegen bastelte kleine Collagen und faltete sie zu Briefumschlägen zusammen oder klebte sie auf farbige Pappen, um sie dann als Postkarten zu verschicken. So wechselten über viele Jahre teils täglich, teils auch nur zwei- oder dreimal im Monat Gedichte, Prosa, Sentenzen, Berichte, Dialoge, Teile ausgeschnittener Zeitungsartikel oder eingefangene Zitate, aber durchaus auch waschechte Briefe ihre Besitzer. Unsere Korrespondenz hatte etwas derart Spielerisches, dass sie für mich zu einer kleinen Oase der Erholung wurde. Tatsächlich schätze ich mich sehr glücklich, dass Leonhardt und ich diesen Austausch bis heute fortführen.

Abgesehen von den Postkarten schickte er mir ein- bis zweimal im Jahr eine CD mit seiner Lieblingsmusik. Er fand, ich sei musikmäßig vollkommen hinter dem Mond und bräuchte dringend Nachhilfe. Das Besondere an seinen CDs war, dass er grundsätzlich ein Booklet dazu fertigte. Darin fanden sich nicht nur sämtliche Texte der Songs wieder, sondern zu jedem einzelnen Track auch eine Geschichte: Wo war er aufgenommen worden? Welche Gerüchte zu seiner Entstehung gab es? Und so weiter. Eine der ersten CDs war ausschließlich bestückt mit großartigen Songs zum Thema Depression. Es erstaunt eigentlich kaum, wie häufig depressive Erfahrungen zum Gegenstand von Kunst werden, dennoch war es mir vorher nie aufgefallen. Leons »Depressionslieder-CD« trug, wie alle anderen seiner Mixe, den Titel eines Songs für die ganze Auswahl. In lilafarbenen Buchstaben prangte sowohl auf dem Rohling als auch auf dem – natürlich aus einer Postkarte zurechtgeschnittenen – Cover das Wort »Toxicity«. Im dazugehörigen Text heißt es an einer Stelle: »Somewhere between the sacred silence and sleep – disorder, disorder, disorder.«[47] Das beschrieb so genau Janniks Gefühlslage, wie er sie mir geschildert hatte, dass ich schlucken musste: »Irgendwo

47 System of A Down (2001)

zwischen der heiligen Stille und dem Schlaf – Chaos, Chaos, Chaos.« Beim Lesen dieser Zeilen und noch verstärkt, wie sich bald herausstellte, beim Hören sah ich Jannik förmlich unter dem Küchenfenster zusammengekrümmt wie in den allerschlimmsten Anfangstagen der Depression: verzweifelt, ausgesetzt, gequält, verloren und entsetzlich einsam im vollkommenen Chaos der Überforderung: Sicher war er nur in der ›heiligen Stille‹ oder im Schlaf. Und es galt, die Lebensqualität dieser heiligen Stille und dieses Schlafs immer mehr in sein restliches, also eben auch in sein waches Leben zu überführen. Damit das aber gelingen konnte, hatte eines gewährleistet sein müssen: Wann immer Jannik sich zurückziehen und wann immer er schlafen wollte, musste er dafür grünes Licht bekommen – von sich selbst, vonseiten seiner Therapeutin und von mir. Schlafen war fast immer gleichbedeutend mit Regeneration. Rückzug war fast immer gleichbedeutend mit Überforderungsprävention.

Inzwischen ist Janniks Tagesrhythmus wieder ein recht durchschnittlicher. Er steht morgens mühelos und ohne Wecker auf, braucht zwischendurch kaum noch ein Nickerchen und geht abends zwischen elf und ein Uhr schlafen. Inzwischen braucht er auch nicht mehr nach jeder Begegnung mit Dritten eine längere Zeit der Erholung. Trotzdem ist eine Maxime unseres Zusammenlebens bis heute und inzwischen übrigens auch für mich: Egal, wie viel Uhr es ist, egal, was ansteht, egal, was ursprünglich geplant war, wenn einer von uns müde ist, wird umdisponiert: Schlafen ist immer erlaubt. Das Gleiche gilt zwar auch für Rückzugsbedürfnisse, da wir einander aber im Alltag ohnehin viel Raum lassen und sehr eigenständige Wege gehen, treten diese nicht allzu häufig auf.

Dass das möglich ist, obwohl wir beide zu Hause arbeiten, haben wir einem kleinen Wunder zu verdanken. Es ereignete sich erst vor einem Jahr und geschah, wie es sich für ein echtes kleines Wunder gehört, völlig unerwartet.

Am Rande eines Telefonats mit Janniks Mutter erfuhr ich, dass ihr Bruder und Janniks Patenonkel ein kleines, sehr altes Haus am Rande der Allgäuer Hochalpen besaß und damit beschäftigt war, Vorbereitungen für seinen Verkauf zu treffen. Schon seit Jahren stand es leer, drohte nun, langsam, aber sicher zu verfallen, und verursachte inzwischen mehr Kosten als Nutzen.

»Hm«, sagte ich, und dann wechselten wir das Thema, aber als ich Jannik später von dem Gespräch mit Ariane erzählte und beinahe zufällig auch von dem alten Haus sprach, horchte er auf.

»Verkaufen?«

»Ich glaube«, nickte ich. »So hab ich sie verstanden.«

Jannik versank in Schweigen. Ich ließ ihn in Ruhe und dachte mir nichts weiter dabei. Am nächsten Tag tat er dann etwas, das einer Revolution gleichkam. Er schlug vor, wir könnten doch hochfahren und uns das Häuschen mal ansehen.

»Das fast verfallene?«

»Ja«, antwortete er und erzählte davon, dass er dort als Kind immer wieder verzauberte Sommermonate und glitzernde Weihnachtsfeste verbracht und die allerbesten Erinnerungen daran habe. »Bevor Onkel Ali es vertickt, möchte ich es noch einmal sehen.«

Ich hatte mich noch nie für alte Häuser auf dem Lande interessiert, aber wenn Jannik von sich aus einen Ausflug in die Natur vorschlug, war ich die absolut Allerletzte, die etwas dagegen hatte.

Eine Woche später fuhren wir hin. Es nieselte den ganzen Tag lang. Aber das Wetter war mild. Je weiter wir uns von München entfernten und je höher hinauf es ging, desto schöner wurde die Landschaft. Natürlich waren wir erst weit nach Mittag losgekommen, und so kehrten wir unterwegs in einem Gasthof ein und stärkten uns.

Als wir ankamen, war es gegen sechs. Die Abendsonne schien auf einen halb verwilderten, wie verwunschen wirkenden Garten, in dem, weiter hinten, verdeckt durch ein paar Tannen und Apfelbäume, ein

Haus stand. Jannik schob das Holztürchen im niedrigen Zaun auf und überließ mir den Vortritt.

Nach Arianes Schilderung hatte ich mir ein windschiefes Hexenhäuschen mit eingedrücktem Dach, abgebrochenem Schornstein und aus den Angeln hängenden Fenstern vorgestellt. Was hier aber stand, war ein zwar tatsächlich eher kleines, aber völlig intaktes, altes Bauernhaus, von dem auf der rechten Seite eine ebenfalls nicht überdimensionierte Scheune abzweigte. Das Dach musste irgendwann in den letzten zehn Jahren neu gedeckt worden sein und hinterm Haus waren noch die Reste eines verwilderten Wirtschaftsgartens zu sehen. Es fiel mir überhaupt nicht schwer, den kleinen Jannik hier herumtollen zu sehen mit Geschwistern, Cousins und Cousinen, braun gebrannt von der Sommersonne, die nackten Füße grünbraun verfärbt.

Um die märchenhafte Szenerie noch weiter zu treiben, hob Jannik einen verwitterten Tonhasen hoch. Er hatte ein abgebrochenes Ohr und war vom Gestrüpp an der Hausmauer beinahe verdeckt gewesen. Unter ihm lag tatsächlich ein Hausschlüssel. Ich lachte auf. Das konnte doch alles nicht wahr sein! Und ich muss gestehen, dass mir die überaus ignorante Frage durch den Kopf ging, wie jemand, dessen Kindheit zu großen Teilen an einem solchen Ort stattgefunden hatte, eine depressive Struktur entwickeln konnte. Schnell wischte ich sie zur Seite und folgte Jannik ins Haus, das eher spärlich eingerichtet war, teils mit alten, hölzernen Bauernmöbeln, teils mit solchen aus den Fünfziger- und Sechzigerjahren, die später dazugekommen sein mussten. Außer einem Radiorekorder, der eindeutig aus den Achtzigern stammte, schien nichts Moderneres seinen Weg in diese vier Wände gefunden zu haben. Wir standen in der Küche, als die Abendsonne durchs Fenster fiel und Jannik mir die Bank zeigte, die außen darunter stand. Bis es dunkel wurde, saßen wir dort und schauten ins Tal.

Auf dem Rückweg erzählte Jannik kleine Anekdoten aus seinen

Sommern und Wintern in den Alpen. Und als er zu Hause eingeparkt hatte und den Zündschlüssel zog, drehte er sich zu mir um und fragte sehr leise: »Könntest du dir vielleicht vorstellen, da oben zu wohnen?«

Wir hatten kein Geld, um das Haus zu kaufen. Aber das war, wie sich herausstellte, auch gar nicht nötig. Janniks Onkel Ali reichte eine kleine Miete. Er sei froh, wenn das Haus in der Familie bleibe und wir nach dem Rechten sähen. Für mich war diese ganze Sache ein echtes Wagnis. Ich hatte in Kassel gelebt, viele Jahre in Chicago, dann in Göteborg und Stockholm und schließlich in München. Onkel Alis Haus stand auf einem Hügel, einsam am Ende eines nicht asphaltierten Weges, der erst durch ein Wäldchen, dann zwischen kleinteiligen Feldern hindurchführte. Die nächste Einkaufsgelegenheit lag zwanzig Minuten mit dem Auto entfernt. Der nächste Arzt fünfundzwanzig. Und das Münchner Kulturleben satte zwei Stunden. Andererseits musste ich zugeben, dass ich von dem Überangebot an hochkarätiger Kultur, das in der Landeshauptstadt ganzjährig zu haben war, während der vergangenen, inzwischen bald vollständigen Dekade so gut wie nichts mitbekommen hatte: Einmal abgesehen von allerhöchstens einer Handvoll Lesungen, einigen Konzerten und Theaterstücken und exakt drei Tanzvorstellungen, die ich wirklich gern gesehen hätte, hatte ich es, zu meinem Erstaunen, aber auch nicht sonderlich vermisst. Enge Freunde ließ ich in München ebenfalls nicht zurück und Familie schon gar nicht. Als sich schließlich noch herausstellte, dass es möglich sein würde, einen akzeptablen Netzempfang im ›Haus am Wald‹ herzustellen, fiel mir kein Gegenargument mehr ein.

»Lass es uns versuchen«, sagte ich, behielt mir aber vor, das Experiment jederzeit abzubrechen, wenn mir ›da oben in der Wildnis‹ die Decke auf den Kopf fiele.

Inzwischen leben wir seit über einem Jahr in Alois' Haus. Inzwischen haben sich zwei Ziegen, fünf Hühner, ein Dutzend Laufenten, mehrere Katzen und seit drei Wochen ein winziger Hundefindling aus dem Tierheim dazugesellt. Inzwischen verbringe ich jede freie Minute im Stall oder im Garten. Und inzwischen kann ich mir kaum noch vorstellen, hier je wieder wegzuziehen. Inzwischen haben Paula und Sabrina uns hier besucht, Jannik als sympathisch eingestuft und mich, angesichts der Abgeschiedenheit, in die ich mich freiwillig begeben habe, endgültig für verrückt erklärt. Paula immerhin hat angekündigt, einmal im Jahr mit Elke und den Kindern vorbeizukommen: »Hier liegt doch bestimmt im Winter noch richtig Schnee. Und im Sommer gibt's Hummeln und Schmetterlinge en masse.«

Ja, das Häuschen ist wunderbar. Das Leben, umgeben von so viel Natur, auch. Das Zusammenleben mit den Tieren und ihrer direkten, unverstellten Art der Kommunikation, ihrer Wärme und unbestechlichen Abgrenzungsfähigkeit ist für Jannik ein Quell der Erholung und für mich ein echtes Glück. Die Ruhe hier inspiriert mich zum Schreiben. Wenn mir die Stadt oder meine Freundinnen fehlen, fahre ich nach München, nach Kassel, nach Berlin und bin immer froh, wenn ich wieder in die Stille der Berge zurückkehre.

Aber natürlich ist noch lang nicht alles normal bei uns – was auch immer »normal« genau heißen mag. Wir leben von sehr wenig Geld. Jannik arbeitet wieder, aber nur ein paar Stunden in der Woche. Mehr geht noch nicht. Wir haben sehr viele Freunde verloren, dafür wenige, sehr gute neue Freunde gewonnen. Wir sind immer noch sehr vorsichtig, wenn es um langfristige Pläne geht: Entweder plane ich allein, und Jannik macht, wenn es passt, spontan mit, oder wir entscheiden kurzfristig, ob und wie wir gemeinsam Dinge angehen. Immer noch ist es sehr schwer für Jannik, sich Tage, gar Wochen vorher auf eine Verabredung, eine Reise, einen aufwendigeren Termin festzulegen. Immer noch gibt es schwache Tage und kleinere Rückfälle.

Nachdem wir einmal verstanden hatten, dass das Ziel nicht sein konnte, »den alten Jannik wiederzubekommen«, denn der war ein gequälter Untertan der Depression, war klar, dass wir uns als Paar genauso würden neu entdecken müssen wie Jannik sich selbst. Dass das inzwischen ohne größere Probleme möglich ist, ist einer unserer größten Erfolge. Der wichtigste und schönste aber ist, dass wir uns unsere Liebe nicht haben zerstören lassen: weder durch die Depression selbst noch durch wenig kompetente Helfer und achtlose Freunde. Dass es uns auf dieser Reise außerdem gelungen ist, nicht nur ein paar kostbare alte Freundschaften zu erhalten, sondern ebenso wunderbare neue zu erleben und schließlich vielen sehr kompetenten Helferinnen und Helfern zu begegnen, ist dabei erheblich mehr als nur die Sahne auf dem Kaffee, nämlich ein unschätzbar rares Geschenk.

Natürlich gibt es ein Leben nach der Depression. Eines, das weitgehend frei ist, nicht nur von Symptomen der depressiven Struktur, sondern von dieser mörderischen Struktur selbst. Aber gleichzeitig lässt sich sagen, dass es nach der Depression kein Leben ohne die Erfahrung der Depression gibt und auch keines, in dem nicht sehr viel Aufmerksamkeit darauf gerichtet wäre, weiterhin Rückfälle zu vermeiden. Das Risiko wird immer geringer, aber es verschwindet vermutlich nie ganz.

Der gute Teil dieser Botschaft ist ein sehr einfacher: Da alles, was Rückfällen in die Depression vorbeugt, mit so schönen, wichtigen und lebensbejahenden Verhaltensweisen wie Achtsamkeit, Selbstrespekt, Selbstliebe, Kommunikationsstärke und Verbundenheit zu tun hat, ist ein Leben nach der Depression beinahe zwangsläufig eines, das über weite Strecken von Zufriedenheit und hoher Lebensqualität gekennzeichnet ist.

Yabulam

Auf der anderen Seite des Globus, im australischen Regenwald, gibt es einen Baum mit dem wunderschönen Namen Yabulam. Das Wort entstammt dem Yidiny, jener Sprache der Yidinji, die zwischen Cairns und Yarrabah im heutigen Queensland heimisch sind.[48] Irgendwann wurde es in die Sprache der weißen Kolonialherren übertragen. So ist der Baum heute auch unter der nicht minder schönen Bezeichnung »Wait-a-while«, Warte-ein-Weilchen, bekannt.

Diese Rattanpalme ist eine überaus wehrhafte, mit kräftigen, widerhakenbesetzten Dornen ausgestattete Kletterin, die an den umstehenden Pflanzen zum Licht hochwächst und aus deren biegsamem Holz hauptsächlich Stühle und andere Möbel zum Verweilen gefertigt werden. Ihren Namen verdankt sie dem Umstand, dass jeder, der sich in ihren vielen, kräftigen Dornen verfängt, zwangsläufig eine Weile warten muss, bis er sich wieder befreit hat und seiner Wege gehen kann.

Dieser Gedanke des Verweilens, auch eines Verweilens, zu dem man vielleicht manchmal gezwungen wird, ist einer, der mich sehr berührt. Durch mein Zusammenleben mit Jannik während der vergangenen Dekade ist mir aufgefallen, wie wenig wir heutzutage noch verweilen. Wie wenig das Verweilen Teil unseres Lebens, gar Alltags ist. Wann sitzen wir einfach mal da und lassen das, was um uns ist, auf uns wirken? Wann halten wir schon mal inne und nehmen einfach in uns auf, was da ist? Selbst in der Sauna, wo die Hitze von über

48 Dixon (1991)

90 Grad uns nachgerade unbeweglich macht, sitzen wir in der Regel keineswegs, um einfach zu verweilen. Wir sind dort, um unseren Kreislauf zu stärken, um erkältungsfrei durch den Winter zu kommen, um abzunehmen oder unsere angestrengte Muskulatur zu lockern. Und das Bild der beiden Alten auf der Bank, das Paul Simon in seinem Song »Old Friends«[49] skizziert, scheint aus einem anderen Jahrhundert zu uns herübergerettet worden zu sein. Wie ungewohnt erscheint es uns, dass da zwei Menschen auf einer Bank sitzen, ohne zu reden, weder glücklich noch unglücklich, ohne Absicht, einfach sitzen, bei-einander, mit-einander.

Nach getaner Arbeit kommt die Arbeit des Amüsements, die wir teuer bezahlen und die in der Regel mit viel Lautstärke und Drogenkonsum aller Art einhergeht. Oder es kommt die Arbeit der körperlichen Ertüchtigung, um möglichst lange gesund und attraktiv zu bleiben. Oder es kommt die Arbeit des Sedierens der Gefühle und Gedanken vor dem Fernseher und der Spielekonsole. Und nach getanem Leben kommt das Altersheim.

Die Depression mit all ihren Widerhaken und ihrer unerbittlichen Macht, die Depression, die auch die Angehörigen zwingt, Tag und Nacht in sie verhakelt, frierend und entnervt unter ihrem Diktat zu verbringen, lenkt unsere Aufmerksamkeit unweigerlich aufs Verweilen, aufs Einfach-da-Sein. Sie richtet ein helles Licht auf eine Erfahrung, die zu Beginn wie endloses Warten wirkt, sich aber immer deutlicher als eine Spielart tiefer Verbundenheit entpuppt. Verbundenheit mit sich selbst, mit dem geliebten anderen, mit dem Lebendig-Sein.

Dieses Erleben des Einfach-mit-Seins hat mich grundlegend verändert. Oder vielleicht habe ich mich durch dieses Erleben grundlegend verändern lassen. Denn immer wieder war das die Frage, die sich stellte: Mache ich weiter mit dieser Erfahrung oder breche

49 Simon and Garfunkel (1968)

ich sie ab? Halte ich noch ein bisschen mehr Mit-Sein aus, obwohl ich so unerfahren bin darin, es mich schrecklich verunsichert und sonst kaum jemand mit-machen möchte? Halte ich noch ein bisschen mehr von der Transformation aus, die sie zur Folge hat, obwohl ich gelernt habe, dass wir mit dem letzten Schulabschluss doch eigentlich wissen müssen, wo es langgeht in diesem einen Leben? Und halte ich noch ein bisschen mehr von dem immer weiter und vielschichtiger werdenden Beziehungsraum aus, den diese Verwandlung mit sich bringt, statt mich zurückzuziehen auf die Beruhigung des eindimensionalen, funktionalen und zielgerichteten Paarverständnisses, mit dem ich aufgewachsen bin und in dem alles sehr einfach, wenn auch vielleicht nicht ganz so beglückend ist? Will ich das? Kann ich das? Traue ich es mir zu? Lohnt es sich? Wäre es nicht viel einfacher, mir eine Machete zu besorgen und diesem Krakengewächs, in dem ich mich verfangen habe, seine kraftvollen Verzweigungen, seine vermaledeiten Dornen abzuschlagen? Wäre es nicht das Allerbeste, diesem Rest-Urwald in ›Down Under‹ (!) und dem Mann, dem ich dorthin gefolgt bin, für immer den Rücken zu kehren, schimpfend, fluchend und erleichtert?

Als Jannik sich aus den ersten Dornen befreit hatte, als sein Bewegungsspielraum und sein Durchhaltevermögen wieder ein wenig größer wurden, gelang es uns, ein Dach zu bauen in die garstig wuchernde Palme der Depression. Es war ein Tun aus Not, nicht aus Wunsch oder Freude. Und so saßen wir da, Jannik, der, so langsam wie unaufhaltsam, geschickter wurde, beständig an seinen Widerhaken zupfend. Ich daneben, mit kleineren Häkchen in der Kleidung, die sich leicht entfernen ließen, und, weil ich nicht festgehalten wurde von den Dornen, hauptsächlich damit betraut, die Grundbedürfnisse zu sichern: Essen, Trinken, Moskitonetze zum Schlafen und, wenn möglich, ab und an Widerhakenentfernungswerkzeug heranschleppend.

Der Rest war Verweilen: Bleiben. Sitzen und schauen. Atmen. Hören. Sehen. Aushalten. Durchhalten. Je stiller wir waren, desto mehr gab es zu hören. Je weniger wir herumrannten, desto mehr Wunderliches und Wunderbares gab es zu sehen.

Was in diesem Bild fehlt, ist das Heulen und Zähneklappern in der Dunkelheit, im Sturm und im Regen. Es fehlen die eisige Kälte, die Angst und die Verzweiflung. Es fehlt die Erschöpfung. Es fehlt die Empörung angesichts der Zumutungen. Aber in all der brutalen Verlorenheit, die die Depression über uns brachte, gab es dieses Geschenk der Stille und des Verweilens, dieses Geschenk der Erweiterung unserer Welten durch einfaches Da-Bleiben. Es gab darin die Erfahrung einer Verbundenheit, die man vielleicht nur macht, wenn man gemeinsam über lange Zeit still gewesen ist: wenn die Erwartungshaltung des Funktionierens und der Performance schließlich verdorrt ist und wenn der Leistungsgedanke sich endlich aus der Liebe verabschiedet hat.

Ich wünschte, Jannik hätte nicht so viele Jahre seines Lebens unter dem Diktat der depressiven Struktur leben müssen. Und ich wünschte, wir hätten es leichter gehabt in dieser ersten Dekade unserer Liebe. Von dem, was und wer wir durch diese Zeit geworden sind, möchte ich allerdings nichts missen. Und ich denke sogar, dass die Depression mit der Zeit zu einer Art Dünger geworden ist für unseren Liebes- und Lebensacker.

Jetzt, da Jannik langsam und vorsichtig wieder zu arbeiten begonnen hat, die alte Arbeit aber ganz neu gestaltet, jetzt, da langsam Freundschaften in Janniks Leben zurückkehren und sich ein echter Freundeskreis in unserem Beziehungsleben auftut, jetzt, da zaghaft und ein bisschen aufgeregt nicht nur Kinobesuche, Geburtstagssträuße und gemeinsame Urlaube, sondern endlich sogar die Sexualität wieder Einzug hält in unserem Leben, richten sich unsere Blicke immer seltener auf den alten Schmerz, auf Düsternis und Angst, dafür immer häufiger auf den Ertrag, die Ernte, das Schöne und Stärkende, das uns bleibt aus dieser Zeit.

»Yabulam«, sage ich daher allen, die mich immer wieder fragen, wie das war, wie wir das hinbekommen haben und wie es möglich ist, dass wir noch ein Paar sind, ein glückliches zudem. »Yabulam. Warte ein Weilchen. Verweile und lerne die Liebe kennen, wenn die Depression auf den Schultern deines Liebsten sitzt.«

ANHANG

Glossar

Bewältigungserfahrung: bezeichnet ein erfolgreich angewendetes Coping.

Coping (aus dem Englischen: *to cope with* = »bewältigen« »überwinden«): bezeichnet das Bewältigungsverhalten in einer als bedeutsam oder belastend empfundenen Situation oder einer Lebensphase. Es handelt sich um Prozesse, die dazu dienen, erwartete oder bereits eingetretene Belastungen und Einschränkungen kognitiv, emotional und aktiv handelnd auszugleichen und zu meistern. Wikipedia: http://www.pflegewiki.de/wiki/Coping, letzter Abruf 22.08.2017, um 21:02 Uhr

Depression: ist »ein Zustand ständiger Überforderung und zunehmender Erschöpfung«. [Giger-Bütler (2012), S. 32] »Depressiv ist, wer sich im Teufelskreis der Überforderung befindet. Der depressive Umgang mit Überforderung zeichnet sich dadurch aus, dass es nicht zu einer Auflösung, sondern im Gegenteil zu einer neuen Überforderung kommt.« [Giger-Bütler (2010)]

Depression, latente: bezeichnet »die Lebenswirklichkeit eines Menschen, der bereits gemäß den Regeln der depressiven Struktur lebt, aber noch voll funktionsfähig ist«. [Giger-Bütler (2012), S. 111 ff.]

Depression, manifeste: tritt ein, »wenn die Überforderung zu nachhaltig, die Belastung zu groß, der Kräfteverbrauch zu massiv, die Müdigkeit zu stark, […] die Angst zu groß ist und die Regeneration nicht mehr greift«. Sie entspricht einem »Zusammenbruch«. [Giger-Bütler (2012) S. 135]

Depression, vor-manifeste: »tritt dann auf, wenn die depressiven Verhaltensmuster noch funktionieren, weiter wirksam sind, wie etwa die hohen Erwartungen an sich und die ständigen Selbstabwertungen, die Unfähigkeit, sich etwas zu verzeihen und eigene Schwächen zu akzeptieren, und der depressive Mensch seinen Alltag noch meistert. Dazu kommt [jetzt aber], dass die Überforderung und Müdigkeit [nun] so groß werden, dass die Belastbarkeit klein, die Verletzlichkeit sehr groß, die Widerstandskraft sehr gering und die Dünnhäutigkeit sehr ausgeprägt ist.« Es ist die Phase, »in der die Depression für andere sichtbar wird«. [Giger-Bütler (2012), S. 145]

depressive Struktur / depressives Muster: bezeichnet erlernte Verhaltensmuster, die den depressiven Menschen dazu treiben, sich immer und immer wieder zu überfordern. »Depressive Menschen sind Sklaven ihrer depressiven Entwicklung und Gefangene ihrer Überforderungsmuster. Sie sind depressiv, weil sie in diesen Überforderungsmustern leben – und zwar lange, bevor es für die Mitmenschen sichtbar wird«. [Giger-Bütler (2012), S. 99]

psychologische/r Psychotherapeut/in: Person, die zunächst ein Psychologiestudium absolviert und anschließend eine oder mehrere psychotherapeutische Ausbildungen (beispielsweise Verhaltenstherapie, Traumatherapie etc.) absolviert hat.

rezidivierend: in Abständen wiederkehrend

Serotoninwiederaufnahmehemmer: Wirkstoff in gängigen Antidepressiva

Transformationsprozess: Die depressiven Muster können wieder verlernt und durch lebensbejahende, konstruktive Muster ersetzt werden. Den Prozess dieser Verwandlung von zerstörerischen in Muster des Selbstrespekts und der Selbstliebe nenne ich »Transformationsprozess«. [Vgl. Giger-Bütler (2012), S. 100]

Literaturen

LIEBLINGSLEKTÜREN

Crowther, Kitty: *Der Besuch vom kleinen Tod*. Hamburg 2011

Johnstone, Matthew: *Mein schwarzer Hund. Wie ich meine Depression an die Leine legte*. München ^{3}2010 [2008]

ders.; Johnstone, Ainsley: *Mit dem schwarzen Hund leben. Wie Angehörige und Freunde depressiven Menschen helfen können, ohne sich dabei selbst zu verlieren*. München 2009

Tan, Shaun: *Der rote Baum*. Hamburg 2001

ZITIERTE MUSIK

Simon and Garfunkel: *Bookends*, Columbia Records 1968

System of A Down: *Toxicity*, Columbia Records 2001

ZITIERTE LITERATUR

Aaron, Soazig: *Klaras Nein*. Berlin 2003

Améry, Jean: *Hand an sich legen*. (1976–1978) In: Heidelberger-Leonhard, Irene: *Jean Améry. Werke*. Bd. 5. Stuttgart 2005

Bodenmann, Guy: *Depression und Partnerschaft. Hintergründe und Hilfen*. Bern 2009

Borasio, Gian Domenico: *Über das Sterben. Was wir wissen. Was wir tun können. Wie wir uns darauf einstellen*. München ^{11}2013 [2011]

Borowski, Tadeusz: *Bei uns in Auschwitz*. Frankfurt 1970

Campbell, Paul-Henri: *nach den narkosen*. Heidelberg 2017

Dixon, Robert Malcolm Ward (Hg.): *Words Of Our Country. Stories, Place, Names And Vocabulary In Yidiny, The Aboriginal Lan-*

guage Of The Cairns-Yarrabah Region. S. 57, 210, Queensland 1991

Epstein Rosen, Laura; Amador, Xavier Francisco: *Wenn der Mensch, den du liebst, depressiv ist. Wie man Angehörigen oder Freunden hilft*. Reinbek [9]2011 [2002]

Giger-Bütler, Josef: *»Sie haben es doch gut gemeint«. Depression und Familie*. Weinheim/Basel 2003

ders.: *»Endlich frei«: Schritte aus der Depression*. Weinheim/Basel [5]2011 [2007]

ders.: *Depression ist keine Krankheit*. Weinheim/Basel [2]2012

ders.: *»Wir schaffen es«. Leben mit dem depressiven Menschen*. Weinheim/Basel 2014

Han, Byung-Chul: *Müdigkeitsgesellschaft*. Berlin [5]2011 [2010]

Handke, Peter: *Versuch über die Müdigkeit*. Frankfurt [1]1992 [1989]

Herrndorf, Wolfgang: *Arbeit und Struktur*. Berlin [1]2013

Johnstone, Matthew: *Mein schwarzer Hund. Wie ich meine Depression an die Leine legte*. München [3]2010 [2008]

Kertész, Imre: *Kaddisch für ein nicht geborenes Kind*. Reinbek [2]2002a [1990]

ders.: *Galeerentagebuch*. Reinbek [2]2002b [1993]

Klüger, Ruth: *weiter leben. Eine Jugend*. Göttingen 1992

Roediger, Eckhard: *Depression – die Sehnsucht nach Zukunft*. Stuttgart [2]2012 [2008]

ders.; Behary, Wendy; Zarbock, Gerhard: Passt doch! *Paarkonflikte verstehen und lösen mit der Schematherapie*. Weinheim/Basel [1]2013

Rosenberg, Marshall B.: *Gewaltfreie Kommunikation. Eine Sprache des Lebens*. Paderborn [11]2013 [2001]

Thiel, Christian: *Was glückliche Paare richtig machen*. Frankfurt [13]2015 [2007]

Welzer, Harald: *Verweilen beim Grauen. Essays zum wissenschaftlichen Umgang mit dem Holocaust*. Tübingen 1997

ZITIERTE ONLINE-QUELLEN

akzept e. V.: Alternativer Drogen- und Suchtbericht. In: http://alternativer-drogenbericht.de/, letzter Abruf am 03.08.2017, um 17:52 Uhr

Artiisik, Süleyman: Depressionen. Die Volkskrankheit Nummer eins. In: *Spiegel online* vom 10.05.2002: http://www.spiegel.de/wissenschaft/mensch/depressionen-die-volkskrankheit-nummer-eins-a-195324.html, letzter Abruf am 01.08.2017, um 16:36 Uhr

Bundesgesundheitsblatt 2013: 56:733-739 DOI 10.1007/s00103-013-1688-3: https://edoc.rki.de/oa/articles/reTN7kZkaLFlo/PDF/20 lkPfuqFfQ.pdf, S. 735, letzter Abruf 05.09.2017 um 13:05 Uhr

Chisholm, Dan et al. In: Lancet Psychiatry: http://www.thelancet.com/iournals/lanpsv/article/PIIS2215-0366(16)30024-4/abstract, letzter Abruf 05.09.2017, 13:24 Uhr

Deutsche Hauptstelle für Suchtfragen e. V. (DHS): »Daten/Fakten – Alkohol«: ›Übersicht Sucht / Suchtpotenzial‹: http://www.dhs.de/datenfakten/alkohol.html, letzter Abruf am 03.08.17, um 17:49 Uhr

Edemariam, Aida: »I don't know who I am without it«: the truth about long-termid antidepressant use. In: *The Guardian online* vom 06.05.2017: https://www.theguardian.com/society/2017/may/06/dont-know-who-am-antidepressant-long-term-use, letzter Abruf am 03.08.2017, um 19:06 Uhr

Laux, Gerd: https://link.springer.com/chapter/10.1007/978-3-642-59394-9, letzter Abruf 05.09.2017 um 13:19 Uhr

Luttenberger, Katharina et. al.: Indoor rock climbing (bouldering) as a new treatment for depression. In: BMC Psychiatry vom 25.08.2015: https://www.ncbi.nlm.nih.gov/pmc/articles/PMC4548691/, letzter Abruf am 31.8.2017 um 16:18 Uhr

Robert Koch Institut (2010): https://www.rki.de/DE/Content/Gesundheitsmonitoring/Gesundheitsberichterstattung/GBEDownloadsT/depression.pdf? blob=publicationFile. S. 19, letzter Abruf 05.09.2017 um 13:49 Uhr

Schneider, Susan: »Wir lebten einen Albtraum«. In: *Welt N24 online /Panorama* vom 03.11.2015: https://www.welt.de/vermischtes/article148406042/Robin-Williams-Witwe-Wir-lebten-einen-Albtraum.html, letzter Abruf am 03.08.2017, um 17:39 Uhr

Stiftung Deutsche Depressionshilfe »Rat für Angehörige«: http://www.deutsche-depressionshilfe.de/stiftung/rat-fuer-angehoerige.php, letzter Abruf vom 18.12.2016, um 18:28 Uhr

Zühlke, Rabea: Bouldern gegen die Depression. Interview mit Katharina Luttenberger. In: alpin.de vom 29.09.2014: http://www.alpin.de/home/news/1293/artikel_interview_bouldern_gegen_die_depression.html, letzter Abruf am 31.8.2017 um 16:27 Uhr